Lisa Delikaris-Monn

EASY YOGA ANATOMIE

Lisa Delikaris-Monn

EASY YOGA ANATOMIE

Asanas und Übungen für eine stabile Basis, mehr Beweglichkeit und dein bestes Körpergefühl

riva

INHALT

VORWORT

»Siehst du eigentlich einen Sinn in deinem Unfall?« Diese Frage stellte mir meine Kollegin, eine Physiotherapeutin, während sie meine Narben im Gesicht mobilisierte. Ich hatte damals keine Antwort auf ihre Frage. Denn ich musste zuerst realisieren, was passiert war, und mich in meinem Leben und meinem Körper wieder zurechtfinden, insbesondere in meinem Gesicht.

Denn ich hatte im Alter von 23 Jahren, mitten in meiner Physiotherapieausbildung, einen schweren Fahrradunfall, bei dem mein Gesicht stark verletzt wurde. Ich wäre an diesem Tag fast gestorben. Doch so kam es nicht. Denn ich hatte so gute Schutzengel, solche mit und solche ohne Flügel. Und ich bin noch hier.

Heute kann ich die Frage mit einer tiefen Dankbarkeit beantworten. Nicht, weil ich dankbar bin, dass es passiert ist. Sondern weil ich unfassbar dankbar bin, dass ich noch hier bin. Und weil ich in all dem Schmerz etwas gefunden habe, das Sinn macht: Menschen dabei zu helfen, ihren Körper besser zu verstehen und gut mit ihm zu leben. Denn dieser Körper ist nicht nur irgendeine Hülle. Er ist das Zuhause deiner Seele in diesem einen, kostbaren Leben.

Mein Heilungsweg verlief über mehrere Operationen und Genesung auf körperlicher Ebene, auch der Wiedereinstieg in meine Arbeit als Physiotherapeutin erfolgte Schritt für Schritt. Innerlich führte mein Weg in die Welt des Yoga. Die Lehre der Chakras half mir, mein Inneres zu lesen. Und die Lehre der Koshas erinnerte mich daran: Der Körper ist vergänglich und gerade deshalb so kostbar.

Jahre später saß ich übermüdet als frischgebackene Mama in meiner Yogatherapie-Ausbildung. Thema an diesem Morgen war die Anatomie der Beine. Ich spürte plötzlich glasklar: Ich will das auch. Ich will Anatomie so erklären, dass Menschen sie wirklich verstehen und für ihre gesunde Yoga-Praxis nutzen können. Ganz lebendig, alltagsnah und mit Humor.

Seitdem ist es meine Mission, Anatomie-Wissen im Yoga mit ganz viel Leichtigkeit, verständlich und doch fundiert zu vermitteln. Denn Anatomie ist nichts Abstraktes. Sie steckt in jeder deiner Bewegungen. Die Kenntnis der Anatomie ist für mich eine echte Superpower, weil sie dabei hilft, Muster zu erkennen, Ursachen besser einzuordnen und bewusst zu entscheiden, was dem Körper wirklich guttut. Heute sprechen alle von Longevity, früher hieß es Prävention. Für mich bedeutet es ganz simpel: möglichst lange möglichst gesund, beweglich und lebendig sein. Nicht im Sinn von alles optimieren und kontrollieren müssen, sondern im Sinn von: Ich verstehe meinen Körper und ich kann ihm bewusst Gutes tun.

Dieses Buch ist für dich gedacht, wenn du deinen Körper erkunden und dich gesund bewegen willst, egal ob du Yoga praktizierst, zu Hause übst, unterrichtest oder auch, wenn du Beschwerden vorbeugen oder lindern möchtest. Du brauchst keine Vorkenntnisse. Nur Neugier und die Bereitschaft, deinen eigenen Körper näher kennenzulernen und mit Übungen dein Körpergefühl zu verbessern.

Das Wissen über Anatomie, Physiotherapie, Yoga und Chakra-Lehre gibt es schon lange. Ich habe die einzelnen Bereiche auf meine Weise zusammengeführt, interpretiert und mit meinen Worten erklärt, um dir nahezubringen, deinen Körper zu spüren, damit du direkt handeln kannst. Mein Fokus ist nicht die Form, sondern die Wirkung. Yoga ist nicht für perfekte Instagram-Bilder da – sondern schenkt dir ganz individuellen Nutzen aus der Praxis.

Du kannst dieses Buch von vorn lesen oder dort einsteigen, wo du gerade etwas für dich Wichtiges brauchst. Jedes Kapitel führt dich von einer klaren Anatomie-Landkarte über wichtige Zusammenhänge und eine Auswahl typischer Beschwerdebilder bis hin zu entsprechenden Übungen und einem kurzen Flow für deine eigene Yoga-Praxis.

Wichtig: Dieses Buch kann dein Verständnis vertiefen und dich in einer gesunden Praxis unterstützen. Es ersetzt aber keine medizinische Diagnose oder Behandlung. Bei starken oder länger anhaltenden Schmerzen begib dich bitte in ärztliche Behandlung.

Ich wünsche dir viel Freude mit diesem Buch und ein schönes Leben in deinem wunderbaren Körper!

Deine Lisa

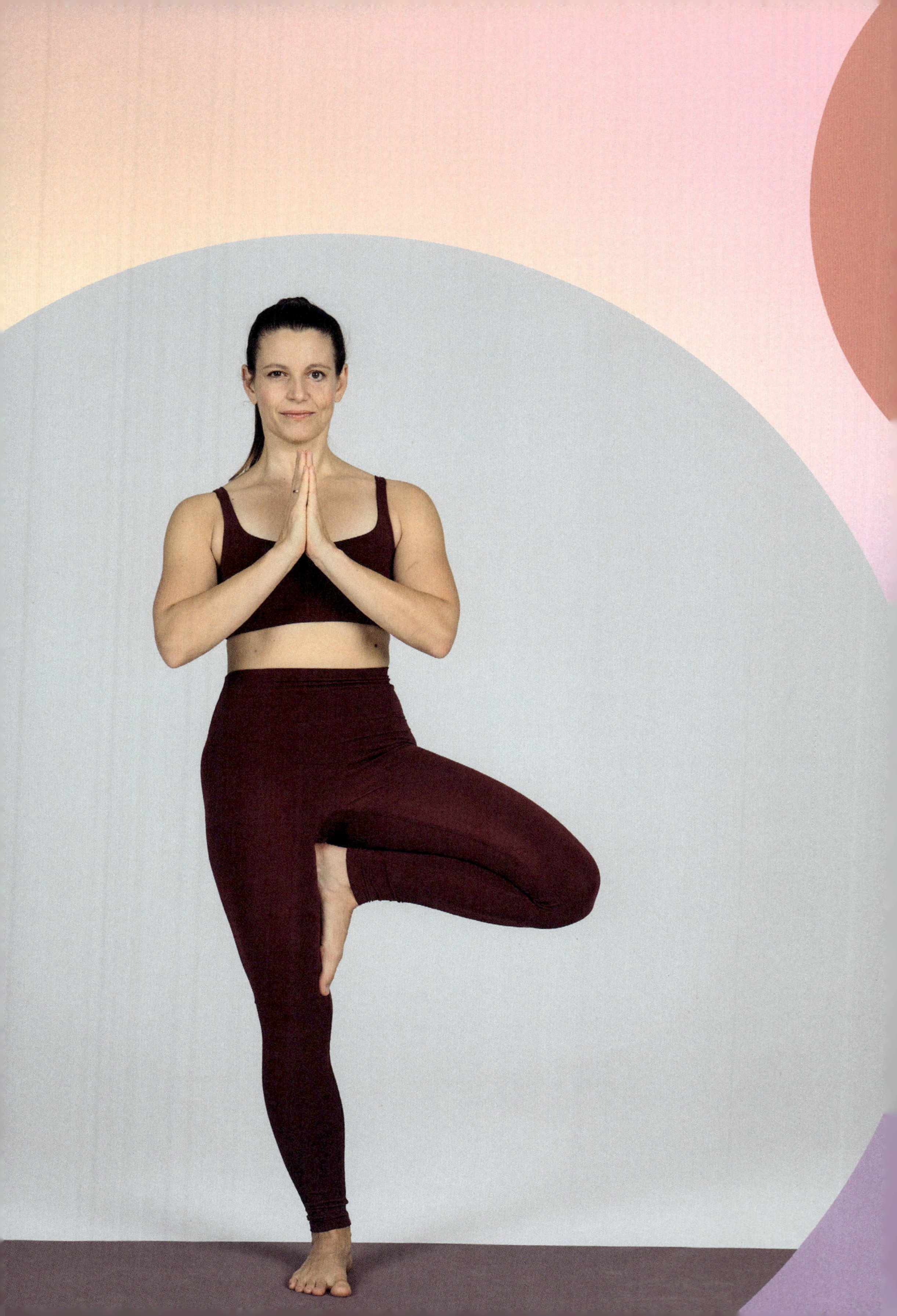

1

Die Basics der Anatomie

ANNAMAYA-KOSHA – ANATOMIE ALS BASIS

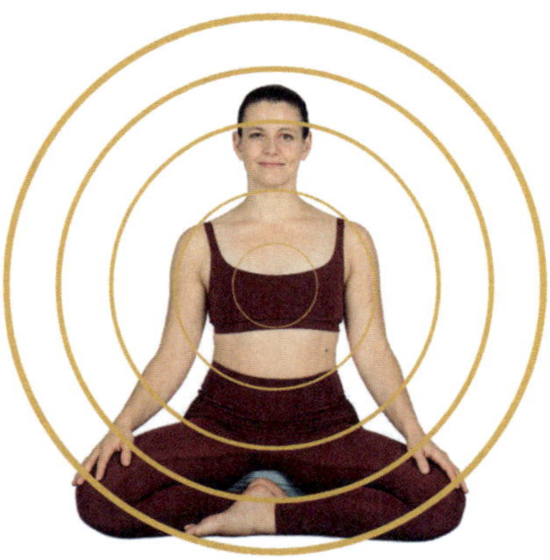

Die Schichten unseres Seins heißen im Yoga Koshas.

Im Yoga betrachten wir den Menschen nicht nur als Körper. Denn wir sind so viel mehr als das, was wir sehen und anfassen können. Die Yoga-Tradition beschreibt das mit dem Modell der Koshas, der fünf verschiedenen Schichten unseres Seins.

Die äußere Schicht ist das Annamaya-Kosha: unser physischer Körper inklusive aller Körpersysteme. Zu diesen Systemen gehören Muskeln und Skelett, Gelenke, Faszien- und Bindegewebe, Herz-Kreislauf-System, Atmung, Verdauung, Nerven- und Sinnessystem, Hormone und Drüsen, Immun- und Lymphsystem, die Haut sowie das Harn- und Fortpflanzungssystem.

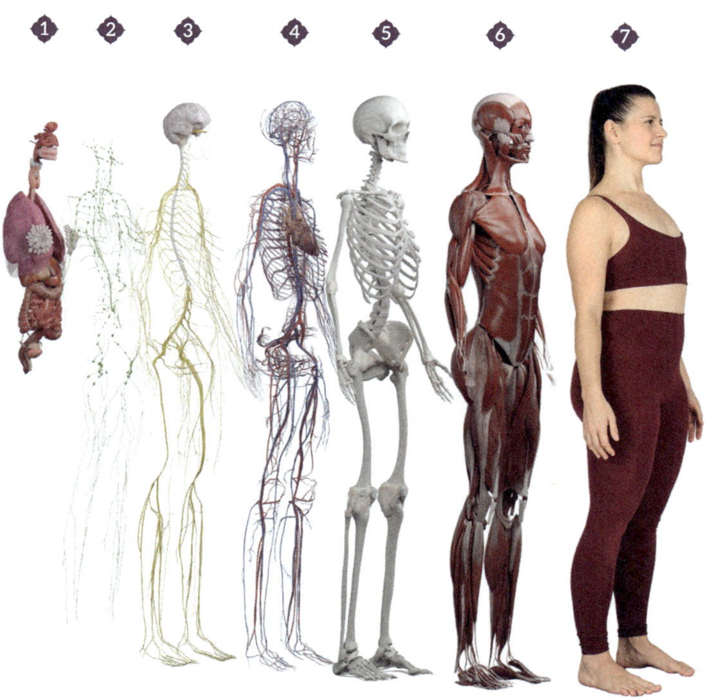

Das Annamaya-Kosha beinhaltet all unsere Körpersysteme.

1. Organ-, Atmungs-, Hormon-, Harn-, Fortpflanzungssystem
2. Lymphsystem
3. Nervensystem
4. Herz-Kreislauf-System
5. Skelettsystem
6. myofasziales System
7. Haut (Integumentsystem)

Darauf liegt der Fokus dieses Buchs – genauer gesagt auf dem Bewegungssystem. Denn das ist die Ebene, die du aktiv mit deiner Ausrichtung und deiner Yoga-Praxis beeinflussen kannst. Aus meiner Sicht beginnt eine stabile, gesunde Praxis mit Übungen für den Körper. Und dein Körper ist ja auch das Zuhause deiner Seele in diesem Leben – du wohnst jeden Tag darin.

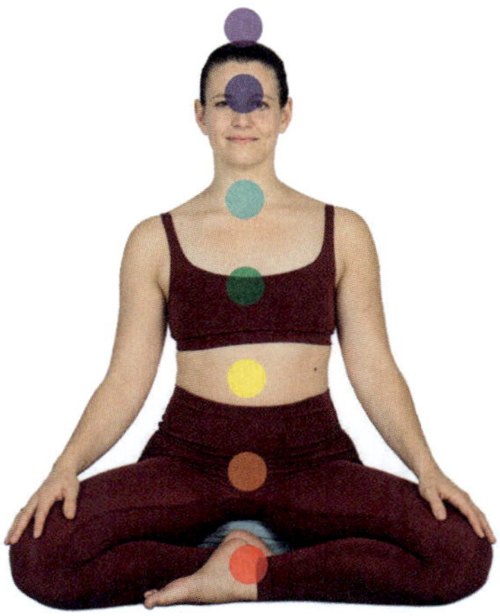

Die sieben Hauptchakras stehen jeweils für unterschiedliche Qualitäten.

Gleichzeitig ist Yoga für mich nicht dogmatisch. Es geht nicht darum, dass eine Asana »perfekt« aussehen soll, sondern darum, wie sie in deinem Körper wirkt. Genau deshalb bleibe ich in diesem Buch immer praxisnah: Du lernst die Anatomie nicht im Detail und zum Auswendiglernen, sondern so, dass du Ausrichtungsprinzipien verstehst und daraus deine persönliche Variante entwickeln kannst. Denn Yoga ist mehr als körperliches Training. Deshalb gebe ich dir immer wieder feine Hinweise auf energetische Zusammenhänge – als mögliche Brücke zwischen körperlichen Themen und den Chakras. Die Chakras sind Teil des Pranamaya-Koshas: Es ist die zweite Schicht unseres Seins, die Energiehülle. Das Chakra-System beginnt mit den Füßen als Wurzeln und führt weiter bis zum Kopf. Diese Reihenfolge ist nicht nur in feinstofflicher Hinsicht stimmig, sondern auch biomechanisch: Deine Basis beeinflusst wesentlich, was darüber geschieht.

STRUKTUREN DES KÖRPERS

Bevor wir in die verschiedenen Strukturen und Systeme unseres Körpers eintauchen, starten wir mit einer einfachen Unterscheidung. Denn im Körper gibt es Strukturen, welche Form und Halt geben und sich nicht von selbst bewegen können – sie schützen und begrenzen. Zu diesen passiven Strukturen gehören:

- Knochen als Struktur zum Tragen
- Gelenkknorpel als Puffer- und Schutzschicht der Gelenke
- Gelenkkapseln als schützende Hülle um das Gelenk
- Bänder als Verbindung zwischen den Knochen
- Sehnen zur Kraftübertragung zwischen Muskel und Knochen
- Teile des Bindegewebes und der Faszien

Allerdings gibt es Vermutungen, dass Faszien auch selbst aktiv kontrahieren können. Es sind aber vor allem deine Muskeln, die aktiv Bewegung und Stabilität erzeugen. Sie können sich zusammenziehen und so Bewegung steuern und Gelenke stabilisieren. Dazwischen steht das Nervensystem: Es bewegt sich nicht selbst, aber es entscheidet mit, wie gut du ansteuern kannst, wie viel Spannung du hältst und ob sich etwas sicher oder bedrohlich anfühlt.

Im Yoga wird oft viel gedehnt und Körperpositionen werden lange gehalten. Das kann sehr angenehm sein. Aber wenn du häufig einfach in eine Haltung hineinsinkst und in den Gelenken »hängst«, dann übernimmt vor allem das passive System die Arbeit. Und passive Strukturen sind nicht dafür gemacht, dich dauerhaft zu tragen wie in einer Hängematte. Sie sind eher deine Sicherheitsgurte: genial, wenn du sie brauchst, aber nicht ständig belastbar. Eine Grundlage für gesundes Yoga ist darum ein bewusstes Aktivieren der Tiefenmuskulatur. Das erreichst du durch den Aufbau von Kraft und Stabilität in den meist kleinen Übungen.

Knochen – dein lebendiges Gerüst

Dein Skelett ist ein lebendiges System. Knochen werden ständig umgebaut, angepasst und repariert. Und genau deshalb macht es Sinn, sie nicht nur als Stütze zu sehen, sondern als etwas, das du aktiv pflegen kannst. Was ich an Knochen besonders faszinierend finde: Sie reagieren auf das, was du regelmäßig tust. Knochen lieben Belastung. Denn ein klarer, dosierter Reiz sagt dem Knochen: Bleib stark. Baue dich auf. Das brauchst du.

Die Knochendichte nimmt bei vielen Menschen im Lauf des Lebens oft unbemerkt ab. Wenn sie stark sinkt, nennt man das Osteoporose. Das muss nicht dramatisch sein, ist aber ein guter Grund, frühzeitig vorzubeugen. Belastung ist dabei ein Schlüssel: Was gebraucht wird, bleibt.

Yoga ist ein wertvolles Übungsfeld für Ausrichtung, Balance und Körpergefühl. Für die Knochendichte ist aber auch viel Belastung im Alltag und im Training wichtig: Kraft aufbauen, Gewicht tragen, Treppen steigen und auch Sprünge. Das ist ein gezielter Beitrag zur Selbstfürsorge – heute und für später.

Gelenke – für geschmeidige Bewegung

Gelenke verbinden Knochen und machen Bewegung möglich. Ihre wichtigsten Bausteine sind:

- Gelenkflächen mit Knorpel
- die Gelenkkapsel
- Synovialflüssigkeit
- Bänder zur Stabilität

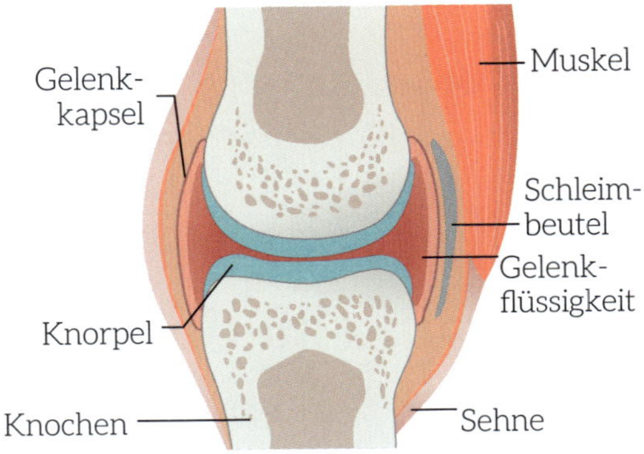

Jedes »echte« Gelenk besteht aus zwei Gelenkpartnern, zwischen denen Bewegung passieren kann.

Die Gelenkkapsel umhüllt und stabilisiert das Gelenk zusammen mit den gelenknahen Bändern. Im Inneren befindet sich die Gelenkflüssigkeit, die sogenannte Synovia. Sie wird von der Synovialmembran gebildet, die Teil der Kapsel ist. Der Gelenkknorpel ist ein hyaliner Knorpel, eine hoch spezialisierte Gleitschicht: Sie reduziert Reibung, verteilt Druck und schützt den darunterliegenden Knochen. Knorpel ist nicht gut durchblutet und nicht mit Schmerzfasern innerviert. Er nimmt daher selbst keinen Schmerz wahr und wird zu einem großen Teil über die Synovialflüssigkeit versorgt. Die Synovialflüssigkeit hat im Alltag zwei Hauptjobs: schmieren und ernähren. Schon sanfte, rhythmische Bewegung im Warm-up in deiner Yoga-Praxis dient deiner Gelenkflüssigkeit. Sie verteilt sich besser im Gelenk und wird weniger zäh und somit gleitfähiger. So entsteht ein guter, reibungsarmer Start in die Praxis.

Für die Versorgung des Knorpels ist ein Wechsel aus Belastung und Entlastung nötig. Der Knorpel nimmt die Nährstoffe direkt aus der Gelenkflüssigkeit auf. Du kannst dir das wie einen Schwamm vorstellen: Bei sanfter Belastung wird Flüssigkeit aus dem Knorpel herausgedrückt, bei Entlastung kann frische Gelenkflüssigkeit nachfließen und Nährstoffe werden aufgenommen.

GRUNDBEWEGUNGEN VIELER GELENKE

Nicht jedes Gelenk bewegt sich gleich, darum heißen die Bewegungen teilweise auch unterschiedlich. Die Drehungen von Hand und Fuß zum Beispiel nennt man Pronation und Supination.

- Flexion (Beugung)
- Extension (Streckung)
- Abduktion (Abspreizen, von der Mitte weg)
- Adduktion (zur Mitte hinführen)
- Innenrotation (nach innen drehen)
- Außenrotation (nach außen drehen)

Die verschiedenen Ebenen der Bewegung

Eine weitere Orientierung, um Bewegungen zu beschreiben, sind Ebenen. Denn dein Körper bewegt sich nicht nur nach vorn und hinten, sondern auch zur Seite und in Rotation. Ebenen helfen, das klar einzuordnen.

- **Sagittalebene:** Wie ein Pfeil durch die Mitte teilt sie den Körper in rechts und links. Hier passieren vor allem Beugung und Streckung (Flexion und Extension).

- **Frontalebene:** Sie teilt den Körper in vorn und hinten. Hier finden Seitbewegungen statt: abspreizen und zur Mitte zurückführen (Abduktion und Adduktion).
- **Transversalebene:** Stelle dir einen Teller auf deiner Taille vor. Alles, was darauf passiert, ist Drehung: nach innen und nach außen (Innen- und Außenrotation).

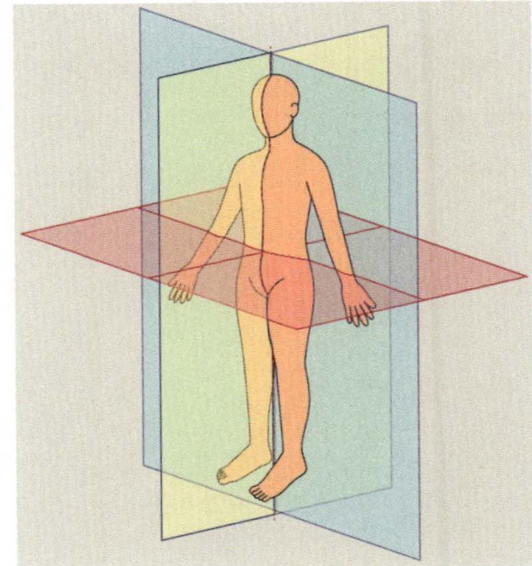

Sagitalebene (gelb), Frontalebene (blau) und Transversalebene (rot)

WOHER KOMMT DIE BEWEGLICHKEIT?

Wenn du im Yoga das Gefühl hast, dass dir Bewegungsfreiheit fehlt, kann das unterschiedliche Gründe haben. Denn damit du dich bewegen kannst, müssen ganz viele Systeme zusammenspielen: Die Gelenkbeweglichkeit zeigt, was das Gelenk von seiner Bauart (der Knochenform) her zulässt und wie nachgiebig das Kapsel-Band-System ist. Von der Muskeldehnfähigkeit hängt ab, wie viel Länge ein Muskel im Moment zulässt.

Dazu kommt noch, dass Beweglichkeit nicht nur passiv ist. Sobald du dich gegen die Schwerkraft bewegst, brauchst du auch Muskelkraft und Kontrolle. Wenn du mit der Schwerkraft gehst, wirkt alles leichter.

Außerdem müssen auch Faszien und Nerven Länge tolerieren können. Genau darum gilt: Form ist nicht das Ziel. Wirkung ist das Ziel. Deine Variante ist das Ziel. Denn wenn du weißt, was dich limitiert, kannst du deine Praxis entsprechend anpassen und so effizienter gestalten.

DER WEG DES GERINGSTEN WIDERSTANDS

Der Körper ist clever. Er wählt bei Bewegung oft den Weg des geringsten Widerstands. Wenn ein Bereich steif oder angespannt ist, bewegt er sich einfach woanders. Klassiker in Rückbeugen sind:

- Der untere Rücken kommt in ein Hohlkreuz, statt dass sich die Hüfte nach hinten in die Streckung bewegt, weil häufig der Psoas verkürzt ist.
- Der Nacken wird überstreckt, statt den Brustkorb zu öffnen, weil häufig die Gelenkbeweglichkeit der Brustwirbelsäule es nicht zulässt.

Auch in überbeweglichen Bereichen macht Mobilisation Sinn. Nicht primär, um eine bessere Beweglichkeit zu erreichen, sondern für den Gelenkstoffwechsel: Bewegung bringt die Synovialflüssigkeit in Schwung, verbessert die Wahrnehmung und unterstützt die Ansteuerung der gelenknahen Muskeln.

WAS DU TUN KANNST, WENN ...

ein Gelenk oder ein Bereich eher steif ist	ein Bereich eher überbeweglich oder instabil ist
Typisch: Brustwirbelsäule, Sprunggelenk, manchmal Handgelenk **Ziel:** die Beweglichkeit erhöhen und das Gewebe gut versorgen **So mobilisierst du yogalogisch:** • rhythmisch und wiederholt üben, gern mit dem Atem, statt maximal und lange • Variationen und kleine Bewegungen statt Druck in einer Position • weich beginnen, dosiert steigern	**Typisch:** Lendenwirbelsäule, Schulterblatt, Kniegelenk **Ziel:** mehr Halt, Stabilität aufbauen **So stabilisierst du yogalogisch:** • tiefe Stabilisatoren aktivieren • langsamere Übergänge, klare Ausrichtung, Kraft in die Länge bringen • in Endstellungen mehr aktiv tragen, statt in der Asana zu »hängen« • gern mobilisieren und dehnen, aber den Fokus auf Stabilität richten

Muskeln – Stabilität und Teamwork

Wenn es um Yoga geht, reden viele zuerst übers Dehnen. Ich verstehe das sehr gut, denn eine Dehnung fühlt sich oft sofort angenehm an. Aber ganz ehrlich: Muskeln sind der Teil, an dem du am besten aktiv arbeiten kannst. Für einen knackigen Po, ja. Aber vor allem an dem, was niemand sieht und trotzdem alles entscheidet: Stabilität, Koordination, Belastbarkeit. Da freuen sich dein Rücken, deine Knie und eigentlich dein ganzer Körper.

In diesem Buch geht es vor allem um Skelettmuskeln, also um die Muskeln, die deine Gelenke bewegen und stabilisieren. Sie spannen sich meist zwischen zwei Knochen, oft über eine Sehne. Manchmal setzen sie aber auch in Faszien an oder verbinden sich mit Strukturen der Haut.

WIE MUSKELKRAFT ENTSTEHT

Was mich an Muskeln so fasziniert, ist die Tatsache, dass Kraft im Kern etwas ganz Winziges ist. Wenn man ganz nah heranzoomt, sieht man, dass sich im Muskel zwei Eiweiß-Strukturen ineinander ziehen und wieder loslassen. Millionenfach, perfekt getaktet. Und dieses mikroskopisch kleine Zusammenspiel ermöglicht all deine großen Bewegungen und deine Asanas (die Yogahaltungen). Ich sehe darin jedes Mal wieder ein kleines Wunder.

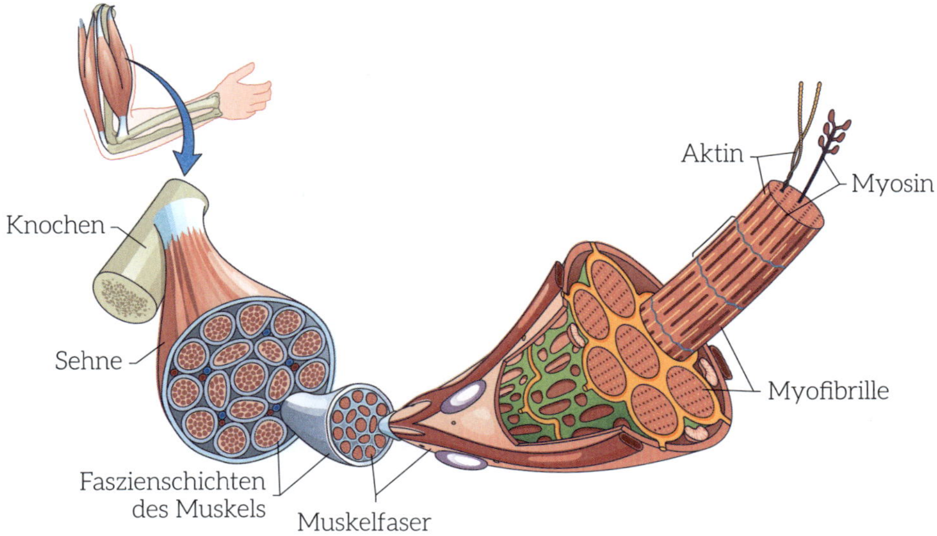

Muskelaufbau von außen nach innen: Bei einer Bewegung gleiten die Eiweißfäden ineinander und geben den Zug bis zur Sehne und zum Knochen weiter.

WAS EIN MUSKEL KANN

Muskeln arbeiten fast nie allein. Meist gibt es ein Team aus Synergisten, die eine Bewegung gemeinsam unterstützen, und dazu einen Antagonisten, der die

Gegenbewegung macht und oft dosiert bremst oder nachgibt. Ein Muskel kann im Alltag drei Dinge, die du auch im Yoga ständig brauchst:

- **Kraft erzeugen:** dich tragen, dich bewegen, dich abfangen. Dabei arbeiten oft mehrere Synergisten zusammen.
- **Länge zulassen:** nachgeben, dehnfähig sein, Raum geben. Das passiert häufig im Antagonisten, der kontrolliert nachgibt, statt zu blockieren.
- **Koordination liefern:** im richtigen Moment das Richtige tun. Dafür braucht es beide Seiten, Synergisten und Antagonisten, im Zusammenspiel.

Und ja, Muskeln geben auch Form. Der schon erwähnte knackige Po ist das berühmteste Beispiel, aber auch Schultern, Arme, Beine und sogar deine Handballen werden von Muskeln geformt.

Im Yoga ist eine fehlende Dehnungsfähigkeit nicht automatisch das Gleiche wie eine Muskelverkürzung. Oft geht es eher um Schutzspannung oder Überforderung. Genau deshalb ist Muskelarbeit im Yoga so spannend: Du kannst lernen zu kräftigen, nachzugeben und zu halten, ohne dich zu verkrampfen.

DREI ARTEN VON MUSKELARBEIT

Im Yoga begegnest du ständig drei Arten von Muskelarbeit. Wenn du sie einmal verstanden hast, werden viele Übungen plötzlich viel logischer.

- **Konzentrisch:** Der Muskel verkürzt sich und zieht dich aktiv in eine Bewegung. Die Proteinteilchen »greifen« im Muskel ineinander und ziehen sich zusammen. Wenn du zum Beispiel aus der Vorbeuge in den Stand hochkommst, richten dich Gesäß, Beinrückseite und Rückenstrecker auf.
- **Exzentrisch:** Der Muskel bleibt aktiv, wird aber länger und bremst kontrolliert. Die Proteinteilchen lassen langsam Köpfchen für Köpfchen los. Wenn du zum Beispiel aus der Plank-Haltung langsam Richtung Chaturanga (siehe Seite 218) sinkst, bremsen Trizeps, Brustmuskulatur und die vordere Schulter die Bewegung ab, damit du kontrolliert tiefer kommst. In der Trainingswelt nennt man das auch »negativ«.
- **Isometrisch:** Der Muskel hält die Spannung, ohne dass sich sichtbar etwas bewegt. Die Proteinteilchen verharren in ihrer Position. Du bewegst dich nicht, merkst aber sofort: Das ist Arbeit. Dies betrifft eigentlich alle

statisch gehaltenen Asanas, zum Beispiel das Halten der Krieger- oder Plank-Position oder auch der Moment im Low Lunge, in dem du dich selbst trägst statt hängst.

Gerade isometrische Kontrolle ist im Yoga oft Gold, denn sie gibt dir die Stabilität, die du in deinen Gelenken brauchst. Stabilität bedeutet oft nicht eine größere Kraft, sondern das Teamwork mehrerer Muskeln.

Muskelfasertypen im Körper

Die Funktion bestimmt die Form. Auch bei deinen Muskeln. Grob gesagt gibt es Muskelfasertypen, die eher für Ausdauer gebaut sind, und solche, die eher für Kraft und Schnelligkeit gemacht sind. Ich nenne sie Triathlon- und Gewichthebe-Fasern.

- **Triathlon-Fasern (Typ 1)** sind ausdauernd, stabilisierend, häufig tiefer und gelenknah gelegen. Beispiele: *Multifidi* (tiefe Rückenmuskeln), Rotatorenmanschette in der Schulter.
- **Gewichthebe-Fasern (Typ 2)** dagegen sind kraftvoll, explosiv und häufig oberflächlicher. Sie bewegen. Beispiele: Bizeps und Trizeps im Arm, Quadrizeps am Oberschenkel.

Jeder Muskel hat beide Fasertypen, einfach in unterschiedlicher Mischung. Und jeder Mensch hat beides. Beide Qualitäten sind wertvoll. Spannung entsteht oft dann, wenn die Typ-1-Fasern nicht genug mitarbeiten und Typ 2 alles allein machen muss.

TRIGGERPUNKTE KURZ ERKLÄRT

Manchmal zeigt sich Überlastung in Form eines Triggerpunkts. Das ist ein kleiner Bereich im Muskel, der sich hart und empfindlich anfühlen und sogar ausstrahlen kann. Das ist nicht gefährlich, aber oft ziemlich nervig und schmerzhaft. Triggerpunkte entstehen häufig dort, wo ein Muskel zu lange zu viel machen muss oder wo Teamarbeit nicht gut verteilt ist. In manchen Bereichen, typischerweise in Gesäß, Hüfte und Nacken, gibt es fast immer Triggerpunkte – ab der Seite 93 erfährst du mehr darüber.

Schon mal vorweg: Wenn du merkst, dass ein Spannungszustand ständig wiederkommt, ist oft nicht noch mehr Dehnung die Lösung, sondern eine bessere

Lastverteilung und mehr Triathlon-Power – also eine gute Ansteuerung der tiefen Muskulatur.

Faszien – Gewebe, das zusammenhält

Neben Muskeln und Knochen gibt es ein Gewebe, das im Hintergrund alles organisiert: das Bindegewebe. Faszien sind ein Teil davon. Sie umhüllen Muskeln und Organe, verbinden Strukturen miteinander und halten Schichten zusammen. Stelle dir deine Muskulatur wie eine Orange vor: Die Schnitzchen sind die Muskeln. Und die feinen Häutchen dazwischen und rundherum sind die Faszien. Sie geben Form, halten alles an Ort und Stelle und leiten Spannung weiter. Wenn du alle Häutchen wegnehmen würdest, hättest du am Ende nur noch Orangensaft. Genau so ist es auch im Körper: Ohne dieses Netzwerk wäre Bewegung nicht möglich.

ZUSAMMENSPIEL VON DRUCK UND ZUG

Stelle dir den Körper als System vor, in dem Druck und Zug zusammenarbeiten. Ein hilfreiches Bild dafür ist das Prinzip der Tensegrity. Knochen sind eher die Druck-Elemente, die Stäben gleichen, während Faszien und Muskeln die Zug-Elemente sind, wie Seile.

Wenn die Zugspannung gut verteilt ist, fühlt sich Bewegung leicht, stabil und tragfähig an. Stimmt sie hingegen nicht, wird irgendwo zu viel Zug oder zu viel Druck abgefangen. Und dann meldet sich der Körper oft nicht dort, wo die Ursache liegt, sondern da, wo er am wenigsten kompensieren kann. So lassen sich auch weit entfernte Zusammenhänge über Muskelketten erklären.

In einer Vorbeuge zum Beispiel spüren viele nicht nur die Beinrückseite, sondern den durchgehenden Zug von der Fußsohle über die Waden und Oberschenkel bis hoch Richtung Rücken. Bei einer Dehnung vorn, zum Beispiel in Rückbeugen (Herzöffnern), spürst du oft eine lange Linie über der Körpervorderseite: von den Zehen über die Vorderseite der Beine, den Bauch und die Brust bis hoch Richtung Hals. Bei Rotationen kannst du die schräge Verbindung von vorn und hinten, die über Kreuz verläuft, wahrnehmen.

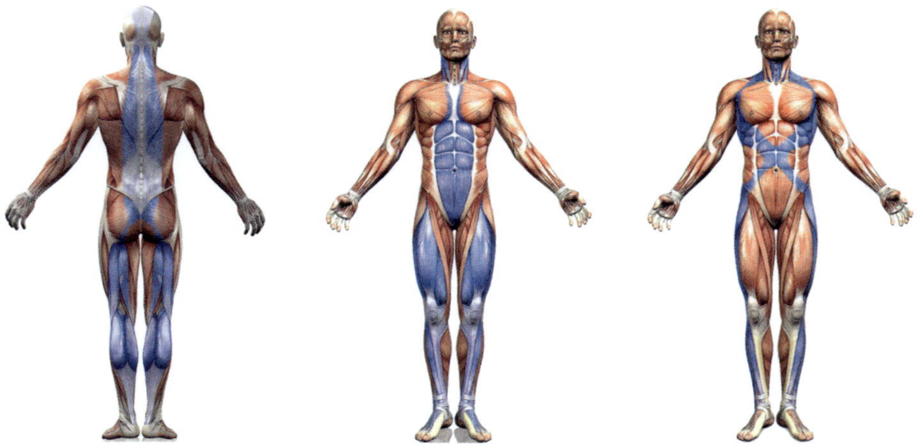

Die Bilder können dir helfen, dein Körpergefühl und den Verlauf der Faszien- und Muskelketten besser einzuordnen.

Es gibt Modelle, die solche großen Zusammenhänge als myofasziale Linien beschreiben. Also eine Kette aus Muskeln und Faszien. Faszien sind also immer involviert, wenn du dehnst, hältst, stabilisierst und Kraft überträgst. Ohne die Faszien würden wir komplett zusammensacken.

DEHNGEFÜHL VERSTEHEN

Dehnung kann sich sehr unterschiedlich anfühlen. Ein paar Orientierungspunkte helfen dir zu erkennen, welche Struktur dich limitiert. In den meisten Fällen sind es mehrere Strukturen zusammen.

- **Muskulär:** Die Dehnung macht sich eher lokal bemerkbar und ist klar benennbar, wie ein ruhiger Zug im Muskelbauch. Sie fühlt sich oft warm und angenehm intensiv oder wie ein sanftes Ziehen an, das mit jedem Atmen weicher wird.
- **Faszial:** Die Dehnung ist eher großflächig, zäh und weiter, wie ein Zug über eine ganze Linie oder Fläche, eher wie Spannung in einem Netz. Sie baut sich langsam auf und fühlt sich manchmal eher »widerständig« an.
- **Nerval:** Die Empfindung ist eher scharf, brennend, elektrisierend, kribbelig oder taub, oft linienhaft oder ausstrahlend, nicht nur lokal. Sie kann sich schnell steigern und verändert sich häufig deutlich, wenn Kopf-, Nacken- oder Fußposition verändert werden.

Bänder und Sehnen – Stabilität und Zug

Bänder und Sehnen bestehen zwar beide aus festem Bindegewebe, haben aber unterschiedliche Jobs. Bänder verbinden Knochen mit Knochen. Sie geben einem Gelenk Halt und begrenzen Bewegung vor allem am Ende des Bewegungsraums. Du kannst sie dir wie Sicherheitsgurte vorstellen: genial, wenn notwendig, aber nicht als Dauerzustand. Sehnen verbinden Muskeln mit Knochen. Sie sind wie Kraftkabel: Wenn der Muskel arbeitet, übersetzen Sehnen diese Kraft in Bewegung und Stabilität im Gelenk. Ohne Sehne würde sich der Muskel zwar anspannen, aber die Bewegung würde nicht übertragen werden.

Wichtig fürs Yoga: Beide Strukturen mögen Aufbau. Aber sie brauchen viel Zeit und die entsprechende Dosierung. Sie passen sich an Belastung an, aber deutlich langsamer als Muskeln. Darum ist im Yoga oft weniger die Frage: »Wie weit komme ich?« Sondern eher: »Kann ich mich in dieser Position gut selbst tragen?« Dehnung darf sein. Aber wenn du in Endstellungen gehst, dann bewusst. Trage die Position aktiv, statt einfach hineinzusinken. Und wenn du lange passiv hältst, dann so, dass es deinem Körper wirklich guttut.

Nervensystem – inneres Sicherheitsnetz

Dein Körper besteht aus unzähligen Strukturen und Systemen, und nichts davon arbeitet isoliert. Knochen tragen, Gelenke gleiten, Muskeln ziehen, Faszien halten alles zusammen. Aber damit dieses ganze Netzwerk wirklich als Einheit funktioniert, braucht es eine Instanz, die koordiniert: das Nervensystem.

Du kannst es dir wie eine Dirigentin vorstellen. Es macht nicht selbst die Musik, aber entscheidet, wer wann wie laut spielt. Das Nervensystem verbindet Wahrnehmung und Bewegung, organisiert Spannung und Koordination und bewertet ständig: Ist das gerade sicher oder brauche ich Schutz? Es fragt sozusagen permanent im Hintergrund: »Kann ich loslassen? Kann ich halten? Darf ich tiefer in die Dehnung gehen?« Und wenn das System »unsicher« meldet, wird es eng, weil dein Körper dich schützen will. Darum spielt das Nervensystem im Yoga eine große Rolle.

SENSORIK UND MOTORIK

Ganz grob gesagt gibt es zwei Leitungsrichtungen im Nervensystem: die Sensorik und die Motorik. Die Sensorik (afferent) bringt Informationen zum Gehirn und Rückenmark: Wie fühlt es sich an? Wo bin ich im Raum? Wie ist der Druck unter meinen Füßen? Wie warm ist es? Die Motorik (efferent) schickt Signale vom Gehirn und Rückenmark weg – zum Beispiel zu deinen Muskeln: Wie gut kann ich ansteuern? Wie fein kann ich dosieren? Wie sicher kann ich mich halten?

Schmerz als Schutzsignal

Schmerz bedeutet nicht automatisch, dass der Körper Schaden genommen hat. Schmerz ist eine Wahrnehmung, die im Nervensystem entsteht, vor allem im Gehirn. Im Körper gibt es spezialisierte Rezeptoren, sogenannte Nozizeptoren. Sie registrieren potenziell schädliche Reize, zum Beispiel zu viel Druck, Zug, Hitze oder Entzündung. Diese Signale laufen über sensorische Nervenfasern zum Rückenmark und weiter ins Gehirn. Dort wird im Kontext bewertet: Ist das gefährlich? Muss ich mich schützen? Wenn das System mit »Ja« entscheidet, entsteht Schmerz. Quasi wie eine Alarmanlage. Bei akutem Schmerz ist das oft sinnvoll: Du sollst eine bestimmte Stelle schützen, damit die Heilung einsetzen kann.

Bei chronischem Schmerz kann sich das System aber verselbstständigen. Das Nervensystem wird empfindlicher, die Alarmanlage reagiert schneller. Dann ist nicht unbedingt »mehr Reiz« das Problem, sondern ein System, das gelernt hat, sehr früh Alarm zu schlagen. Das kann sich so anfühlen, als wäre der Körper plötzlich zu sensibel. Und genau hier kann Yoga außerordentlich hilfreich sein: als Weg, neues Vertrauen in den Körper aufzubauen und den Fokus wieder auf positive Empfindungen zu lenken – körperlich wie auch emotional. Das erreichst du über gute Dosierung, klare Wahrnehmung, Regulation und den allmählichen Aufbau deiner Belastbarkeit.

In der Yoga-Praxis kannst du, besonders bei chronischen Schmerzen, deinen Beschwerden entgegenwirken. Diese Tipps können dir auch neben der Matte helfen:

- Der erste Schritt ist die Akzeptanz. Es ist, wie es ist, doch du hast auch viel selbst in der Hand, was du daraus machst. Suche dir Hilfe bei (Fach-)Personen, die dich dabei unterstützen. Zum Beispiel eine Yogalehrerin oder Physiotherapeutin.

- Übe regelmäßig und steigere die Dauer und Intensität schrittweise: lieber konsequent mit kleinen Schritten als selten zu viel auf einmal.
- Achte bewusst auf Pausen und Entspannungsmomente, sie sind ein wichtiger Teil deines Trainings: zwischen deinen Asanas und auch zwischen deinen Yogaeinheiten.
- Übe weniger intensiv, dafür aber kontrolliert, sodass dein System dir »Sicherheit« vermittelt und du deine Haltung sauber steuern kannst. Achte mehr auf Qualität, nicht auf die perfekte Endstellung. Versuche nur so weit in die Endstellung einer Haltung zu kommen, dass du sie aktiv trägst und der Atem weich bleibt. Dann kannst du dich schrittweise steigern.
- Ebenfalls wichtig ist es, erst zu regulieren und dann zu mobilisieren. Wenn dein Nervensystem bereits hochfährt, versuche es zunächst über Atmung, Tempo oder Bodenkontakt zu regulieren. Setze dann erst die Übung fort.
- Übe mit viel Geduld und Selbstliebe. Du und dein Körper geben jeden Tag das Beste.

Was du während des Heilungsprozesses tun kannst

Wenn dein Gewebe gereizt oder verletzt ist, läuft die Heilung grob in drei Phasen ab. Je nach Struktur, ob ein Muskel, eine Sehne, ein Band, Knochen oder eine Kapsel betroffen ist, hält der Prozess unterschiedlich lange an. Die Phasen sind keine starren Schubladen, sondern fließen ineinander. Sie können als Orientierung für den Alltag und die Yoga-Praxis hilfreich sein.

1. **Entzündung:** Schutzphase (oft circa drei bis sieben Tage)
   Der Körper startet die Baustelle: Er räumt auf, schützt, repariert, bereitet vor. Typisch sind die klassischen Entzündungszeichen (Schmerz, Wärme, Rötung, Schwellung, eingeschränkte Funktion). Das Gewebe ist schnell gereizt.

Dos	Don'ts
• beruhigen: durch Atem, Rhythmus, langsames Tempo viel energetische Erdung schaffen • je nach Situation kühlen, Kompressionsverband anlegen, hochlagern (vor allem bei frischer Schwellung) • optimal belasten statt komplette Ruhe: kleine, dosierte Bewegungen	• Schmerz dauerhaft provozieren oder trotzdem trainieren • sich in die Endstellung einer Haltung pressen • Asanas lange halten, wenn es danach deutlich schlimmer wird

2. **Aufbau:** Stabilisierungsphase (oft einige Wochen)
   Der Rohbau steht. Das Gewebe wird stabiler, ist aber noch nicht voll belastbar. Entzündungszeichen nehmen ab, Belastung wird wieder besser toleriert, braucht aber weiterhin klare Dosierung.

Dos	Don'ts
• sanft mobilisieren und kontrolliert bewegen • dosiert kräftigen, gern isometrisch als Einstieg • Pausen einplanen und Belastung in kleinen Schritten steigern • im Yoga: tragen statt hängen, Qualität priorisieren vor Tiefe	• zu viel, zu lang, zu intensiv üben, ohne Erholung (Gefahr eines Rückfalls in Form von Entzündung) • zu früh Sprünge machen oder zu stark belasten (wenn das Gewebe das noch nicht mag) • ungeduldiges Testen am Limit

3. **Umbau:** Belastungsphase (oft mehrere Monate)
   Das Gewebe passt sich an, bekommt mehr Reserve und wird belastbarer. Jetzt dürfen Kraft, Kontrolle und Variation wieder wachsen.

Dos	Don'ts
• progressiv steigern: Kraft aufbauen, Variationen üben, alltagsnahe Reize setzen • wieder mehr Dynamik und Vielfalt zulassen, passend zu deinem Ziel	• zu schnell zu viel auf einmal trainieren und Warnsignale ignorieren • immer nur das Gleiche üben in Form einer einseitigen Dauerbelastung oder in der Schonung stecken bleiben

SOMATISCHES UND VEGETATIVES NERVENSYSTEM

Das Nervensystem hat zwei »Betriebsmodi«: Den somatischen, willkürlichen Teil steuerst du bewusst mit – durch Bewegung, Ausrichtung und Muskelarbeit. Im Yoga entscheidest du selbst, ob du trägst oder hängst, ob du stabilisierst oder ausweichst.

Das vegetative Nervensystem ist hingegen unwillkürlich und autonom. Dabei läuft vieles im Hintergrund, ohne dass du darüber nachdenken musst: Herzschlag, Blutdruck, Verdauung, Stressreaktion, Erholung. Genau hier wirkt Yoga: Über die Atmung und über Tempo, Aufmerksamkeit und Dosierung kannst du auf diesen inneren, automatischen, vegetativen Modus Einfluss nehmen. Denn Atmung und Nervensystem arbeiten eng zusammen.

Sympathikus und Parasympathikus

Der Sympathikus ist der aktivierende Teil des vegetativen Nervensystems, der den Körper auf Leistung und Fokussierung vorbereitet. Ohne ihn würdest du morgens nicht aus dem Bett kommen, keine Deadline packen und auch nicht schnell genug reagieren, wenn plötzlich etwas passiert. In der Stressphysiologie wird die Reaktion auf eine akute Bedrohung oft als »Fight or Flight« (Kampf oder Flucht) beschrieben. Daneben gibt es auch noch die »Freeze«-Reaktion (Erstarrung) als Überlebensstrategie. Dabei handelt es sich nicht um eine Aktivierung, sondern eher um einen Zustand von Überforderung, in dem das System auf eine Art Stopp schaltet.

Der Parasympathikus ist für Regeneration, Verdauung und Erholung zuständig, den »Rest-and-Digest«-Modus (Ruhe und Verdauung). Der Körper repariert, füllt Energie auf, reguliert Entzündung, verdaut und schaltet ab. Das ist der Modus, den viele von uns im Alltag zu selten lange genug erreichen.

Ein zentraler Nerv des Parasympathikus ist der Vagusnerv. Du kannst ihn dir wie eine Art Sicherheitsleitung vorstellen, die dem Körper signalisiert: Du darfst herunterfahren, du bist nicht in Gefahr. Er verläuft vom Gehirn durch Hals und Brustraum bis in den Bauchraum und ist mit vielen Organen verbunden – zum Beispiel Herz, Lunge und Verdauung. Das ist einer der Gründe, warum du an deinem Atem so direkt spürst, in welchem Zustand dein System gerade ist: ruhig und weich oder eng und auf Alarm eingestellt.

ATEM UND PRANA

Atmung ist eine ganz besondere Schnittstelle: Der Atem läuft automatisch, wie Herzschlag und Verdauung – und gleichzeitig kannst du ihn bewusst steuern. Genau das macht ihn im Yoga zu einem der effektivsten Hebel, um mit dem Nervensystem zu arbeiten.

Körperlich ist der Atem ein direkter Eingang ins vegetative System. Wenn du den Atem verlangsamst und vor allem die Ausatmung verlängerst, bekommt der Körper das Signal: Es ist sicher, du darfst loslassen. Das kann den Grundtonus senken, den Herzschlag beruhigen und innere Unruhe herunterregeln. Und das ist es, was Yoga für mich im Kern ausmacht: Atem ist nicht nur »Luft rein, Luft raus«.

Im Yoga sprechen wir von Prana. Prana ist mehr als Atem: Es ist Lebensenergie, die Kraft, die dich lebendig macht und durch dich hindurch wirkt. Der Atem ist sozusagen die Tür, durch die du Prana ganz direkt beeinflussen kannst, weil du über den Atem wieder in Kontakt kommst: mit deinem Rhythmus, deiner Präsenz, deinem inneren Raum. Wenn dein Atem ruhiger wird, wird oft auch dein Inneres ruhiger. Du bist mehr bei dir, und genau da beginnt Yoga für mich: in der Verbindung mit dir selbst.

Länger beweglich, belastbar und lebendig

Du hast jetzt schon ganz schön viel über deinen Körper gelernt: nicht nur, wie Muskeln als Team zusammenarbeiten oder wie ein Gelenk funktioniert, sondern vor allem, wie dein Nervensystem bei allem mitredet. Je klarer du begreifst, wie Körper und Nervensystem zusammenspielen, desto verständlicher wird deine Yoga-Praxis: Du kannst dir bewusst Ziele setzen und Strukturen fördern oder schonen. Du merkst schneller, wann du mehr Kontrolle brauchst, wann Mobilisation Sinn macht und wann dein System erst Sicherheit will, bevor es wieder mehr zulässt.

Am Ende geht es aber um etwas Größeres als Muskeln und Gelenke: nicht »mehr zu können«, sondern länger beweglich, belastbar und lebendig zu sein, in einem Körper, in dem du dich zu Hause fühlst.

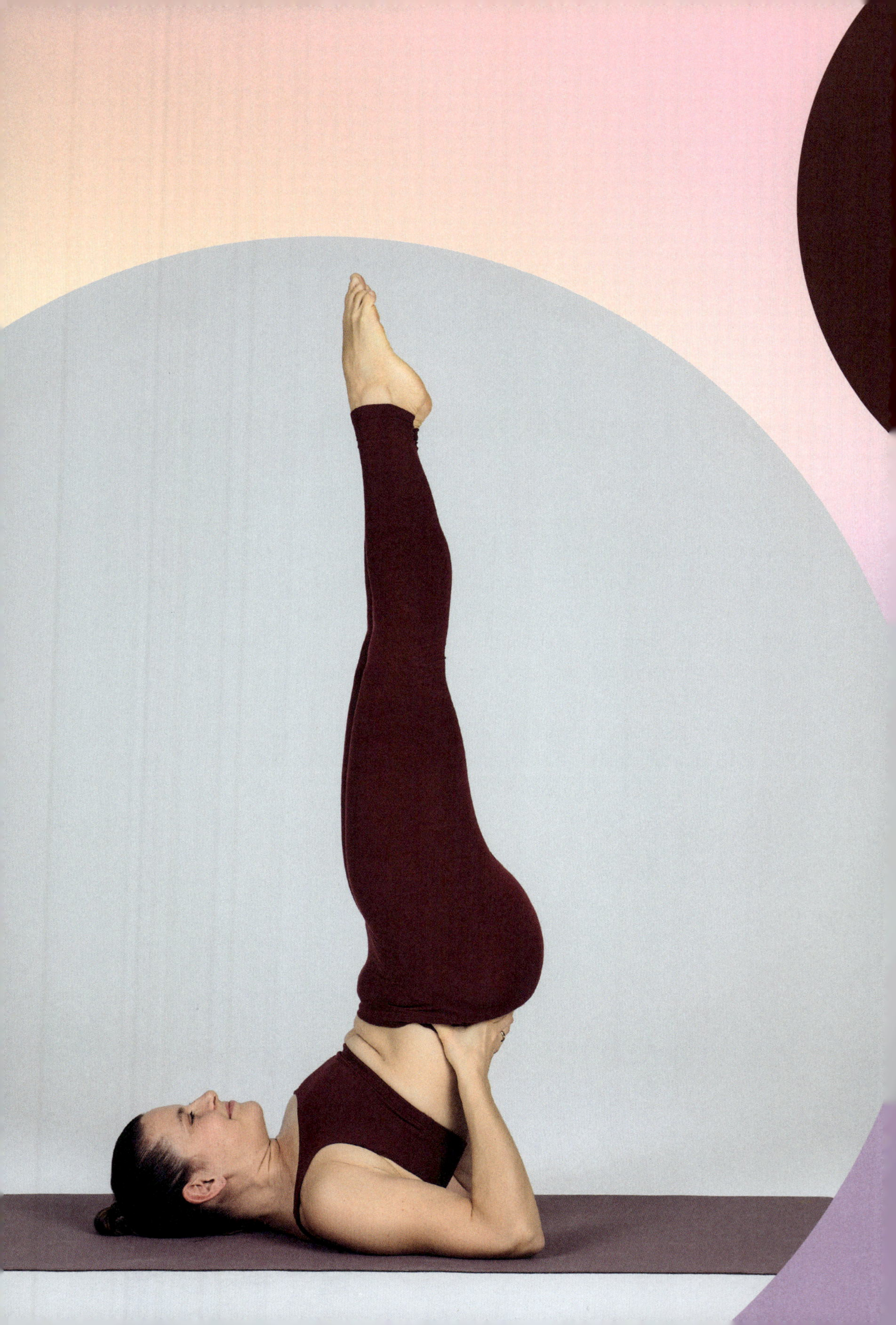

2

Von Fuß bis Kopf

DIE FÜSSE

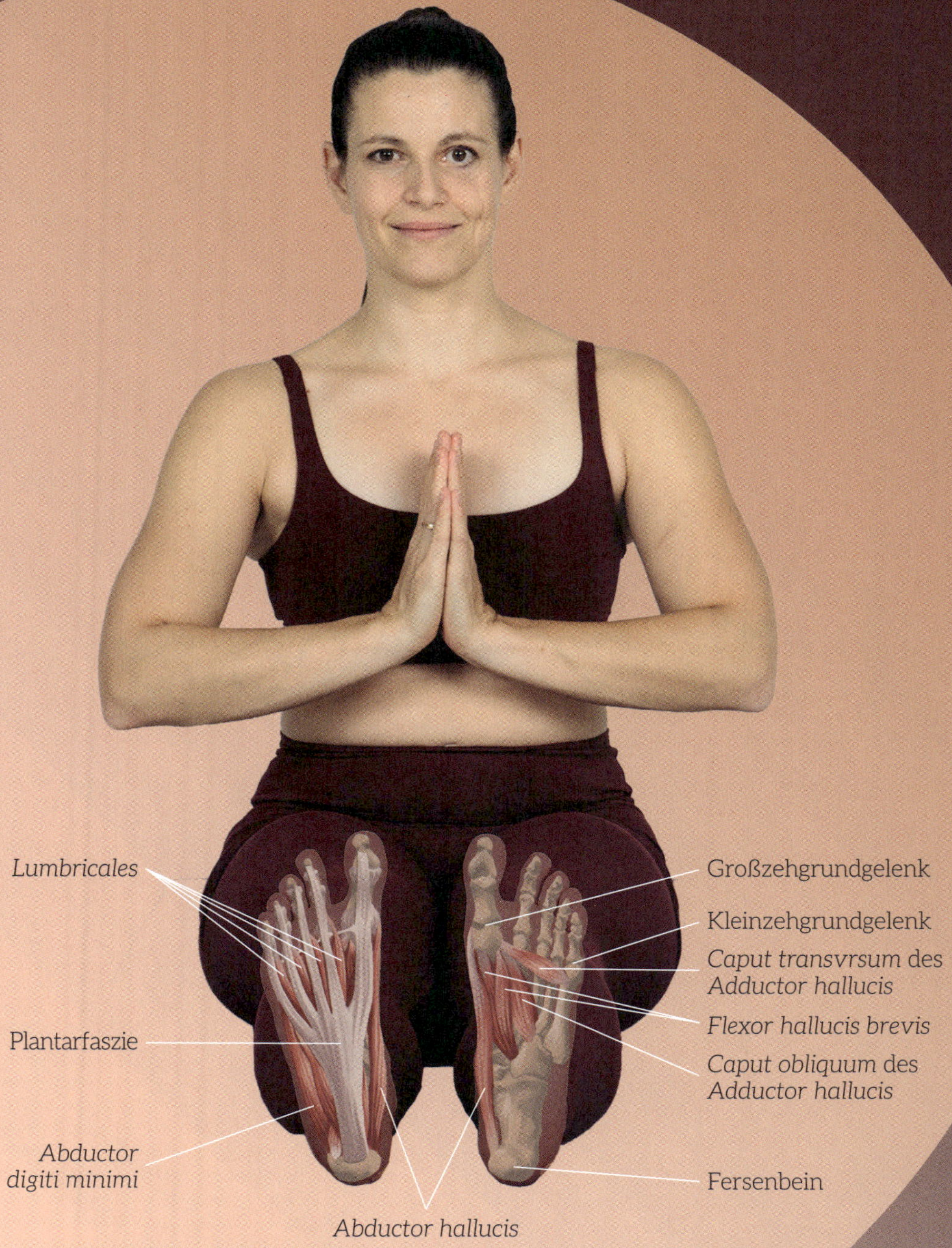
Lumbricales
Plantarfaszie
Abductor digiti minimi
Abductor hallucis
Großzehgrundgelenk
Kleinzehgrundgelenk
Caput transvrsum des Adductor hallucis
Flexor hallucis brevis
Caput obliquum des Adductor hallucis
Fersenbein

STABILITÄT UND BASIS

Die Füße sind deine Basis und tragen dich im besten Fall mit Leichtigkeit Schritt für Schritt durch dein ganzes Leben. Jeder Kontakt mit dem Boden beginnt hier. Wie du stehst, gehst, läufst oder balancierst, beeinflusst nicht nur die Füße selbst, sondern auch Knie, Hüften, Wirbelsäule und sogar den Kiefer.

Im Yoga haben wir einen großen Vorteil: Wir üben barfuß. In Stand- und Balancehaltungen trainierst du ganz automatisch die tiefe Muskulatur der Füße, schulst deine Wahrnehmung und lernst, Gewicht bewusster zu verteilen. Gleichzeitig zeigen sich hier oft schnell Schwächen: einsinkende Gewölbe, instabile Sprunggelenke oder Zehen, die verkrampft nach Halt suchen.

Anatomie der Füße

Der menschliche Fuß ist eine fein abgestimmte Konstruktion aus Knochen, Gelenken, Muskeln, Bändern und Faszien. Seine natürlichen Gewölbe wirken wie ein intelligentes Federungssystem: Sie verteilen Druck, federn Stöße ab und passen sich flexibel an unterschiedliche Untergründe an. Damit diese Funktion erhalten bleibt, braucht der Fuß jedoch mehr als passive Strukturen. Er braucht aktive, wache Muskulatur und ausreichend Beweglichkeit.

KNOCHEN UND GELENKE IM FUSS

Jeder Fuß besteht aus 26 Knochen, mit den kleinen Sesambeinchen sind es sogar 28 Knochen. Zwischen diesen Knochen liegen zahlreiche Gelenke. Sie machen den Fuß gleichzeitig beweglich und belastbar. Funktionell wird der Fuß in drei Abschnitte geteilt:

- **Vorfuß:** Zehenknochen
- **Mittelfuß:** Mittelfußknochen inklusive der Sesambeinchen sowie vordere Fußwurzelknochen: Kahnbein *(Os naviculare)*, Würfelbein *(Os cuboideum)* und die drei Keilbeine *(Ossa cuneiformia)*
- **Fußwurzel:** Fersenbein *(Calcaneus)* und Sprungbein *(Talus)*

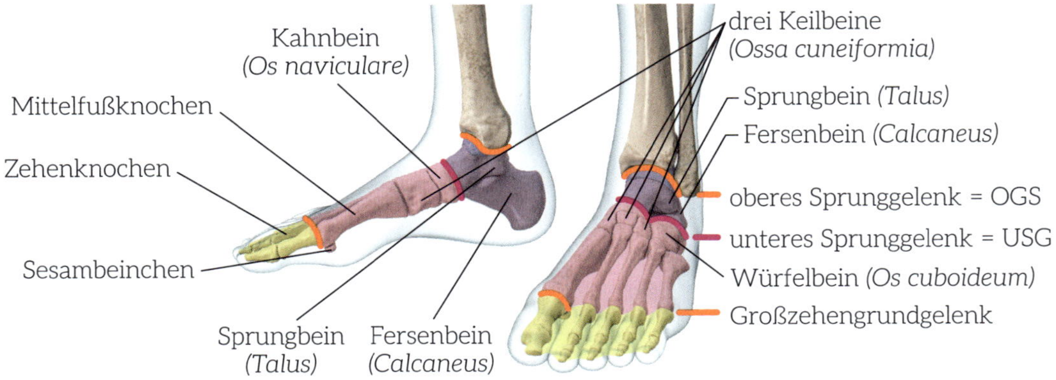

Der Fuß wird funktionell in Vorfuß (gelb), Mittelfuß (rosa) und Fußwurzel (lila) eingeteilt.

Oberes Sprunggelenk (OSG)

Das obere Sprunggelenk verbindet Schienbein und Wadenbein mit dem Sprungbein. Hier finden die großen Auf- und Abbewegungen des Fußes statt:

- **Dorsalextension:** Der Fuß wird herangezogen.
- **Plantarflexion:** Der Fuß wird nach unten gestreckt.

Im englischen Sprachgebrauch und im Yoga spricht man auch von flexen (heranziehen) und pointen (strecken).

Unteres Sprunggelenk (USG)

Das untere Sprunggelenk liegt zwischen Sprungbein, Fersenbein und Kahnbein. Es ermöglicht die Anpassung des Fußes an den Untergrund. Hier kann der Fuß nach innen (Inversion) und nach außen (Eversion) drehen. Zusammen mit den Verwringungen im Mittelfuß ergibt sich die Gesamtbewegung:

- **Supination:** Auf der Außenseite wird stärker belastet, die Gewölbe richten sich auf.
- **Pronation:** Auf der Innenseite wird stärker belastet, das Gewölbe senkt sich.

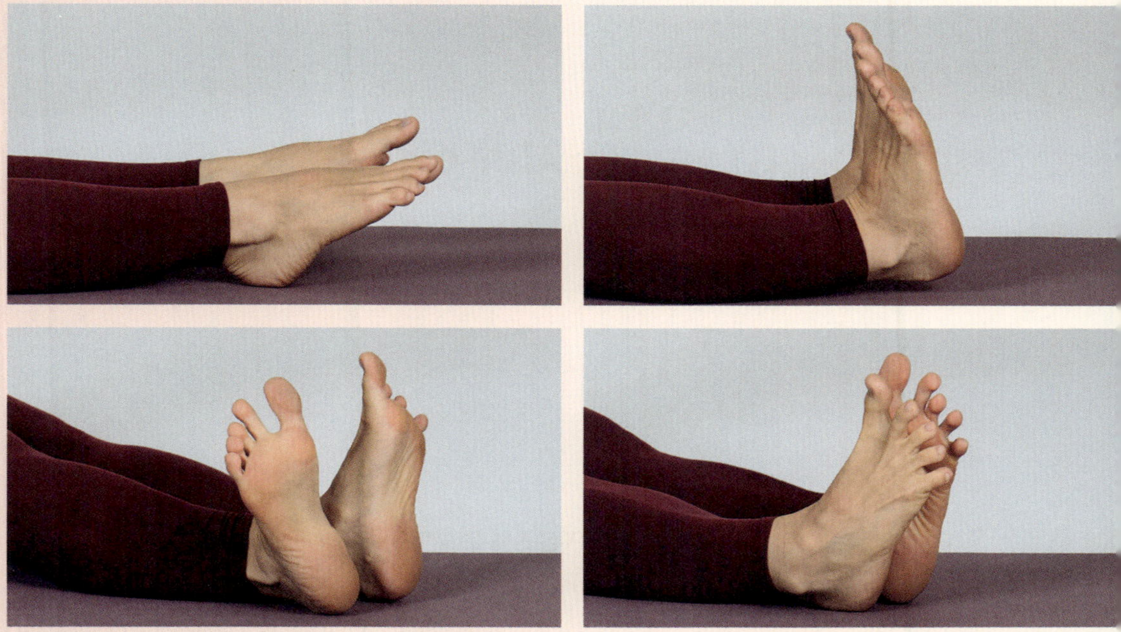

Hier sehen wir Dorsalextension und Plantarflexion (oben links und rechts) sowie Pronation und Supination (unten links und rechts).

Großzehengrundgelenk

Das Großzehengrundgelenk spielt eine zentrale Rolle beim Abrollen des Fußes. Besonders wichtig ist hier die Extension des Großzehs, wie sie beim Gehen, Laufen oder in Stützpositionen auftritt. Einschränkungen in diesem Gelenk wirken sich oft auf die gesamte Fußstatik aus und sind relevant bei der Entstehung eines *Hallux valgus.*

BÄNDER UND FASZIEN, DIE PASSIVE STABILITÄT IM FUSS

Neben Muskeln sorgen auch Bänder und Faszien dafür, dass der Fuß tragfähig bleibt. Zwischen den vielen kleinen Knochen verlaufen unzählige kurze Bandstrukturen, zusätzlich gibt es längs verlaufende Bänder, die dem Fuß insgesamt Halt geben. Im oberen Sprunggelenk stabilisieren Innen- und Außenbänder das Gelenk unter Last.

Eine zentrale Struktur ist die Plantarfaszie an der Fußsohle. Sie verläuft wie ein kräftiges Zugband von der Ferse bis in den Vorfuß und unterstützt gemeinsam mit weiteren längs verlaufenden Bändern vor allem das Längsgewölbe. Auch das Quergewölbe wird besonders im Vorfuß zu einem großen Teil passiv durch Bandstrukturen gehalten. Faszien wirken dabei nicht isoliert. Sie stehen in Verbindung mit anderen Gewebeschichten des Körpers. Veränderungen der Spannung im Fuß können sich deshalb manchmal auch an anderen Stellen bemerkbar machen, nicht immer direkt nachvollziehbar, aber funktionell verbunden.

FUNKTIONELLE MUSKULATUR DES FUSSES

Jeder Fuß hat insgesamt über 20 Muskeln, die komplett am Fuß liegen und Gewölbe, Feinmotorik und Zehenarbeit steuern. Man nennt sie auch intrinsische Fußmuskeln (siehe Illustration Seite 30). Zusätzlich wirken zehn Muskeln aus dem Unterschenkel über ihre Sehnen auf den Fuß und das obere Sprunggelenk. Sie beeinflussen Kraft, Abrollen und Stabilität im Stand und in der Bewegung. Es ist zwar spannend, alle Muskeln zu kennen, entscheidend ist im Alltag und im Yoga jedoch, welche Muskelgruppen welche Aufgaben übernehmen:

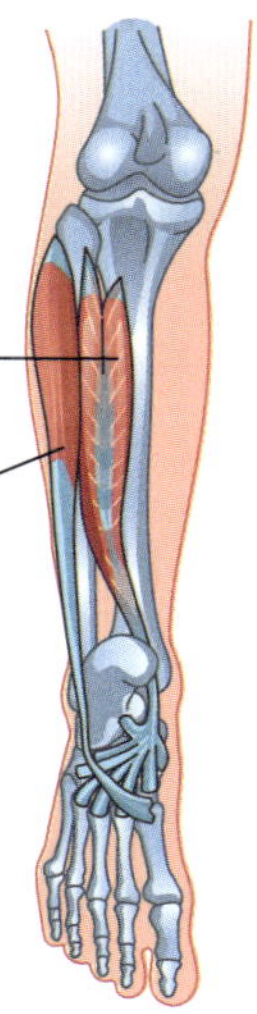

Der Tibialis posterior *und der* Fibularis longus *stabilisieren das Quergewölbe am Mittelfuß.*

- **Für das Längsgewölbe**
  - **Kurze Fußmuskeln der Fußsohle:** Wenn sie aktiv arbeiten, spannen sie das Längsgewölbe und verkürzen den Fuß funktionell.
  - **Lange Zehenbeuger *(Flexor hallucis longus, Flexor digitorum longus):*** Ihre Sehnen verlaufen längs über den gesamten Fuß und wirken als wichtige Mitstabilisatoren des Längsgewölbes.
- **Für das Quergewölbe**
  - ***Adductor hallucis:*** Vor allem der quer verlaufende Anteil zieht den Großzeh in Richtung Fußmitte und unterstützt dadurch aktiv das Quergewölbe.
  - ***Tibialis posterior* und *Fibularis (= peroneus) longus*:** Ihre Sehnen umgreifen den Mittelfuß und stabilisieren im Zusammenspiel das Quergewölbe.
- **Für Kraft und Stabilität im oberen Sprunggelenk**
  - ***Triceps surae:*** besteht aus zwei Anteilen, dem zweiköpfigen *Gastrocnemius* und dem *Soleus*. Sie setzen gemeinsam über die Achillessehne am Fersenbein an, verleihen Kraft im Zehenstand und kontrollieren das Absenken der Ferse.
  - ***Tibialis anterior:*** hebt den Fuß an und unterstützt die Supination.
  - ***Fibularis (=peroneus) longus:*** unterstützt die Pronation und die seitliche Stabilität des Fußes.

Fokusthema: Stabilität, Federwirkung und Verwurzelung

Im Alltag und im Yoga entscheidet selten ein einzelner Muskel darüber, ob sich dein Fuß stabil anfühlt. Du kannst dir deine Füße wie Pfeil und Bogen vorstellen. Die Knochen sind das Holz, das die Form gibt. Die Spannung entsteht im Team: Ganz außen spannt die Plantarfaszie, darunter helfen längs verlaufende Bänder, und die Muskeln steuern aktiv mit. Und auch die Hüfte und der Rumpf spielen von oben eine Rolle für die Stabilität im Fuß. In den folgenden Fokusthemen geht es deshalb um zwei Schlüsselprinzipien: wie du deine Fußgewölbe über Pada Bandha aufspannst und einen wachen Bodenkontakt findest und wie du das obere Sprunggelenk so stabilisierst, dass der Fuß unter Last nicht ausweicht. Die Berghaltung (Tadasana) ist dabei wie ein Labor: Hier kannst du deine Fußarbeit so klar üben, dass du sie später in jeder Stand- und Balancehaltung wiederfindest.

SELBSTCHECK – WIE STEHEN DEINE FÜSSE?

Nimm dir einen Moment Zeit und betrachte deine Füße im Stand. Du kannst das auch in Bewegung wiederholen, zum Beispiel beim Gehen. Ein Spiegel oder ein Yoga-Buddy kann dabei helfen. Betrachte deine Füße aus allen Richtungen.

- **Von hinten:** Kippen deine Fersen eher nach innen oder nach außen? Oder stehen sie mittig?
- **Von oben:** Siehst du die Mittelfußknöchelchen oder wirkt dein Vorfuß flach?
- **Von innen:** Ist das Längsgewölbe gut sichtbar beziehungsweise wirkt der Fuß eher abgeflacht oder sehr hochgezogen?

Und schau dir auch einmal deine Schuhe an. Wo sind sie am stärksten abgenutzt? Mehr Abrieb an der Innenseite deutet oft auf vermehrte Pronation hin, an der Außenseite eher auf Supination. Abrieb mittig unter der Ferse und im Bereich des Großzehenballens weist auf ein gut zentriertes Abrollen beim Gehen hin.

STABILITÄT UND FEDERWIRKUNG DER FUSSGEWÖLBE

Der menschliche Fuß ist keine starre Platte, sondern eine dynamische, tragfähige Struktur. Seine Stabilität entsteht durch mehrere Gewölbe, die sich gegenseitig unterstützen und gleichzeitig Beweglichkeit zulassen. Anatomisch unterscheiden wir, wie du bereits gelernt hast, zwei Hauptgewölbe: das Längsgewölbe, das sich von der Ferse bis zu den Zehen zieht, und das Quergewölbe über dem Vor- und Mittelfuß.

Funktionell kommt ein drittes hinzu: das Kreuzgewölbe. Es beschreibt die spiralige Organisation des Fußes, bei der Vorfuß und Ferse gegeneinander verschraubt sind. Erst diese Verschraubung verbindet Längs- und Quergewölbe zu einer stabilen Einheit. Die Gewölbe erfüllen mehrere Aufgaben gleichzeitig: Sie federn Stöße ab, verteilen Druckkräfte, passen sich dem Untergrund an und tragen das Körpergewicht effizient.

PADA BANDHA – AKTIVE VERWURZELUNG

Im Yoga sprechen wir in diesem Zusammenhang oft von Pada Bandha, dem energetischen Verschluss der Füße. Gemeint ist ein bewusstes, aktives Verwurzeln im Boden. Hier treffen anatomische Logik, funktionelle Ausrichtung und energetische Prinzipien besonders schön zusammen. So kannst du Pada Bandha im Stand aufbauen:

- Belaste deine Fersen mittig.
- Deine Großzehen sind möglichst ohne Knick nach vorn ausgerichtet.
- Erde die Außenkanten sanft, ohne die Füße nach außen zu kippen.
- Lasse Großzeh- und Kleinzehenballen bewusst Kontakt zum Boden haben und sich gefühlt leicht zueinander bewegen.
- Mache die Zehen lang, ohne zu krallen. Die Großzehen aktiviere bewusst wie ein Gecko: Verwurzele die Grundgelenke und lasse die Zehenspitzen lang.
- Stelle dir dann vor, wie sich alle drei Punkte am Fuß zueinander ziehen, und spüre, wie sich die Gewölbe sanft aufspannen und deine Füße vielleicht sogar kürzer werden.
- Nimm wahr, wie sich dein Stand ruhiger, stabiler und geerdeter anfühlt.

Diese Aktivierung verbindet deine Füße mit dem restlichen Körper. Ein aktives Pada Bandha unterstützt die Fußgewölbe und beeinflusst auch die Beinachsen, die Stabilität im Becken und die Aufrichtung der Wirbelsäule.

Dreipunktbelastung – die Basis im Stand

Ein zentrales Prinzip für funktionelle Fußarbeit ist die Dreipunktbelastung. Sie beschreibt die gleichmäßige Verteilung des Gewichts auf je drei Kontaktpunkte:

- den Großzehenballen
- den Kleinzehenballen
- die Mitte der Ferse

Du kannst dir diese drei Punkte wie stabile Säulen vorstellen: Sind sie alle aktiv am Boden, können sich die Gewölbe sanft aufspannen, ohne dass du krallen oder festhalten musst.

BEWEGLICH, ABER STABIL

Gerade im Bereich des oberen und unteren Sprunggelenks ist Beweglichkeit essenziell. Das obere Sprunggelenk muss ausreichend in die Dorsalextension kommen, um Gehen, Hocken oder viele Yoga-Asanas schmerzfrei zu ermöglichen. Das untere Sprunggelenk braucht die Fähigkeit, zwischen Pronation und Supination zu wechseln, um sich dem Untergrund anzupassen.

Ein sehr beweglicher Fuß ohne aktive Stabilität neigt dazu, unter Last nach innen wegzusinken. Die Folge können Überlastungen der Plantarfaszie oder der Sehnen sein. Ein sehr starrer Fuß hingegen federt kaum Kräfte ab und gibt Belastung weiter nach oben – oft an Knie, Hüfte oder den unteren Rücken.

Ein gesunder Fuß ist also beweglich und gleichzeitig tragfähig. Gerade bei mehr Gewicht und Last, wie es beim Gehen, Joggen oder in kraftvollen Asanas wie Kriegerhaltungen der Fall ist, zeigt sich, ob die Fußmuskulatur dieser Aufgabe gewachsen ist.

Stabilität im Sprunggelenk durch den Steigbügel

Eine Schlüsselrolle für das Sprunggelenk spielt hier der Steigbügel. Er wird durch das Zusammenspiel von *Tibialis anterior* und *Fibularis longus* gebildet. Diese beiden Muskeln stabilisieren das Sprunggelenk von der Innen- und Außenseite und helfen, den Fuß in einer neutralen Position zu halten. Unterstützt werden sie unter anderem vom *Tibialis posterior*, der auch eine wichtige Rolle für das Quer- und Längsgewölbe spielt.

Gerade in einbeinigen Standhaltungen oder im Gehen sorgt dieses Zusammenspiel dafür, dass Kräfte kontrolliert aufgenommen und weitergeleitet werden können. Am besten kannst du die bewusste Fußarbeit über die Asana Tadasana (siehe Seite 48) aufbauen.

DAS WURZELCHAKRA (MULADHARA)

Das Wurzelchakra liegt ganz unten, an der Basis der Wirbelsäule. Es steht für Erdung, Stabilität, Sicherheit und Vertrauen. Es wird den Füßen, Beinen und dem Beckenboden zugeordnet, also jenen Strukturen, die uns tragen und mit dem Boden verbinden.

Ein ausgeglichenes Wurzelchakra zeigt sich körperlich in einem stabilen Stand und innerlich in einem Gefühl von Getragensein. Durch die bewusste Arbeit mit den Füßen, das Aktivieren der Gewölbe und das Spüren von Pada Bandha kannst du diese Qualität im Yoga gezielt unterstützen.

Umgekehrt kann ein Fokus auf die Erdung über die Füße helfen, wenn innere Unruhe oder Unsicherheit dominieren. Der Weg nach unten bringt oft Ruhe nach oben, sowohl in den Körper als auch in den Geist.

Beschwerdebilder

Beschwerden im Bereich der Füße bauen sich meist über längere Zeit auf, wenn Haltung, Belastung, Beweglichkeit oder muskuläre Kontrolle aus dem Gleichgewicht geraten. Auch deine Schuhe haben einen Einfluss auf deine Füße: Sind sie zu eng, unbeweglich, übertrieben gepolstert oder haben einen Absatz – was bei erstaunlich vielen Schuhen der Fall ist –, dann passen sich deine Füße entsprechend an. Weil die Füße unsere Basis sind, bleiben Veränderungen selten lokal: Sie können sich übers Sprunggelenk und die Knie bis in die Hüfte, den Rücken und manchmal sogar bis in den Nacken oder Kiefer fortsetzen.

Damit deine Füße dich stabil und gleichzeitig federnd tragen können, brauchen sie beides: passive Strukturen wie Bänder, Gelenkkapseln und Plantarfaszien und aktive Muskelarbeit. Fehlt die aktive Kontrolle, weichen die Füße unter Last eher aus. Wenn sie kaum noch nachgeben können, werden sie schneller überfordert. Genau diese zwei Pole tauchen bei vielen Problemen rund um die Füße wieder auf: zu wenig Kontrolle oder zu viel Tonus.

FEHLSTELLUNGEN

Variationen der Fußgewölbe müssen nicht automatisch mit Beschwerden einhergehen. Manche Menschen haben ein eher flaches Gewölbe und sind trotzdem stark, belastbar und schmerzfrei unterwegs. Verschiedene Muster können dir aber Hinweise geben, wo deine Füße mehr Kraft, mehr Beweglichkeit oder mehr Entspannung brauchen könnten, damit Folgen gar nicht erst entstehen. Folgendes sind typische Veränderungen der Fußgewölbe und des Sprunggelenks:

- **Quergewölbe**
  - Spreizfuß: Das Quergewölbe ist abgeflacht.
- **Längsgewölbe**
  - Senkfuß: Das Längsgewölbe ist weniger ausgeprägt.
  - Plattfuß: Das Längsgewölbe ist stark abgeflacht.
  - Hohlfuß: Das Längsgewölbe ist stark ausgeprägt.
- **Ferse und Sprunggelenk**
  - Knickfuß: Die Ferse kippt nach innen, das Sprunggelenk verliert seine neutrale Ausrichtung.

Besonders verbreitet ist der Knick-Senkfuß, bei dem die Ferse nach innen kippt und das Längsgewölbe absinkt, oft auch das Quergewölbe.

Beim Knick-Senkfuß fehlt häufig aktive Tragkraft und muskuläre Kontrolle. Es können aber auch hormonelle Prozesse mitspielen, welche die Bandstrukturen weicher

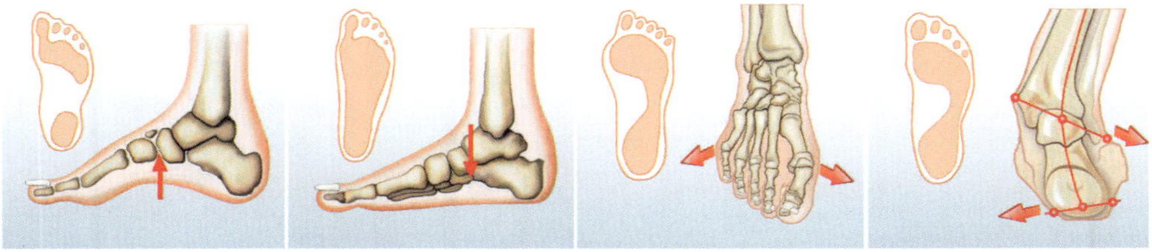

Von links nach rechts: Hohlfuß, Plattfuß, Spreizfuß und Knickfuß

machen, sodass sie ihren Anteil an der Bogenaufgabe nicht mehr ausreichend übernehmen. Das Längsgewölbe kann dann das Gewicht weniger gut tragen, die Ferse kippt nach innen, und das Sprunggelenk geht vermehrt in Pronation. Die Belastung wird nicht optimal verteilt und kann sich weiter nach oben übertragen. Beim Hohlfuß steht das System oft zu stark unter Spannung. Der Fuß federt dadurch wenig und verliert seine Anpassungsfähigkeit. Die Kräfte wirken so direkter auf Knochen und Gelenke, auch weiter nach oben.

So fühlt sich das oft an: Der Knick-Senkfuß ist wie ein Zelt, bei dem die Abspannseile zu locker sind. Er steht, aber unter Last wird es mühsam. Viele merken das besonders daran, dass alles schneller anstrengend wird.

- Du wirst rasch müde beim Stehen oder Gehen.
- Der Fuß fühlt sich instabil an, häufiger knickt er auch weg.
- diffuse Schmerzen im Fuß, teils auch weiter oben im Knie oder der Hüfte
- Die Balance ist anstrengender, weil Fuß und Unterschenkel ständig nachkorrigieren.
- Schuhe sind innen verstärkt abgelaufen.

Beim Hohlfuß ist es eher umgekehrt: Der Fuß ist wie ein zu straffer Bogen.

- Du spürst viel Spannung und wenig Nachgeben.
- Häufig entstehen Druckpunkte.
- Das Fußgefühl ist eher starr.
- Das Auftreten wird weniger gedämpft.

Yoga bei Fußfehlstellungen

Im Yoga geht es bei Fehlstellungen der Fußgewölbe nicht darum, den Fuß passiv in eine ideale Form zu zwingen. Viel wichtiger ist es, aktive Stabilität aufzubauen, ohne unnötige Spannung zu erzeugen. Die Fußarbeit passiert dabei nicht nur unten im Fuß, sondern wird übers Bein und den Rumpf mitorganisiert. Die Aktivierung beginnt in den Beinen und setzt sich übers Sprunggelenk in den Fuß fort – und umgekehrt auch von unten nach oben. Achte auf:

- eine bewusste Dreipunktbelastung und Aktivierung der Fußgewölbe
- die Stabilisierung des Sprunggelenks, insbesondere über den Steigbügel
- eine klare Beinachse in Standhaltungen

WAS DU FÜR DEINE FÜSSE TUN KANNST

Dos	Don'ts
• aktive und geführte Mobilisation der Zehen und Sprunggelenke • Lösen von verspannten Muskeln • bewusste Fußarbeit im Stand • Steigerung in einbeinigen Asanas, mit Dynamik oder Gewicht • Erdung und barfuß gehen im Alltag	• dich nur auf Schuheinlagen verlassen • mit den Zehen krallen, um Halt zu erzeugen • Barfußgehen als alleinige Lösung • zu schnell auf Barfußschuhe wechseln • nach nur einem Training schon Wunder erwarten

Lässt der Fuß etwas von seinem ständigen Halten los, wird er wieder spürbarer. Diese feinere Wahrnehmung ist die beste Grundlage, damit du die Gewölbe anschließend gezielt und effizient kräftigen kannst und auch weitere Beschwerden nachhaltiger angehst.

Achte beim Hohlfuß auf:

- ein bewusstes Loslassen überflüssiger Spannung
- eine weiche Mobilisation und das Lösen von Spannungen
- Erdung und eine gleichmäßige Gewichtsverteilung

PLANTARFASZIITIS - DIE FUSSSOHLE UNTER ZUG

Eine Plantarfasziitis betrifft die Plantarfaszie, das kräftige Bindegewebe an der Fußsohle. Sie verläuft von der Ferse in Richtung Vorfuß und unterstützt das Längsgewölbe wie eine gespannte Bogensehne. Bekommt sie über längere Zeit zu viel Zug oder zu viele kleine Reize, kann das Gewebe empfindlicher werden: Es entstehen Mikroreizungen und Veränderungen am Ansatz der Ferse.

Manchmal ist im Bildgebungsverfahren zusätzlich ein Fersensporn sichtbar. Er ist meist eher eine Reaktion auf die lang andauernde Reizung und nicht automatisch die eigentliche Schmerzquelle.

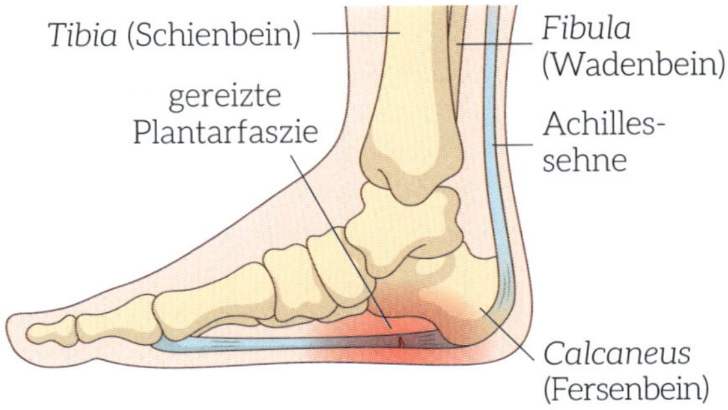

Als Plantarfasziitis bezeichnet man die Reizung der Plantarfaszie.

Eine Plantarfasziitis kann durch mehrere Faktoren begünstigt werden, wie:

- einsinkende Gewölbe und zu wenig aktive Stütze von innen
- eingeschränkte Dorsalextension im oberen Sprunggelenk (und häufig auch im Großzeh)
- hohe Zugspannung in der Wade
- ein verändertes Gangbild (beispielweise ein harter Aufprall auf die Ferse)
- eine plötzliche Belastungsänderung in Form von deutlich mehr oder deutlich weniger Aktivität
- bei manchen auch hormonelle Umstellungen (etwa in der Schwangerschaft), weil Bandstrukturen weicher werden können

So fühlt sich das oft an:

- stechender oder dumpfer Schmerz an der Ferse oder entlang der Fußsohle
- schmerzhafte erste Schritte am Morgen oder nach Ruhephasen
- Zunahme der Beschwerden bei längerer Belastung wie Gehen oder Stehen
- Entlastung im Sitzen oder Liegen

Yoga bei Plantarfasziitis

Im Yoga geht es nicht um aggressives Dehnen oder »Reißen« an der Fußsohle. Der Fokus liegt auf:

- besserer Lastverteilung über den ganzen Fuß
- aktiver Gewölbearbeit und stabiler Beinachse
- dosierter Mobilisation von Zehen und Sprunggelenk
- kluger Belastungssteuerung (lieber regelmäßig und moderat statt selten und zu viel)

Schuheinlagen können in dieser Phase helfen, ähnlich wie ein Sport-BH: Sie geben Support und entlasten. Die langfristige Lösung liegt jedoch im gezielten Kraftaufbau und in einer allmählichen Belastungssteigerung.

WAS DU BEI PLANTARFASZIITIS TUN KANNST

Dos	Don'ts
• sanfte Mobilisation von Zehen und Sprunggelenken • aktive Fußübungen • Pada Bandha im Stand • Tragen von eher harten Schuhen mit genügend Platz für die Zehen • langsame Steigerung der Übungen mit Geduld	• schmerzhaftes Ziehen oder Dehnen • lange statische Dehnungen, wenn Beschwerden dadurch schlimmer werden • zu schnelle Steigerung von Sport- oder Alltagsbelastung • Tragen von Barfußschuhen in der Akutphase • wochenlange Schonung ohne Aufbau

HALLUX VALGUS – WENN DER GROSSZEH AUSWEICHT

Ein *Hallux valgus* (Ballenzeh) entwickelt sich häufig aus einem Spreizfuß heraus. Denn fehlt dem Quergewölbe seine Tragfähigkeit, weicht das Großzehgrundgelenk zunehmend nach außen aus – in einer ausgeprägten Form ziehen die Beugersehnen den Großzeh noch weiter nach innen und das Großzehengrundgelenk nach außen. Enge Schuhe und der Zug der Sehnen ziehen dann das vordere Glied des Großzehs nach innen in die *Hallux-valgus*-Form. So fühlt sich das oft an:

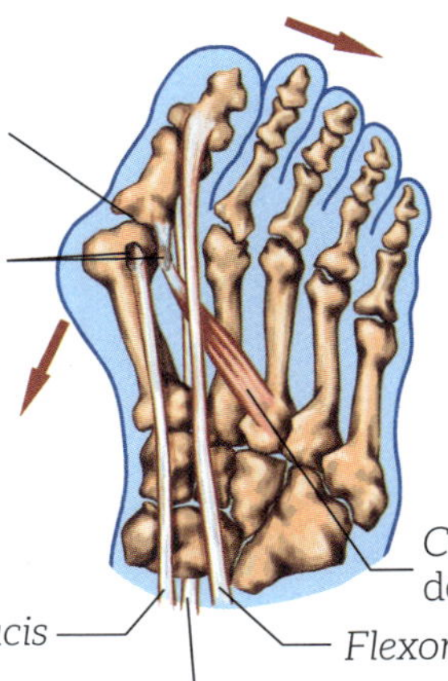

Bei einem Hallux valgus *ist der natürlicherweise gerade Abstand zwischen Mittelfußknochen und Großzehknochen abgewinkelt*

- Der schiefe Zeh stört meistens optisch.
- Am abstehenden Mittelfußknochen bilden sich Druckstellen vom Schuh.
- Besonders beim Zehenstand schmerzt das Großzehengrundgelenk.
- Der Großzeh ist nur noch eingeschränkt beweglich.

Yoga bei *Hallux valgus*

In frühen Stadien ist das Muster oft noch gut aktiv beeinflussbar. Aber auch in fortgeschrittenem Zustand sind Verbesserungen möglich, vor allem was Wahrnehmung, Belastungsverteilung und Schmerzempfinden betrifft.

WAS DU BEI HALLUX VALGUS TUN KANNST

Dos	Don'ts
• sanfte Mobilisation des gesamten Fußes, besonders des Großzehs • Unterstützung von außen durch Zehenspreizer oder Bänder, die den Großzeh in seine natürliche Form bringen • aktives Üben in der natürlichen Haltung des Großzehs • aktive Fuß-Übungen insbesondere für das Quergewölbe • bewusste Dreipunktbelastung und Großzehenverankerung im Stand und in Asanas • regelmäßige, geduldige Praxis statt schnelle Korrektur	• dauerhaftes Tragen enger oder stark spitz zulaufender Schuhe • Tragen von Schuhen oder Socken auch zu Hause • besonders bei starkem *Hallux*: mit viel Druck im Vorfuß üben, wie beim Zehenstand oder Plank • Kräftigung der Zehenflexion und -extension in der Hallux-valgus-Position

---

Asanas und Übungen für Füße und Sprunggelenke

Nach Anatomie, Fokusthemen und Beschwerdebildern geht es jetzt in die Praxis. Dabei verbindest du Beweglichkeit und Stabilität so, dass dein Fuß dich auch wirklich trägt. Denke an die Basisprinzipien: Dreipunktbelastung, Pada Bandha, die natürliche Position deines Großzehs und eine klare Beinachse. Tadasana – die Berghaltung – ist die Ausgangsposition, zu der du immer wieder zurückkehrst.

Aktive Mobilisation der Füße und Sprunggelenke im Langsitz (Pawanmuktasana)

Diese Übung ist dein Warm-up, bevor die Füße Gewicht tragen. Sie macht Zehen und Sprunggelenke wach, verteilt die Gelenkflüssigkeit und verbessert die Wahrnehmung im Fuß. Du bewegst aktiv die Zehen, das obere und das untere Sprunggelenk, während kurze Fußmuskeln, Zehenbeuger und Strecker sowie stabilisierende Muskeln rund ums Sprunggelenk sanft mitarbeiten.

1. Setze dich in den Langsitz, deine Wirbelsäule ist aufrecht, deine Beine sind gestreckt. Bei Bedarf kannst du auf einem Kissen oder auf einer Decke sitzen. Beuge und strecke alle Zehen langsam und bewusst im vollen Bewegungsumfang. Hier ist Krallen erlaubt.
2. Ziehe die Füße in Dorsalextension heran und strecke sie wieder nach vorn in Plantarflexion.
3. Führe die Fußsohlen zueinander in einer Supination und bewege die Füße dann nach außen in einer Pronation. Abschließend kreise mit den Füßen nach innen und dann nach außen.

Hinweis: Führe die Bewegungen langsam im Atemrhythmus aus. Wiederhole jede Bewegungsrichtung gut zehnmal.

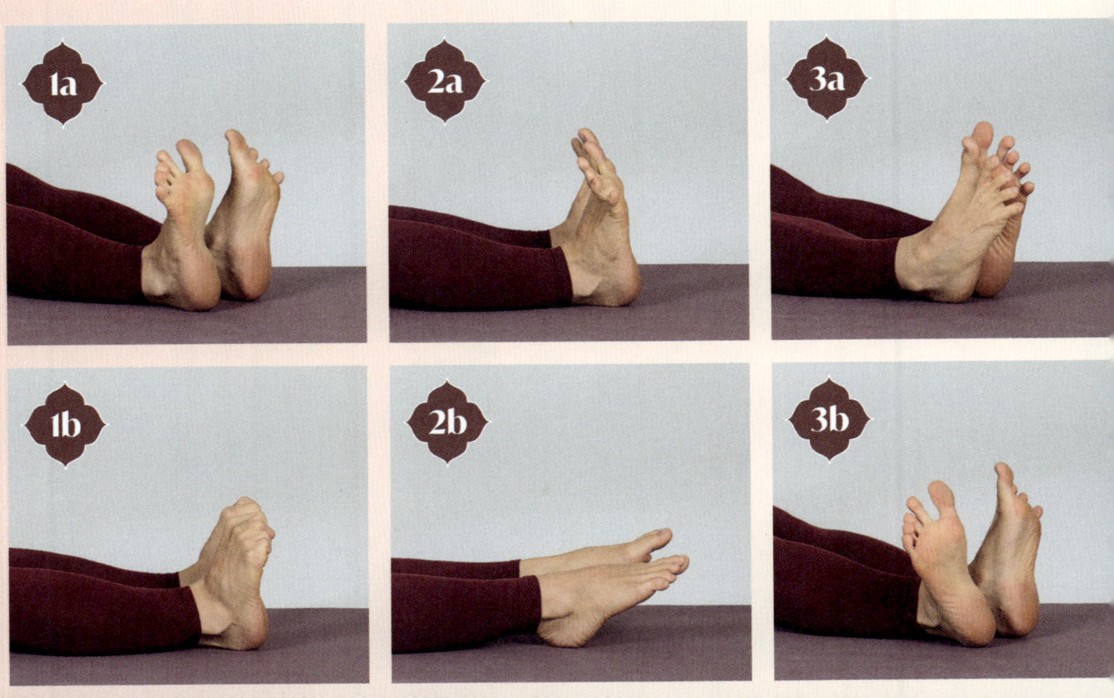

Zehenspagat und Fußfächer

Diese Übungsreihe schafft Raum im Vorfuß, verbessert die Zehenwahrnehmung und kann bei *Hallux valgus* und Hammerzehen entlastend wirken. In Schritt 4 kräftigst du besonders den quer verlaufenden Teil des *Adductor hallucis*, einem wichtigen Mitspieler fürs Quergewölbe. Du mobilisierst dabei sanft die kleinen Strukturen zwischen den Zehen, noch ganz ohne Last.

1. Setze dich bequem hin, gern auf ein Kissen. Ziehe einen Fuß zu dir heran. Beuge und strecke alle Zehen passiv – mithilfe deiner Hände – im vollen Bewegungsausmaß.
2. Greife nun deinen Großzeh mit der einen Hand und deine weiteren Zehen mit der anderen. Wechsle in Gegenbewegung zwischen Beugung und Streckung ab. Das ist dein Zehenspagat.
3. Wiederhole diese Bewegung zwischen dem zweiten und dritten Zeh und so weiter.
4. Dann lege je einen Finger zwischen die Zehen. Bleibe einen Augenblick in dieser Zehendehnung. Bewege den Fuß in diesem Griff in die Verdrehung (Pronation und Supination). Spanne dann deine Zehen zueinander in die Adduktion. Vielleicht erkennst du Fältchen, die sich an deiner Fußsohle bilden – das ist dein Quergewölbe.

Hinweis: Wenn diese Übungen neu für dich sind, sei geduldig mit deiner Beweglichkeit und Aktivität. Es darf auch einfach um Wahrnehmung und die Verbindung zu deinen Füßen gehen.

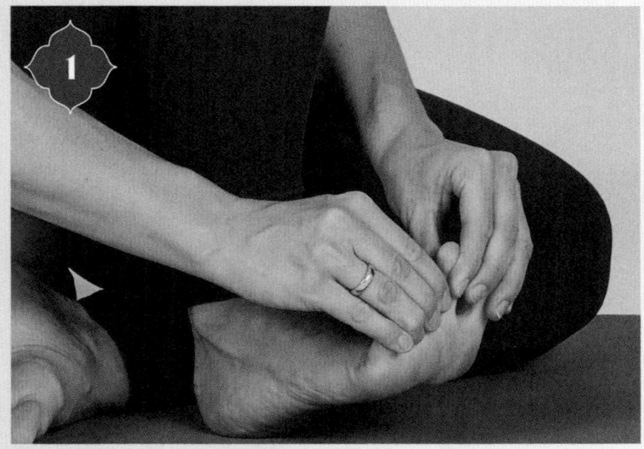
1

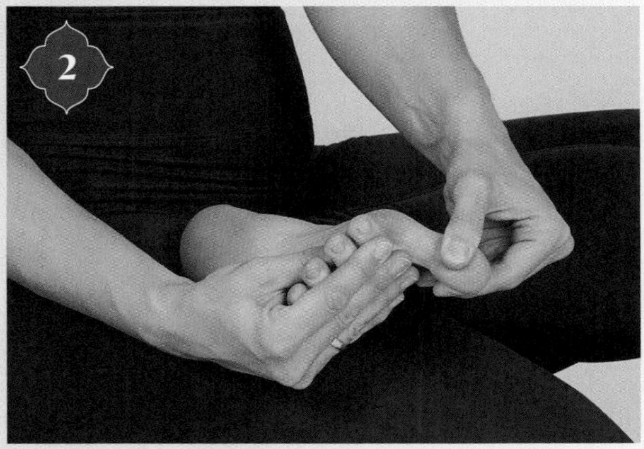
2

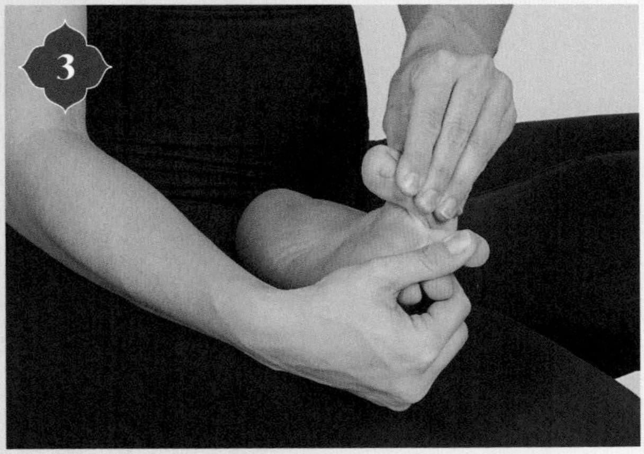
3

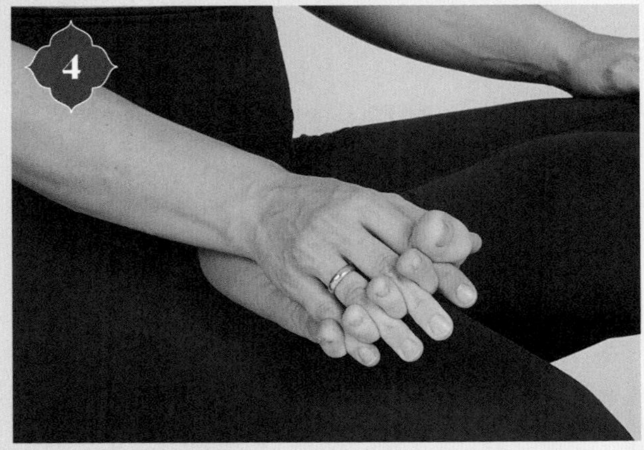
4

Berghaltung (Tadasana)

Tadasana schult deinen Stand: Hier kannst du die bewusste Fußarbeit in Ruhe aufbauen und auf die Beinachse übertragen. Stelle dich aufrecht hin, die Füße etwa hüftbreit auseinander. Richte sie über die Dreipunktbelastung und Pada Bandha aus: Ferse mittig, Groß- und Kleinzehenballen geerdet, Zehen lang. Spüre, wie sich die Gewölbe sanft aufspannen.

Aktiviere deine Beine so, dass Sprunggelenk, Knie und Hüfte übereinander ausgerichtet sind. Das Knie bleibt weich aktiv, die Hüfte stabil. Richte dich aus der Basis heraus auf: Das Becken bleibt neutral, das Brustbein frei, die Schultern weich, der Nacken lang. Atme ruhig.

Hinweis: Alle folgenden Standhaltungen bauen auf denselben Prinzipien auf: Dreipunktbelastung, Verwurzelung durch Gewölbe über Pada Bandha. Mache die Zehen lang und achte auf eine klare Beinachse.

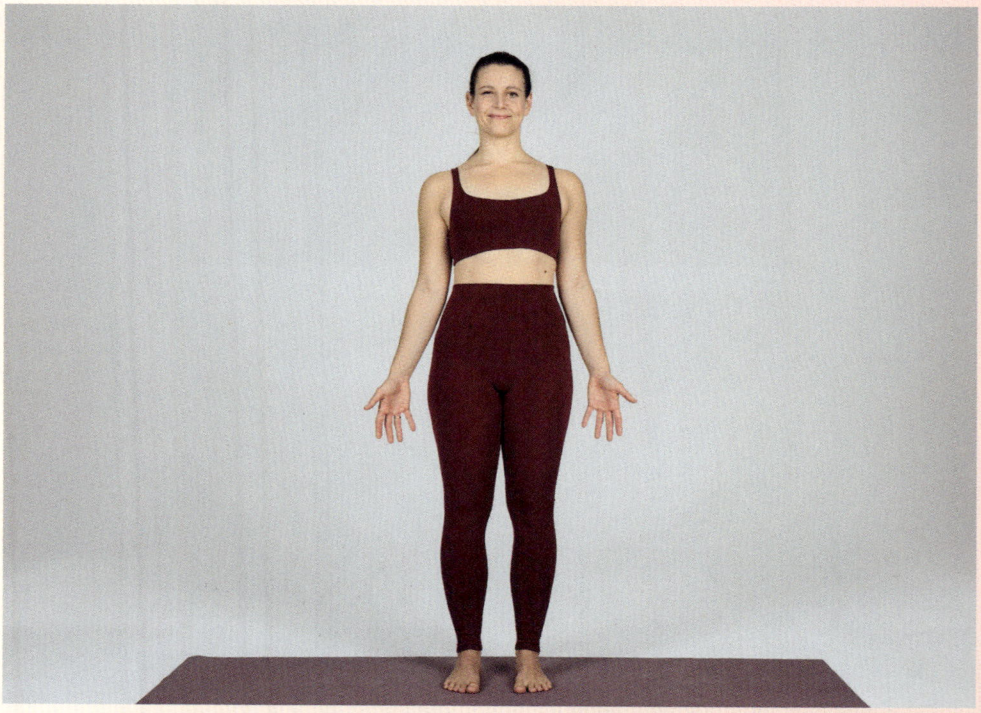

Baum (Vrksasana)

Der Baum fordert deine Fußgewölbe unter einbeiniger Last und schult Gleichgewicht, Koordination und die Zusammenarbeit von Fuß, Knie und Hüfte. Das Standbein wird über die Fußmuskeln, den Steigbügel und die Beinachse stabilisiert, während das obere Sprunggelenk kontrolliert arbeitet.

1. Nimm eine stabile Tadasana-Haltung ein und richte deine Fußgewölbe bewusst auf. Hebe ein Bein ab. Behalte die Position deiner Fußgewölbe und der Beinlängsachse (Seite 62) des Standbeins bei, deine Hüfte soll in der Transversalebene stabil bleiben und nicht in die Adduktion sinken (Seite 91).
2. Setze den anderen Fuß an der Innenseite des Standbeins ab. Lege die Handflächen vor der Brust zusammen. Halte Dreipunktbelastung im Standfuß, die Zehen bleiben lang und weich.

Hinweis: Dein freier Fuß darf mit den Zehenspitzen am Boden bleiben für mehr Gleichgewicht. Du darfst ihn auch an den Unterschenkel oder auf das Knie legen. Mit einer guten Mantelspannung (Seite 59) hält dein Knie diese Belastung locker aus. Mehr dazu im nächsten Kapitel zum Knie.

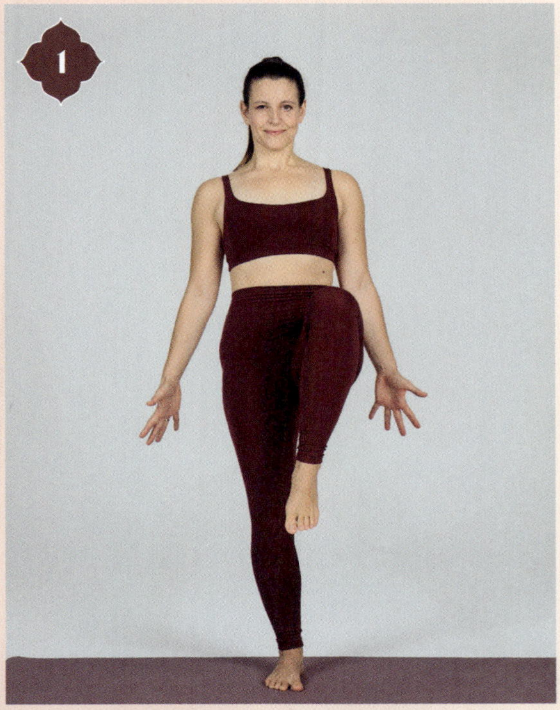

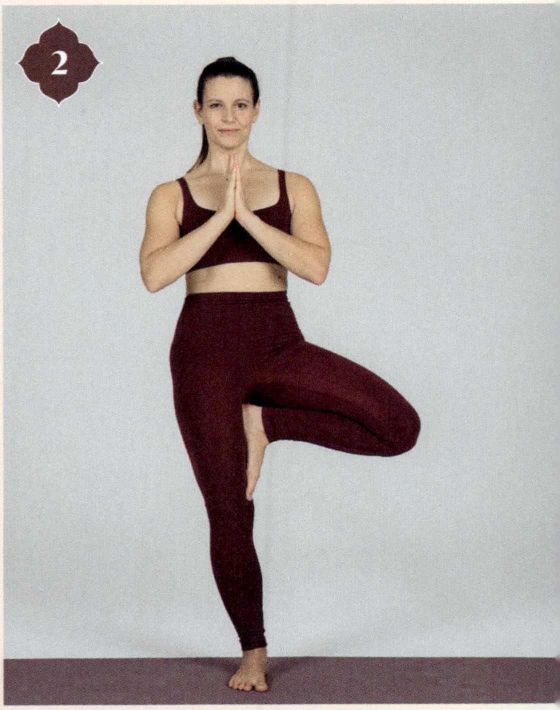

Krieger 2 (Virabhadrasana 2)

Der Krieger 2 trainiert deine Beinausrichtung und fördert die Verschraubung des hinteren Fußes. Der hinten stehende Fuß wird über die Kombination aus guter Außenkantenbelastung und einem geerdeten Großzehengrundgelenk stabilisiert, und genau diese Mischung aus Erdung und Aktivität überträgt sich auf Knie und Hüfte.

1. Stelle dich in einen weiten Ausfallschritt mit beiden Füßen auf einer Linie. Der vordere Fuß zeigt nach vorn, der hintere etwa 45 Grad zur Seite. Beuge das vordere Knie, strecke das hintere. Erde dich über die Außenkante des hinteren Fußes und verwurzle das Großzehengrundgelenk. Spüre auch die Dreipunktbelastung im vorderen Fuß und halte die Zehen lang. Richte dein Becken auf, nimm dazu gern deine Hände als Unterstützung. Das »Charmebein« (siehe Seite 64) zieht Richtung Brustbein. Beide Beine sind in Außenrotation aktiv.
2. Strecke dann deine Arme gerade zu beiden Seiten in Abduktion aus, der Blick schweift über die Hand nach vorn.

Hinweis: Wenn du die Stabilität im hinteren Fuß nicht halten kannst oder deine Hüfte die Bewegung nicht ermöglicht, dann probiere den Abstand der Füße zu verkürzen.

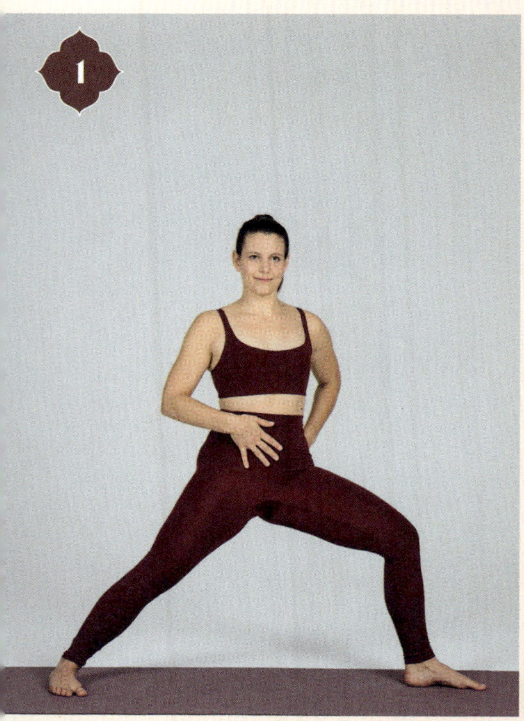

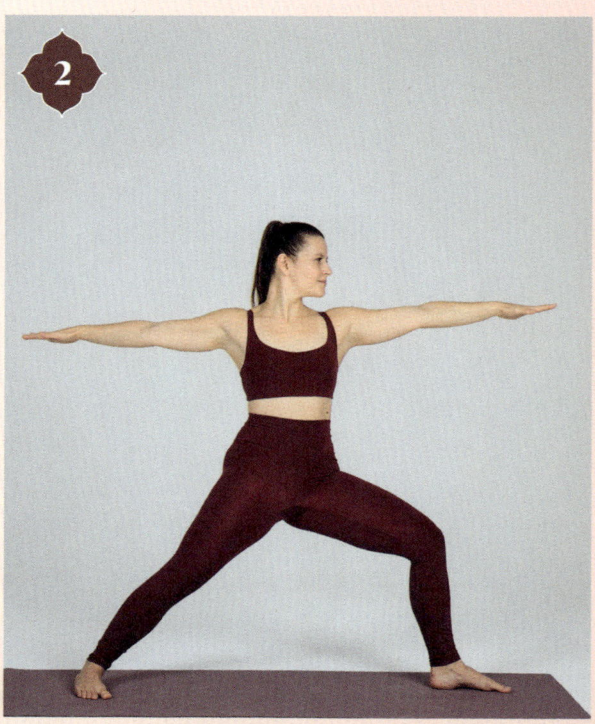

Herabschauender Hund (Adho Mukha Svanasana)

Der Herabschauende Hund mobilisiert deine Zehen und Sprunggelenke. Die Wadenmuskulatur, die Plantarfaszie und die gesamte hintere Kette werden gedehnt und müssen gut Länge hergeben, damit die klassische Haltung eingenommen werden kann. Probiere einmal diese Varianten aus:

1. Nimm die Haltung des Herabschauenden Hundes ein. Stütze Hände und Füße dabei so auf den Boden, dass dein Körper eine umgekehrte V-Form bildet. Zunächst lässt du deine Knie gebeugt und machst die Wirbelsäule lang.
2. Nun lässt du die Fersen in den Boden sinken, die Beine sind ganz gestreckt und die Wirbelsäule rund. Fokussiere dich auf die Beindehnung.

Hinweis: Wechsle bewusst zwischen den beiden Möglichkeiten und spüre, wie sich die Asana jeweils anfühlt. Wähle die Variante, die dein Ziel verfolgt und die Wirkung zeigt, die dein Körper gerade braucht. Der Rücken darf dafür mal rund werden oder bewusst lang bleiben.

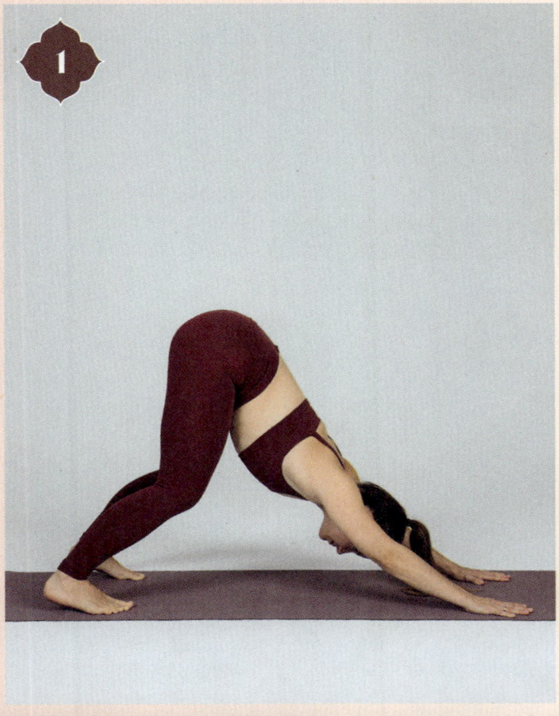

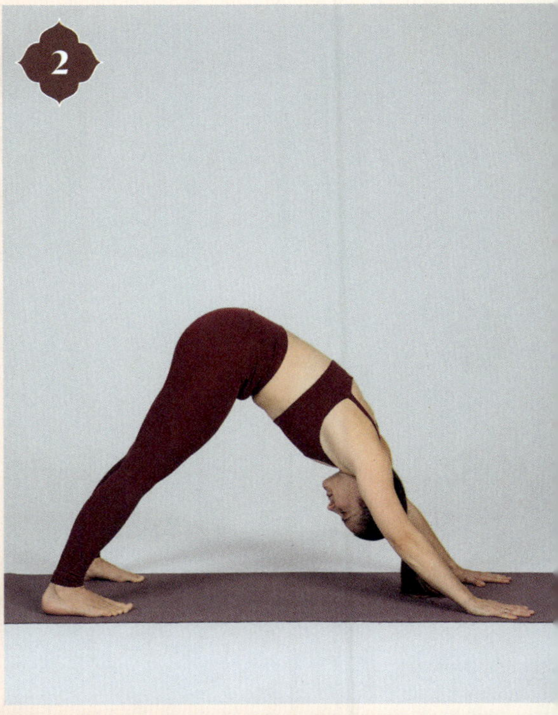

Tiefe Hocke (Malasana)

Malasana fördert die Beweglichkeit im oberen Sprunggelenk Richtung Dorsalextension. Du mobilisierst außerdem deine Knie, Hüften und den unteren Rücken, während die Fußmuskulatur stabilisierend arbeitet, um dein Längsgewölbe zu halten.

1. Gehe in eine tiefe Hocke. Verwurzle dich ganz bewusst über Pada Bandha und richte deine Füße über die Dreipunktbelastung aus. Halte die Längsgewölbe deiner Füße aktiv.
2. Die Fersen bleiben auf dem Boden. Falls du das nicht schaffst, lege eine Decke unter deine Füße.
3. Halte deine Wirbelsäule lang und aufrecht. Falls das nicht geht, lege ein oder zwei Blöcke unter dein Gesäß.

Hinweis: Wenn deine Fußinnenseite einsinken will oder du Schmerzen in Knie oder Hüften hast, dann richte dich neu aus. Nutze gern die Hilfsmittel.

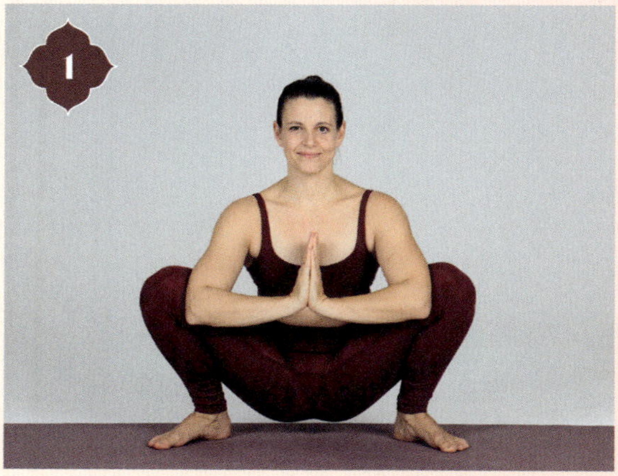

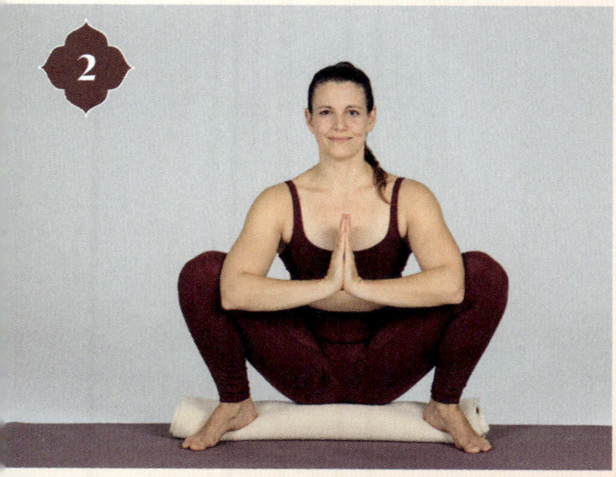

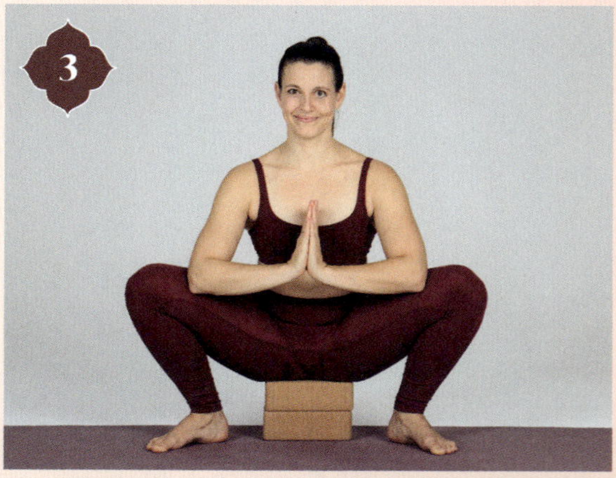

Anatomie-Yoga-Flow für die Füße

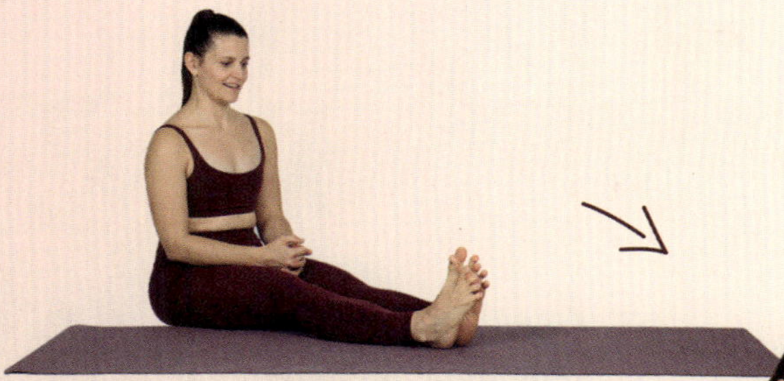

1. AKTIVE MOBILISATION DER FÜSSE
(Seite 45)

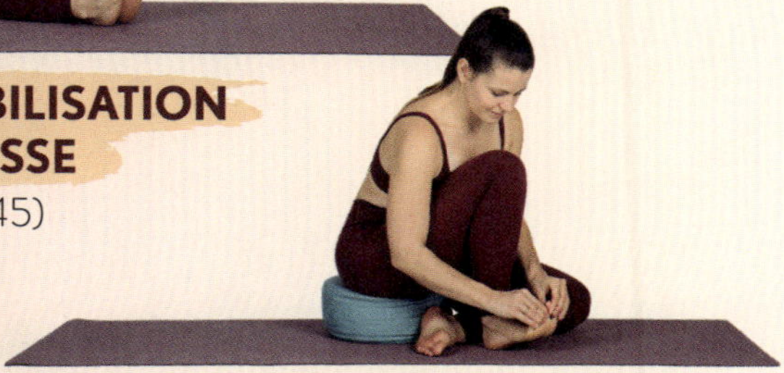

2. ZEHENSPAGAT UND FUSSFÄCHER
(Seite 46)

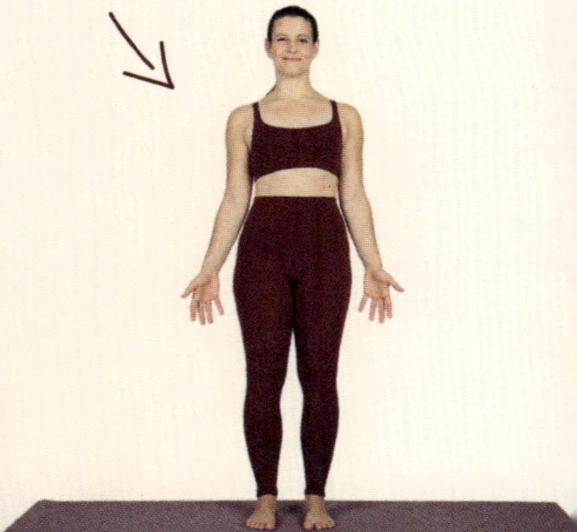

3. BERGHALTUNG
(Seite 48)

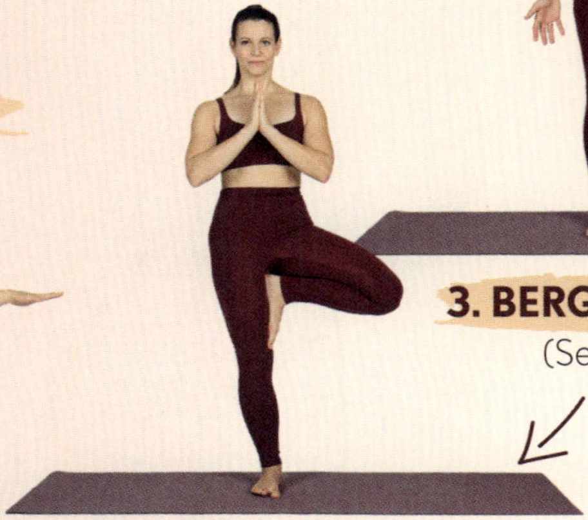

4. BAUM
(Seite 49)

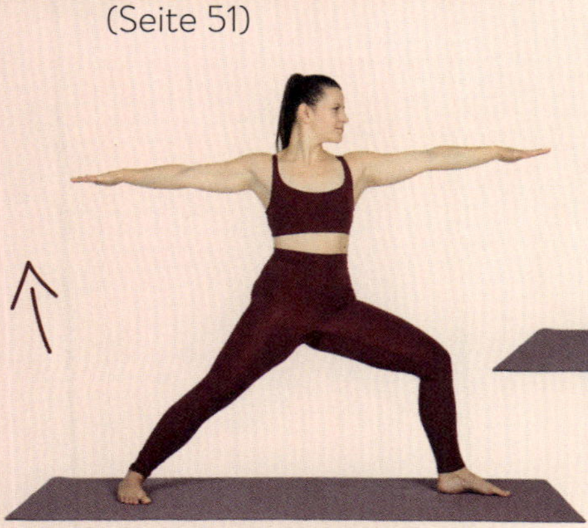

5. KRIEGER 2
(Seite 50)

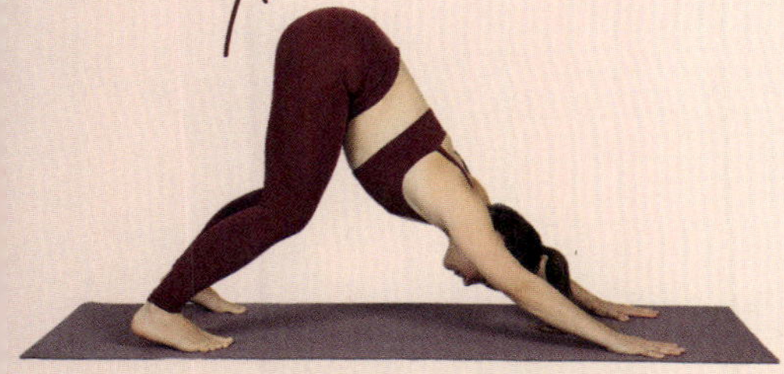

6. HERABSCHAUENDER HUND
(Seite 51)

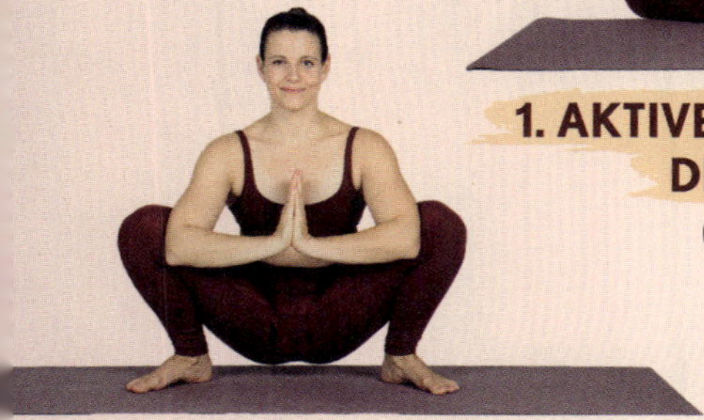

7. TIEFE HOCKE
(Seite 52)

DIE KNIE

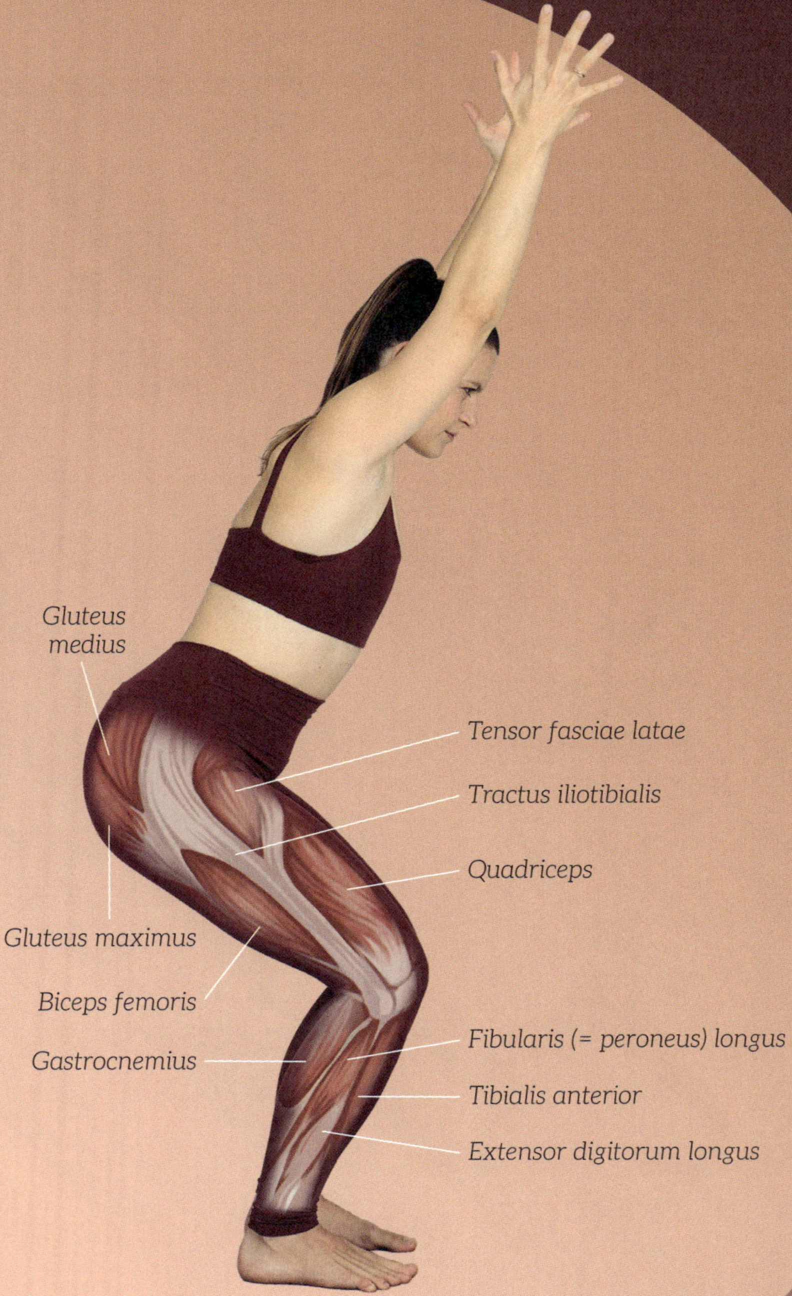
Gluteus medius
Tensor fasciae latae
Tractus iliotibialis
Quadriceps
Gluteus maximus
Biceps femoris
Fibularis (= peroneus) longus
Gastrocnemius
Tibialis anterior
Extensor digitorum longus

GELENKSTABILITÄT UND AUSRICHTUNG

Damit deine Knie gesund arbeiten können, sind sie darauf angewiesen, dass die Füße eine gute Basis bieten, die Hüften sowohl ausreichend Stabilität als auch Beweglichkeit mitbringen und auch der Rumpf Halt gibt. Entscheidend ist nicht ein einzelner Muskel, sondern die Zusammenarbeit der ganzen Kette. Ist das nicht der Fall, werden die Kräfte nicht optimal verteilt und das Knie wird oft zum leidtragenden Gelenk. Denn im Alltag und auch im Yoga wirken Belastungen durch das ganze Bein und sammeln sich in seiner Mitte, im Knie.

Bei Beschwerden am Knie ist das Knie selbst selten das eigentliche Problem. Es ist oft der Ort, an dem sichtbar wird, dass unten oder oben etwas nicht optimal zusammenspielt.

Im Yoga geht es beim Knie deshalb kaum darum, noch beweglicher zu werden. Die meisten Knie sind nicht zu steif, sondern eher hypermobil, also zu beweglich, besonders in der Streckung. Ziel ist eine bewusste Ausrichtung und Kraft rund um das Gelenk sowie in den Körperbereichen, die das Knie mit beeinflussen. Denn nur so lassen sich Strukturen wie Menisken, Bänder und Knorpel langfristig schützen und Überlastungen oder Arthrose bestmöglich vorbeugen oder verlangsamen. Und das Gute ist: Genau hier hast du in deiner Praxis enorm viel Einfluss.

Anatomie der Knie

Anatomisch gesehen liegt das Knie tatsächlich mitten in einem langen biomechanischen Hebel: Oberschenkelknochen und Schienbein gehören zu den längsten Knochen deines Körpers. Das Knie muss große Kräfte übertragen und gleichzeitig präzise geführt werden. Einen Teil dieser Stabilität übernehmen die Muskeln direkt um das Knie herum. So wird das Gelenk aktiv geführt und Menisken, Knorpel und Bänder werden im Alltag und im Yoga entlastet.

DAS WURZELCHAKRA (MULADHARA)

Das Knie ist wie ein Vertrauensgelenk: Es trägt dich, fängt dich ab und entscheidet bei jedem Schritt, ob du dich sicher fühlst oder eher vorsichtig wirst. Genau das ist die Funktion des Wurzelchakras: Erdung, Stabilität und das Gefühl, vom Leben »gehalten« zu sein.

Ein ausgeglichenes Muladhara zeigt sich im Knie als klare Ausrichtung und ruhige Kraft: Du kannst beugen, strecken und in der Mitte bleiben, ohne zu überstrecken oder zu verkrampfen. In der Yoga-Praxis stärkst du diese Qualität, wenn du deine Fußbasis bewusst setzt, dein Knie in der Beinlängsachse führst und Stabilität über gezielte Muskelarbeit in Fuß, Hüfte und Rumpf aufbaust.

Und manchmal ist es umgekehrt: Wenn du innerlich wacklig bist, kann ein ruhiger Stand mit Stabilität im Knie deinem Nervensystem das Signal geben: Ich bin hier. Ich bin sicher.

KNOCHEN UND GELENKE RUND UMS KNIE

Im Bereich des Knies sind vier Knochen beteiligt:

- Oberschenkelknochen *(Femur)*
- Schienbein *(Tibia)*
- Kniescheibe *(Patella)*
- Wadenbein *(Fibula)*

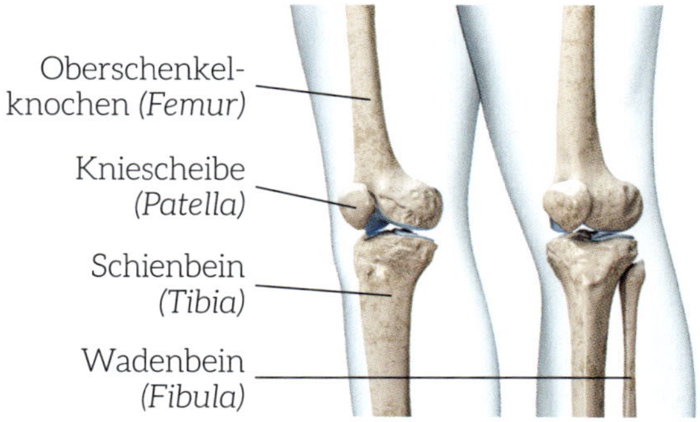

Die Knie bestehen aus jeweils vier Knochen.

Dazu kommen drei Gelenkverbindungen:

- das eigentliche Kniegelenk zwischen *Femur* und *Tibia*
- das Gleitlager zwischen *Femur* und *Patella*
- das Gelenk zwischen *Tibia* und *Fibula*, das für die Stabilität im Unterschenkel relevant ist

Das gesamte Knie ist von einer großen Gelenkkapsel umgeben, die mit Synovialflüssigkeit gefüllt ist. Diese Gelenkflüssigkeit versorgt den Knorpel und sorgt dafür, dass Bewegungen möglichst reibungsarm ablaufen.

Bewegungsrichtungen des Knies

Das Knie ist ein Scharniergelenk. Seine Hauptbewegungen sind Beugung (Flexion) und Streckung (Extension). Zusätzlich sind Innen- und Außenrotationen möglich, allerdings vor allem dann, wenn das Knie gebeugt ist. In der Yoga-Praxis begegnen uns diese Bewegungen ständig:

- Beugung, zum Beispiel im Stuhl, in Malasana (tiefe Hocke) oder im Fersensitz
- Streckung, zum Beispiel in Tadasana (Berghaltung) oder im Einbeinstand sowie in Kriegerhaltungen im hinteren Knie
- Rotation im Knie in Positionen wie Schneidersitz, Taube oder Heldensitz

Ein zentrales Prinzip dabei: Rotation sollte im Yoga zu einem Großteil aus der Hüfte kommen. Das Knie spielt nur in einem begrenzten Rahmen mit und sollte nicht zur Kompensation genutzt werden.

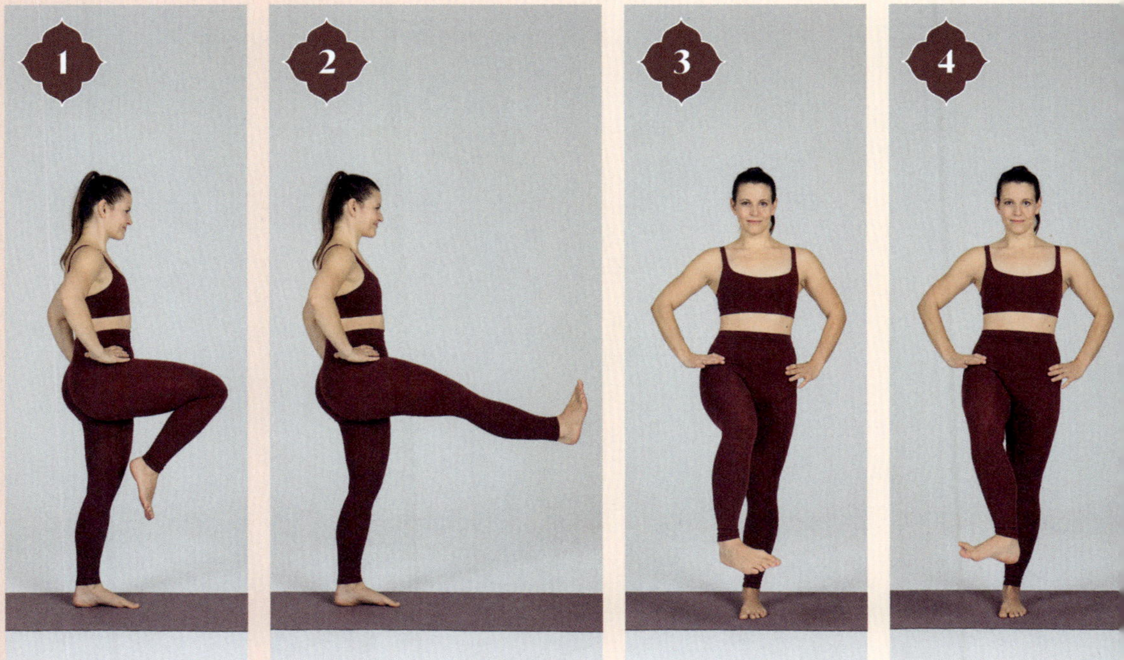

Flexion (1), Extension (2), Innenrotation (3), Außenrotation (4)

PASSIVE STRUKTUREN – MENISKEN UND BÄNDER

Zwischen *Femur* und *Tibia* liegen zwei Menisken, ein innerer und ein äußerer. Sie wirken als Stoßdämpfer, vergrößern die Gelenkfläche und führen die Bewegungen im Knie mit. Die Bänder, insbesondere Kreuzbänder und Seitenbänder, geben dem Knie passive Stabilität. Sie begrenzen Bewegungen und schützen vor zu großen Scher- und Drehkräften.

Wenn die Muskulatur rund ums Knie gut arbeitet, müssen diese passiven Strukturen wenig kompensieren. Fehlt jedoch aktive Führung, etwa durch eine ungünstige Beinachse oder mangelnde muskuläre Kontrolle, übernehmen Menisken und Bänder diese Aufgabe und werden langfristig stärker belastet.

AKTIVE STABILITÄT DURCH MUSKELN RUND UMS KNIE

Anders als zum Beispiel der Fuß wird das Knie nicht von vielen kleinen, gelenknahen Muskeln stabilisiert. Insgesamt ziehen nur 13 Muskeln direkt über das Kniegelenk. Genau deshalb ist ein stabiles Knie weniger eine Frage von maximaler lokaler Kraft, sondern das Ergebnis eines gut abgestimmten Zusammenspiels mehrerer Muskelgruppen. Zusätzlich beeinflusst auch der TFL *(Tensor fasciae latae)* von der Hüfte über den *Tractus iliotibialis* die Führung an der Außenseite des Knies. Die wichtigste Rolle direkt am Knie übernehmen zwei Muskelgruppen.

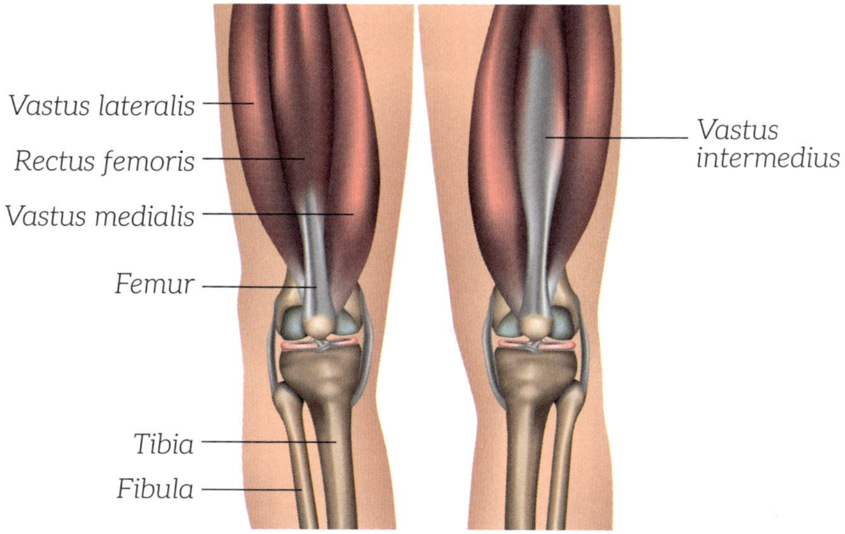

Der Quadrizeps befindet sich an der Vorderseite des Beins.

Kniestrecker an der Vorderseite (Quadrizeps)

Der Quadrizeps besteht aus vier Köpfen. Der lange Kopf, *Rectus femoris*, verläuft über Hüfte und Knie und kann deshalb auch die Hüfte beugen (Flexion). Die drei anderen Köpfe, *Vastus medialis*, *lateralis* und *intermedius*, entspringen direkt am Oberschenkelknochen. Gemeinsam ziehen alle vier Anteile über Quadrizepssehne und Patellasehne zum Unterschenkel und strecken das Knie (Extension).

Kniebeuger an der Rückseite (Hamstrings)

Die Hamstrings bestehen aus drei Muskeln und entspringen am Sitzbeinhöcker. *Semitendinosus* und *Semimembranosus* setzen an der Innenseite des Unterschenkels an und unterstützen eine Innenrotation im Knie. *Biceps femoris* setzt außen an und unterstützt eine Außenrotation. Er besteht aus zwei Köpfen, nur der lange entspringt oben am Sitzbeinhöcker, der kurze Kopf zählt klassisch nicht zu den Hamstrings. Gemeinsam beugen die Hamstrings das Knie (Flexion) und strecken die Hüfte (Extension).

PATELLA-TEST

Ein einfacher Selbsttest hilft dir zu überprüfen, ob dein Knie aktiv geführt wird: Stelle dich aufrecht hin und lege zwei Finger locker auf die Kniescheibe. In einer passiven Überstreckung lässt sich die Kniescheibe meist gut verschieben – die Stabilität liegt dann vor allem in Kapsel und Bändern.

In einer aktiven Streckung hingegen wird die Kniescheibe von der Muskulatur geführt und lässt sich kaum bewegen. Quadrizeps und Hamstrings arbeiten dabei gleichzeitig und erzeugen eine gleichmäßige Spannung rund um das Gelenk. So gelingt es dir, die Muskeln anzuspannen:

- Ziehe die Kniescheibe leicht nach oben.
- Strecke das Knie aktiv.

Im Yoga wird diese Spannung Janu Bandha, Knee Lock oder auch Microbending genannt – ein minimales Beugen der Knie. Biomechanisch geht es weniger um ein bewusstes Beugen, sondern um eine aktive Streckung mit Muskelspannung. Diese sogenannte Mantelspannung aktiviert Quadrizeps und Hamstrings gleichzeitig, stabilisiert das Knie und schützt empfindliche Strukturen wie Menisken, Bänder und Knorpel.

OBERSCHENKELRÜCK- UND -VORDERSEITE

Manche Muskeln überspannen zwei Gelenke. Beim Bein heißt das: Hüfte und Knie bestimmen gemeinsam, ob ein Muskel eher kurz ist beziehungsweise Kraft halten muss oder Länge geben soll. Zwei typische Beispiele rund ums Knie sind die Hamstrings (hinten) und der *Rectus femoris* (vorn).

HAMSTRINGS – RÜCKSEITE

Die Hamstrings verlaufen über die Oberschenkelrückseite. Sie beugen das Knie und strecken die Hüfte. In diesen Positionen brauchen sie viel konzentrische Kraft und verkürzen sich, zum Beispiel in der Brücke oder im Standbein von Krieger 3. Dann arbeiten sie verkürzt, müssen aber stabilisieren. Am meisten Länge brauchen sie, wenn das Knie gestreckt und die Hüfte gebeugt ist, wie in Vorbeugen oder im (halben) Spagat. Die größte Dehnung entsteht, wenn die Bewegung wirklich aus der Hüfte kommt und das Becken dabei eher aufgerichtet bleibt. Denn sobald das Becken nach hinten kippt, wird der Rücken rund und die Hamstrings entkommen ein Stück weit der Länge.

Praxistipp für die Vorbeuge: Wenn du in der stehenden Vorbeuge mit gestreckten Beinen nicht gut nach unten kommst, beuge die Knie und mache den Rücken lang. So bewegt sich dein Becken und mit ihm die Sitzbeinhöcker vom Knie weg und du findest Dehnung dort, wo sie dir langfristig mehr bringt, nahe am Sitzbein.

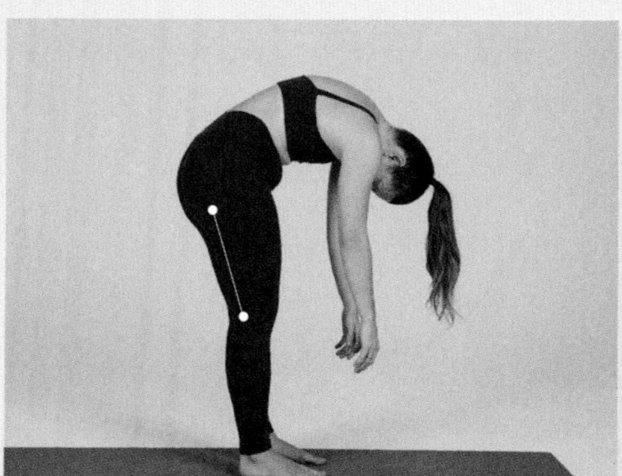

Hier sind bei der Vorbeuge die Beine gestreckt und der Rücken ist rund. Die Hamstrings werden wenig gedehnt.

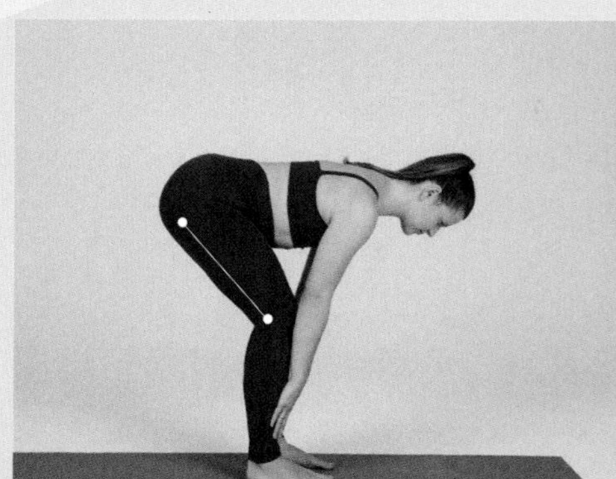

Die Knie sind gebeugt und der Rücken ist lang. Das bedeutet weniger Belastung für den Rücken und eine sanfte Dehnung in den Hamstrings.

RECTUS FEMORIS – VORDERSEITE

Der *Rectus femoris* ist der lange Kopf des Quadrizeps und verläuft ebenfalls über Hüfte und Knie, aber an der Vorderseite des Beins. Er streckt daher das Knie und beugt die Hüfte. Zum Beispiel in Navasana (der Boot-Haltung) ist er maximal verkürzt und braucht Kraft. Am meisten Länge ist nötig, wenn die Hüfte in Extension und das Knie gebeugt ist, zum Beispiel im tiefen Lunge (Ausfallschritt) mit gefasstem Fuß oder im Tänzer.

Praxistipp für mehr Länge im *Rectus femoris*: Wenn du dein Becken im Stand aufrichtest, ohne ins Hohlkreuz auszuweichen, bewegt sich der obere Ansatzpunkt des *Rectus femoris* weiter weg vom Knie. Das gibt dem oberen Anteil des Muskels mehr Länge. Am unteren Anteil des Muskels dosierst du die Dehnung über die Knieflexion.

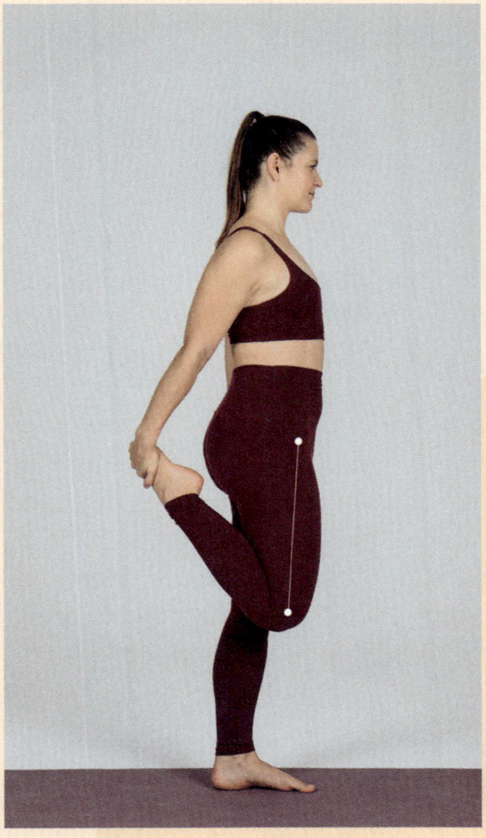

Ziehe das Knie mit aufrechtem Becken so weit zum Gesäß, wie du kannst.

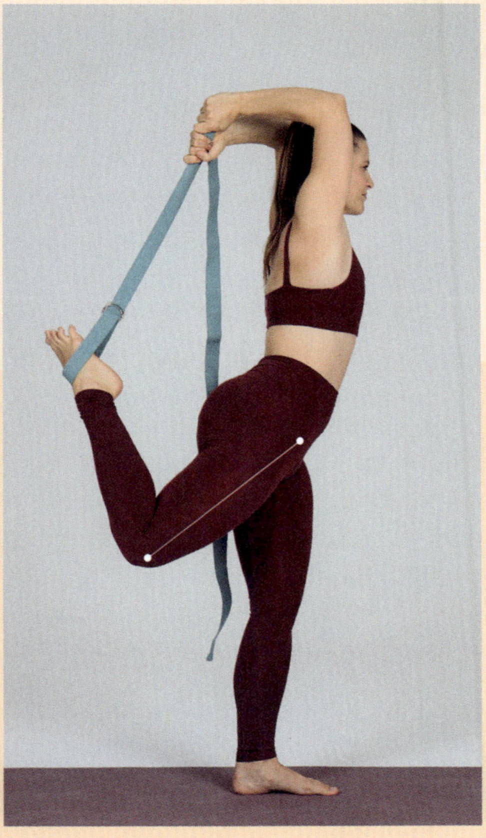

Ein Yogagurt hilft dir, mit diesem Winkel zu spielen.

Fokusthema: Ausrichtung und Belastung des Knies in der Beinachse

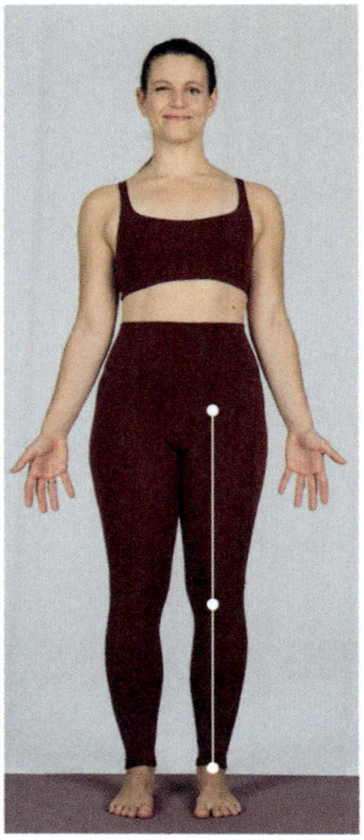

Die Beinlängsachse verläuft gerade durch das Bein.

Deine Knie liegen also biomechanisch mitten in der Kette zwischen Füßen, Hüfte und Rumpf. Sie müssen Kräfte aufnehmen, weiterleiten und gleichzeitig Beweglichkeit zulassen. In der Sagittalebene, also bei Beugung und Streckung, kann sich das Knie durch das Zusammenspiel von Quadrizeps und Hamstrings gut selbst stabilisieren. In der Frontal- und Transversalebene hingegen ist es deutlich abhängiger davon, was Fuß, Hüfte und Rumpf vorgeben.

DIE BEINLÄNGSACHSE

Die Beinlängsachse ist eine gedachte Linie. Von vorn betrachtet verläuft sie durch drei Punkte:

- die Mitte des oberen Sprunggelenks
- die Mitte der Kniescheibe
- die Mitte des Hüftgelenks

KETTENREAKTION ENTLANG DER BEINACHSE

Stelle dich aufrecht hin, wenn möglich barfuß. Die Füße stehen hüftbreit auseinander, dein Gewicht ist gleichmäßig verteilt. Richte deine Aufmerksamkeit auf deine Knie, ohne zu bewerten. Konzentriere dich auf deine Wahrnehmung. Lasse nun auf einer Seite dein Fußgewölbe bewusst nach innen absinken, als würde die Innenkante schwerer werden. Deine Ferse und dein Schienbein dürfen dieser Bewegung leicht folgen. Anschließend lasse auch den Oberschenkel aus dem Hüftgelenk heraus passiv nach innen sinken, ohne den Beckenboden oder den Rumpf bewusst anzuspannen.

Richte deine Aufmerksamkeit erneut auf die Knie. In den meisten Fällen bewegen sie sich nun fast automatisch nach innen in eine X-Bein-Haltung. Nicht, weil die Knie schwach sind, sondern weil sie der Bewegung folgen, die von unten und oben vorgegeben wird. Was du hier beobachtest, ist eine typische Kettenreaktion.

Ist diese Linie möglichst gerade ausgerichtet, wird die Belastung relativ gleichmäßig über das Bein verteilt. Das Knie liegt dann zentriert zwischen Fuß und Hüfte. Kippt einer dieser Punkte aus der Linie, sei es durch den Fuß, die Hüfte oder den Rumpf, dann verändert sich die Belastung im Knie.

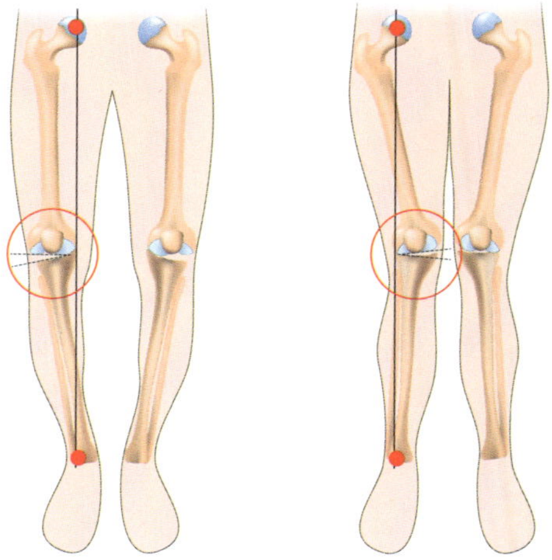

Bei X-Beinen stehen die Knie näher beieinander, bei O-Beinen weiter auseinander.

Beinlängsachse mit Knick: X- und O-Beine

X- und O-Beine beschreiben Varianten der Beinlängsachse und somit auch, wie das Knie zwischen Fuß und Hüfte positioniert ist. Von einem O-Bein, auch *Genu varum* genannt, spricht man, wenn das Knie von vorn betrachtet weiter außen liegt als die gedachte Beinlängsachse. Dadurch entsteht vermehrter Druck auf der Innenseite des Kniegelenks und erhöhter Zug auf der Außenseite. Bei einem X-Bein, auch *Genu valgum* genannt, liegt das Knie weiter innen als die Beinlängsachse. Hier nimmt der Druck auf der Außenseite also zu, während die Innenseite wiederum stärker auf Zug belastet wird.

Diese veränderte Lastverteilung wirkt bei jedem Schritt, jeder Standhaltung und jeder länger gehaltenen Position. Das Knie muss kontinuierlich kompensieren, um stabil zu bleiben. Und die Strukturen, besonders Menisken und Knorpel, werden durch den erhöhten Druck mehr belastet, die Seitenbänder und Sehnen an der Seite des Knies durch den erhöhten Zug. Sie können dadurch deutlich schneller gereizt werden.

Die Ursachen können strukturell sein, etwa durch die knöcherne Ausrichtung. Diese Grundform lässt sich nicht wegtrainieren. Sehr häufig spielen jedoch funktionelle Faktoren eine Rolle: mangelnde Stabilität im Fuß, fehlende Führung aus der Hüfte oder ein unzureichendes Zusammenspiel mit dem Rumpf. Und genau hier liegt dein Handlungsspielraum. Der Weg fängt mit einer korrekt ausgerichteten Beinlängsachse an.

VERSCHRAUBUNG DER BEINACHSE

Du hast schon erfahren, wie eine instabile Beinachse entsteht. Jetzt geht es darum, das Knie aktiv zu führen.

Stelle dich aufrecht hin. Die Gewölbe deiner Füße sind aktiv. Die Knie sind gestreckt, aber nicht überstreckt. Die Mantelspannung ist sanft aktiv. Dein Becken ist aufrecht und dein Charmebein zieht Richtung Brustbein (traditionell heißt es Schambein, aber ich benenne diese Körperstelle um – keine Scham, ganz viel Charme!). Baue nun die Verschraubung auf:

- **Fußbasis:** Spüre Großzehenballen, Kleinzehenballen und Ferse gleichmäßig am Boden. Das Gewölbe richtet sich sanft auf.
- **Feine Drehspannung von unten:** Der Fuß dreht sanft nach innen, besonders der große Zeh verankert sich fest am Boden, während auch die Außenkante am Boden bleibt. Der Unterschenkel darf dieser Spannung minimal folgen.
- **Gegenbewegung von oben:** Aktiviere gleichzeitig deine Hüfte. Stelle dir vor, der Oberschenkel dreht sich ganz leicht nach außen, der Fuß bleibt geerdet.

So entsteht zwischen Fuß und Hüfte eine spiralige Gegenspannung, die das Knie zentriert. Diese Verschraubung kannst du in allen Standhaltungen umsetzen. Im Einbeinstand und in dynamischen Übergängen hilft sie dir, mehr Stabilität in den Beinen und besonders den Knien aufzubauen.

Beschwerdebilder

Wenn Strukturen im Knie gereizt oder verletzt sind, reagiert das Gelenk oft mit Schmerz, Unsicherheit oder Schutzspannung. Manchmal steht ein klarer Unfall am Anfang, manchmal entwickelt sich das Thema schleichend über Monate oder Jahre. Entscheidend ist: Ein Knie mit akuten Beschwerden braucht meist eine andere Herangehensweise als ein Knie, das schon lange sensibel reagiert.

Nach einer Verletzung hilft häufig zuerst Entlastung und Ruhe: den Reiz verringern, die Schwellung beruhigen und Bewegung deutlich reduzieren, besonders wenn das Knie geschwollen ist. Danach folgt Schritt für Schritt ein klarer Aufbau.

Bei chronischen Beschwerden geht es selten nur um »kaputt oder nicht kaputt«, sondern oft um ein System, das über längere Zeit auf Alarm steht. Hier hilft meist keine radikale Schonung, sondern kontrollierte, dosierte Bewegung, die deinem Knie wieder Sicherheit gibt. Knorpel und Gelenkstoffwechsel profitieren von regelmäßigen, kleinen Belastungsreizen. So baust du deine Belastbarkeit Schritt für Schritt wieder auf.

VERLETZUNG VON MENISKEN UND KREUZBÄNDERN

Menisken und Kreuzbänder gehören zu den passiven Strukturen deines Knies. Sie stabilisieren und führen das Gelenk und helfen, Druck und Zug im Knie sinnvoll zu verteilen. Wenn sie gereizt oder verletzt sind, reagiert das Knie häufig mit einer Mischung aus Schmerz, Schwellung, Unsicherheit und erhöhter Muskelspannung.

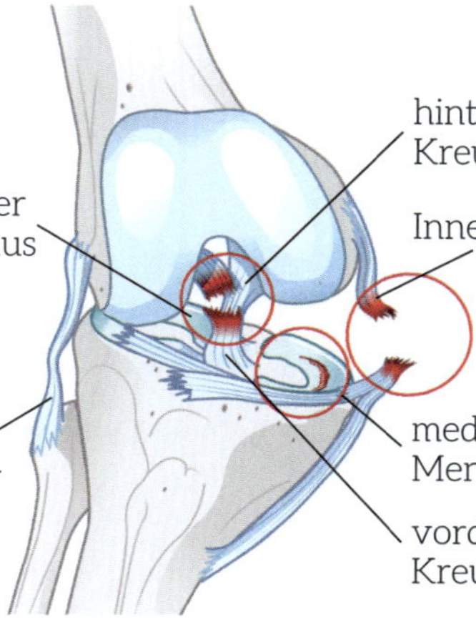

Bei der Unhappy triad sind drei Strukturen verletzt.

Meniskusbeschwerden sind eher lokal am Gelenkspalt spürbar, manchmal mit Ausstrahlung Richtung Schienbein. Typisch sind zum Beispiel:

- Schmerz am inneren oder äußeren Gelenkspalt
- Klicken oder Schnappen im Knie
- Blockadegefühl oder das Gefühl, kurz hängen zu bleiben
- stärkere Beschwerden bei tiefer Beugung oder Treppensteigen
- Schmerzen bei Drehbewegungen, besonders in der Beugung

Bei Kreuzbandproblemen steht oft weniger ein punktueller Schmerz im Vordergrund, sondern das Gefühl von Instabilität. Typisch sind zum Beispiel:

- ein Wegknicken des Knies
- Unsicherheit bei Richtungswechseln oder Stop and Go
- Beschwerden beim Treppabgehen oder beim Abbremsen
- Instabilitätsgefühl trotz guter Muskelkraft

Meniskus- und Kreuzbandverletzungen treten häufig gemeinsam auf, wie bei der sogenannten »Unhappy triad«, bei der das vordere Kreuzband, Innenband und Innenmeniskus betroffen sind.

Yoga bei Meniskus- und Kreuzbandproblemen

Für deine Yoga-Praxis ist weniger entscheidend, welche Struktur exakt betroffen ist, sondern wie dein Knie auf Belastung reagiert und was ihm im Moment Sicherheit gibt. Schmerz, Schwellung oder Unsicherheit sind keine Gegner, sondern Signale, die dir helfen, die Dosis passend zu wählen. Tipps, die fast immer helfen:

Yoga kann viel, aber für Meniskus und Kreuzband ist oft ein zusätzliches Kraft- und Koordinationstraining die beste Ergänzung, weil es dem Knie Stabilität und dir Vertrauen zurückgibt. Dein roter Faden bleibt die Beinlängsachse. Je klarer Fuß, Knie, Hüfte und Rumpf zusammenarbeiten, desto weniger müssen Menisken und Bänder kompensieren.

WAS DU NACH AKUTEN VERLETZUNGEN AM KNIE TUN KANNST

Dos	Don'ts
• sanfte, dynamische Mobilisation (zum Beispiel im Pawanmuktasana-Stil) • Arbeit an Fuß, Hüfte und Rumpf • langsamer, gezielter Belastungsaufbau in den folgenden Wochen • Fokussierung auf die Beinachse und aktive Führung • Krafttraining als wertvolle Ergänzung zum Yoga	• tiefe, lange Kniebeugungen • Drehbelastungen im Knie wie in der Taube oder im Meditationssitz, wenn sie Druck oder Ziehen im Knie auslösen • Sprünge und rasche Richtungswechsel • dynamische Übergänge ohne Kontrolle • in den ersten Wochen: Bewegungen, die mehr Schmerzen verursachen oder das Knie anschwellen lassen

Suche ärztliche Hilfe bei anhaltender Schwellung, Blockieren des Kniegelenks, ausgeprägter Instabilität, nächtlichen Schmerzen und/oder wiederholtem Wegknicken. Bildgebende Verfahren wie MRT (Magnetresonanztomografie) oder Arthroskopie (Gelenkspiegelung) können helfen zu entscheiden, ob ein operatives oder konservatives Vorgehen sinnvoll ist. Mit oder ohne Operation gilt: Geduld, gezieltes Training und sinnvolle Anpassungen, auch im Yoga, sind entscheidend.

WENN BELASTUNG ÜBER JAHRE ZU ARTHROSE FÜHRT

Arthrose beschreibt einen langsamen Umbauprozess im Gelenk. Anfangs steht oft eine Veränderung des Gelenkknorpels im Vordergrund, später können auch

Knochen, Kapsel und angrenzende Strukturen betroffen sein. Ein Teil davon ist ein normaler Alterungsprozess, wie graue Haare oder Falten. Entscheidend ist jedoch auch, wie das Gelenk über Jahre belastet wurde. Alte Verletzungen, eine ungünstige Beinachse oder einseitige Belastungsmuster können den Prozess beschleunigen.

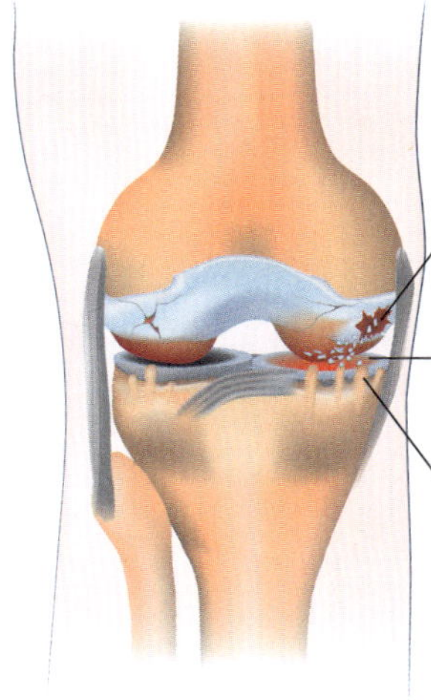

Arthrose kann jedes Gelenk betreffen.

Wichtig für dich zu wissen ist, dass Knorpel selbst nicht innerviert ist. Viele Arthroseschmerzen kommen deshalb nicht direkt vom Knorpel, sondern eher von Kapsel, Knochen, Sehnenansätzen, Schleimbeuteln, Muskeln oder Reizzuständen im Gelenk. Genau darum gibt es fast immer Stellschrauben, die in deinen eigenen Händen liegen. So fühlt sich das oft an:

- als belastungsabhängiger Schmerz
- als Anlaufschmerz oder Morgensteifigkeit
- als Steifheitsgefühl und eine langsam abnehmende Beweglichkeit

Auch wenn Arthrose ein chronischer Prozess ist, verläuft sie selten gleichmäßig. Viele kennen Phasen, in denen das Knie ruhig ist und dann plötzlich reagiert: nach mehr Belastung, langem Sitzen oder ungewohnten Bewegungen. Das wird oft als aktivierte Arthrose beschrieben – das Knie ist empfindlicher, steifer, manchmal wärmer oder leicht geschwollen.

Yoga bei Arthrose

Wenn das Knie nach der Yoga-Praxis deutlich mehr schmerzt, anschwillt oder heißer wird, war es zu viel. Faustregel: lieber kürzer und sanfter üben, dafür öfter.

Wenn das Knie wieder ruhiger wird, folgt der langfristig entscheidende Teil: Kraft, Konzentration auf die Beinachse, Koordination und ein langsamer Belastungsaufbau. Bei Arthrose geht es selten darum, nicht mehr zu belasten, sondern um kluge Dosierung. Bewegung, Kräftigung und Selbstmanagement sind hier die Basis.

WAS DU BEI ARTHROSE TUN KANNST

Dos	Don'ts
• Pawanmuktasana und kleine Bewegungsserien üben • Blöcke, Decken, einen Stuhl oder die Wand als Hilfe nutzen • Krafttraining für Oberschenkel, Beinrückseite, Gesäß, Waden, Füße und Rumpf ergänzen für eine klare Beinachse • Verschraubung deiner Beine üben	• Endpositionen von Yogahaltungen erzwingen • lange, statische Druckbelastung ausüben, wenn sie dich triggert (zum Beispiel eine sehr lange tiefe Beugung oder Knien) • Drehbelastung unter Druck ausüben • alles gleichzeitig steigern • das System komplett schonen

Arthrose kann die Beweglichkeit einschränken. Manche Positionen werden vielleicht nie mehr klassisch aussehen. Selbstliebe und Akzeptanz sind hier genauso Teil der Praxis wie Training. Eine ärztliche Abklärung ist sinnvoll bei starker oder anhaltender Schwellung, deutlicher Wärme, Blockieren, nächtlichen oder starken Schmerzen.

Asanas und Übungen für die Knie

In diesem Praxisteil kannst du Gelenkpflege, Beweglichkeit und Kraft so miteinander verbinden, dass dein Knie nicht nur mitmacht, sondern sich auch sicher anfühlt. Konzentriere dich dabei auf die Dreipunktbelastung im Stand (Seite 37), die Knie zentriert in der Beinlängsachse zu halten (Seite 62), die Mantelspannung (Seite 59) und die Verschraubung zwischen Fuß und Hüfte (Seite 64). Tadasana (Seite 48) ist auch hier dein Übungsfeld, zu dem du immer wieder zurückkehrst.

Aktive Kniemobilisation (Pawanmuktasana)

Diese Bewegungsabfolge bringt die Gelenke sanft wieder in Bewegung, gerade bei Arthrose wird sie oft als wohltuend erlebt. Im Yoga würde man sagen: Prana darf hier wieder frei fließen. Anatomisch betrachtet wird dabei die Gelenkflüssigkeit angeregt, die gelenknahe Muskulatur sanft aktiviert und das Nervensystem durch klare, einfache Bewegungen beruhigt.

1. Setze dich in den Langsitz und strecke ein Bein aus, stelle das andere auf. Wenn du erhöht sitzen möchtest, lege eine gefaltete Decke unter den Po.
2. Strecke und beuge dein Knie, soweit es sich weich und kontrolliert anfühlt.
3. Drehe den Unterschenkel dann sanft nach außen – mache nur kleine, geführte Bewegungen.
4. Drehe den Unterschenkel nun nach innen. Lege eine kurze Wahrnehmungspause ein, bevor du die Seite wechselst.

Hinweise:

- Führe die Bewegungen langsam im Atemrhythmus aus. Wiederhole die Übungen jeweils gut zehnmal pro Seite.
- Du kannst dich auch auf einen Stuhl setzen und üben, indem du ein Tuch am Boden mit dem Fuß vor- und zurückschiebst und den Unterschenkel sanft ein- und ausdrehst.

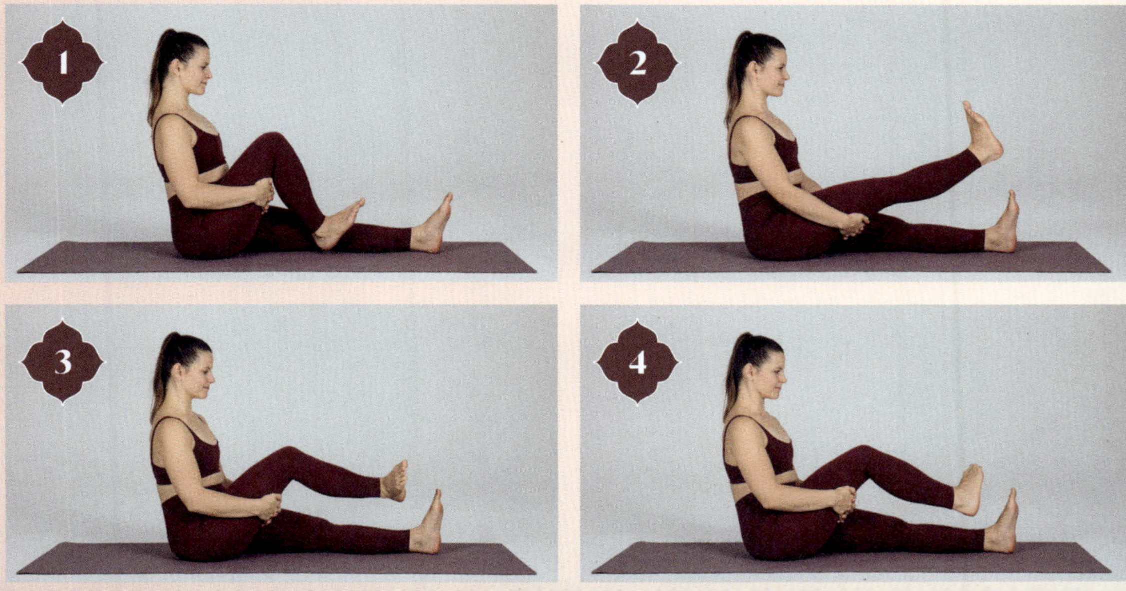

Halber Spagat mit Blöcken (Ardha Hanumanasana)

Hier findest du Länge in der Beinrückseite, ohne das Knie zu überfordern. Weil die Hamstrings zweigelenkig sind, kannst du über deine Hüftbeugung und über eine leichte Kniebeugung die Intensität fein dosieren. Zusätzlich kannst du über Innen- und Außenrotation die Betonung verändern, mehr Richtung *Semitendinosus* und *Semimembranosus* oder mehr Richtung *Biceps femoris*.

1. Starte im Kniestand und setze den vorderen Fuß auf, wie für einen Ausfallschritt. Schiebe dein Becken langsam nach hinten, bis dein vorderes Bein länger wird und du deine Ardha Hanumanasana findest. Bleibe dabei in der Frontalebene neutral im Becken. Wenn du die Hände auf Blöcke legst, verringerst du die Hüft-Flexion, sodass du das Knie gestreckt und den Rücken lang halten kannst. Du darfst aber auch das Knie beugen.
2. Optional kannst du mit der Rotation im Oberschenkel spielen. Bei sanfter Innenrotation spürst du vielleicht mehr Dehnung an der Innenseite der Hamstrings.
3. Bei der Außenrotation spürst du die Dehnung eher außen.

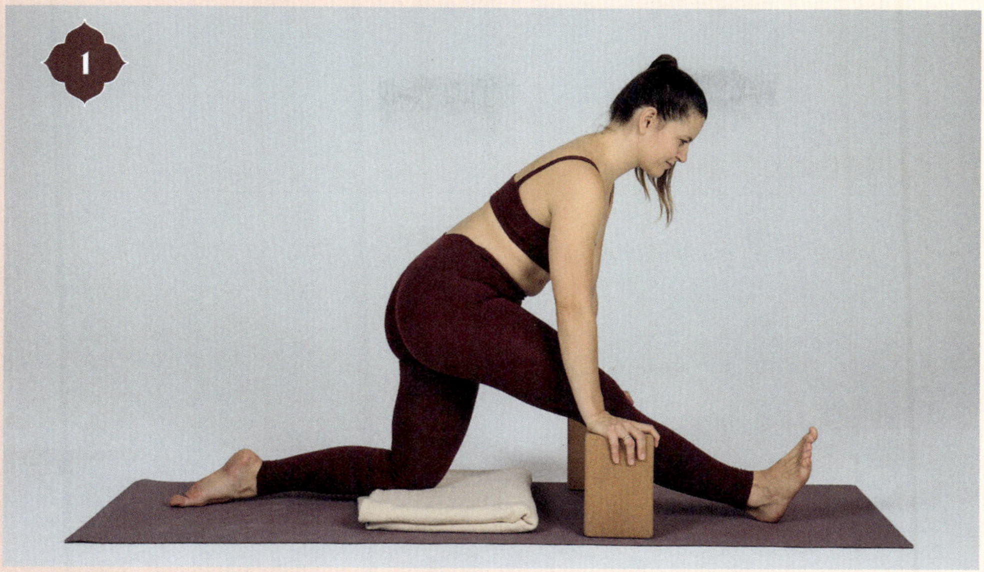
1
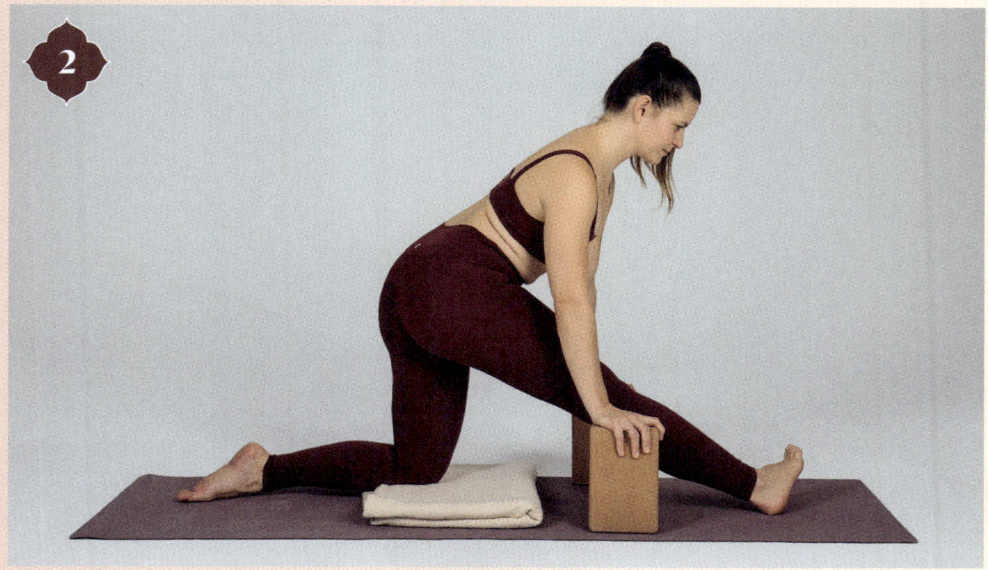
2
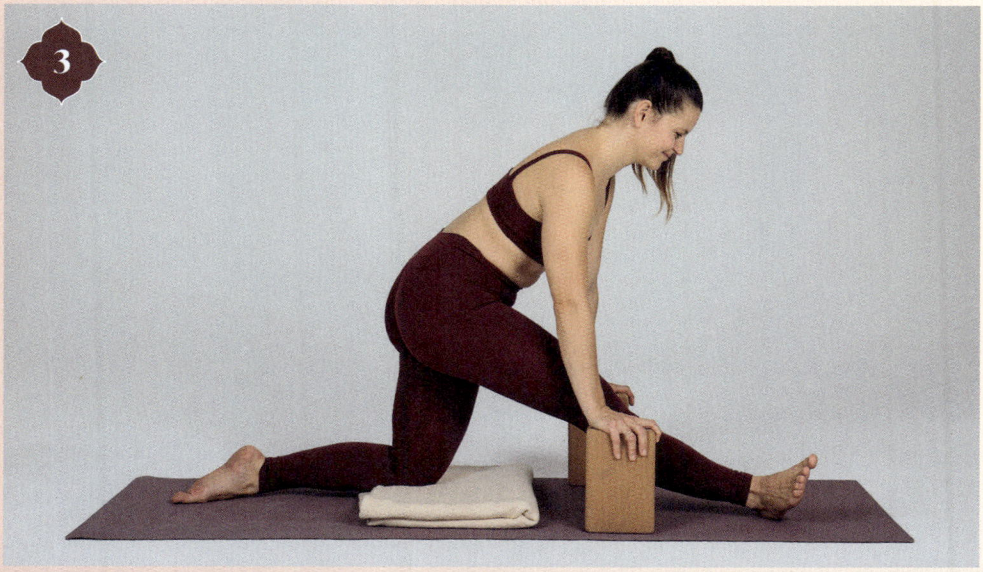
3

Berghaltung (Tadasana)

Hier übst du Fuß-Dreipunkt, die Haltung der Beinlängsachse und die Verschraubung so, dass dein Knie in aktiver Streckung geführt wird. Erinnere dich an den Patella-Test (Seite 59): In aktiver Streckung ist das Knie wie »angezogen« und stabil, nicht passiv durchgedrückt.

Stelle dich hüftbreit hin, möglichst barfuß. Baue die Fuß-Dreipunkt-Verteilung auf: Erde gleichmäßig Großzehenballen, Kleinzehenballen und Ferse. Strecke die Knie aktiv, ohne zu überstrecken. Spüre die Mantelspannung rund ums Gelenk. Bei der Verschraubung bleiben die Füße geerdet, während der Oberschenkel sanft nach außen aktiv wird. Halte das Becken aufrecht und das Charmebein Richtung Brustbein, der Brustraum ist offen, die Schultern sind weich.

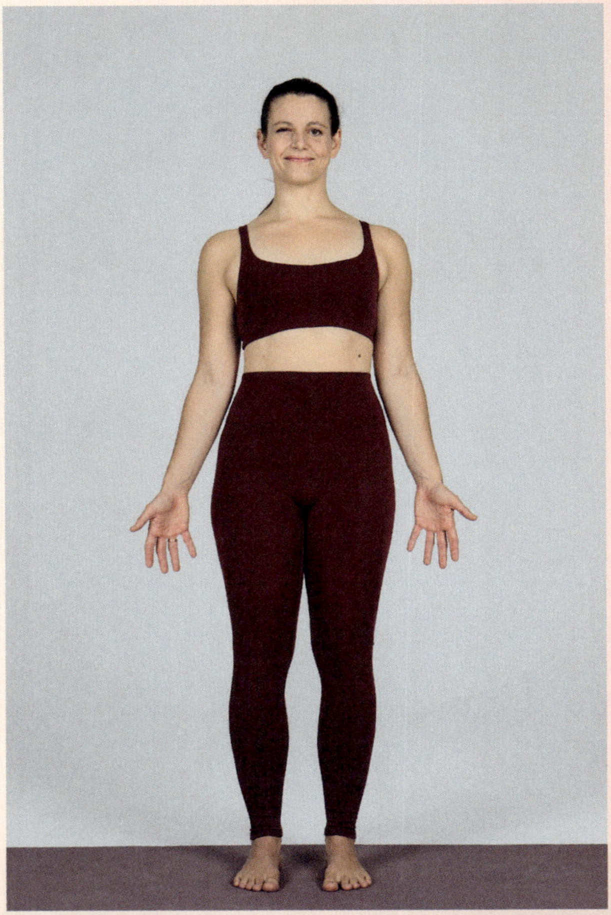

Stuhl (Utkatasana)

Im Stuhl kräftigst du Quadrizeps, Waden sowie Gesäß und übst, wie die Knie stabil bleiben, ohne in ein X- oder O-Bein-Muster zu kippen. Fuß und Hüfte sind aktiv, damit das Knie nicht kompensieren muss.

Stelle dich hüftbreit hin. Die Fuß-Dreipunkt-Verteilung ist aktiv, ebenso die Hüfte Richtung Außenrotation. Schiebe das Becken nach hinten, als würdest du dich auf einen Stuhl setzen, beuge deine Knie dabei kontrolliert. Strecke die Arme nach oben aus. Bleibe in deiner Mitte stabil. Die Beinachse befindet sich über dem Fuß. Deine Wirbelsäule ist lang und dein Brustkorb offen.

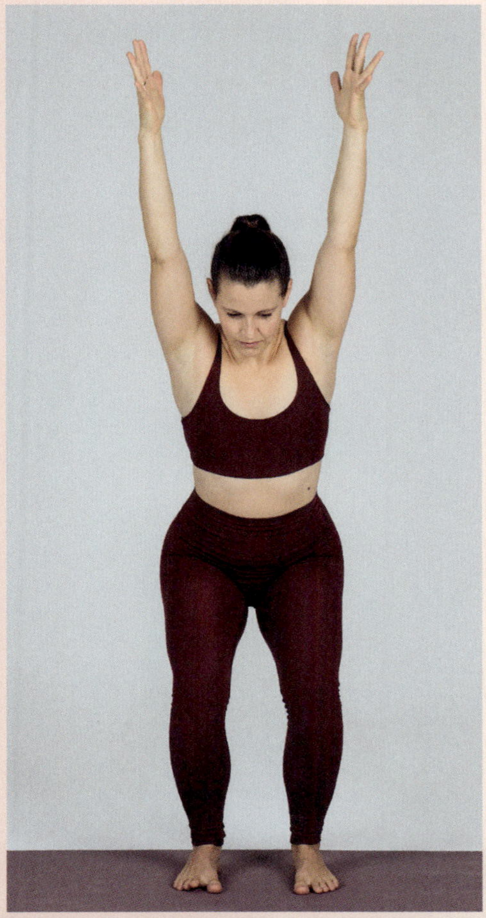

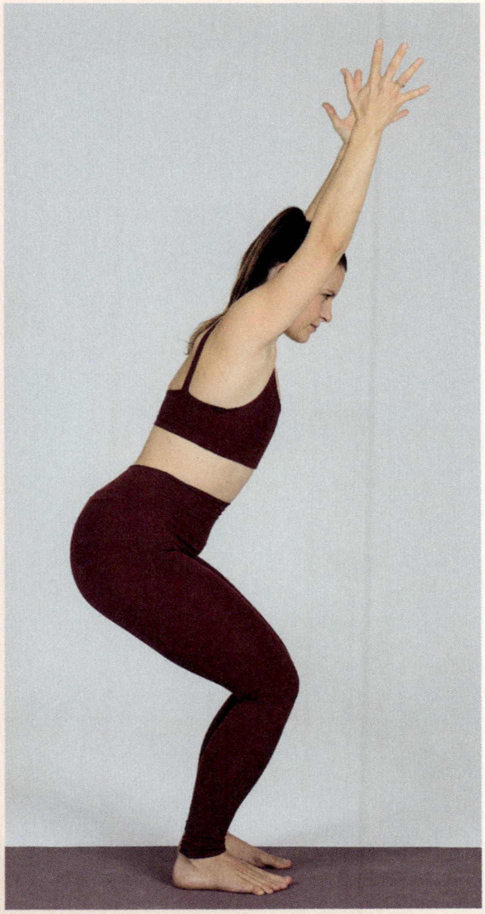

Krieger 1 (Virabhadrasana 1)

Der Krieger 1 ist eine gute Übung für deine funktionelle Kniestabilität. Du führst das vordere Knie in der Beinachse und übst die Verschraubung zwischen Fuß und Hüfte.

1. Stelle dich in einen Ausfallschritt, der vordere Fuß zeigt nach vorn, der hintere etwa 45 Grad nach außen. Beuge das vordere Knie, es bleibt zentriert über dem Fuß. Halte die Fuß-Dreipunkt-Verteilung, drehe leicht den Oberschenkel nach außen, ohne dass der Fuß ausweicht. Richte dein Becken auf und komme so weit nach vorn, wie es für deine Hüfte möglich ist. Nutze gerne deine Hände als Unterstützung für deine Wahrnehmung. Der hintere Fuß ist ebenfalls in den Gewölben aktiv, das Bein verschraubt, das Knie gestreckt, mit aktiver Mantelspannung und nicht überstreckt.
2. Hebe die Arme, die Schulterblätter bewegen sich entspannt mit, der Brustraum ist frei und offen, der Nacken lang.

Hinweis: Wenn die Hüfte des hinten stehenden Beins wenig Außenrotation hat, darf dein Becken auch offener stehen. Oder stelle die hinten stehenden Zehen auf und übe im High Lunge. Priorität hat in diesem Fall die korrekte Ausrichtung von Füßen und Beinen – die Wirkung ist wichtiger als die Form.

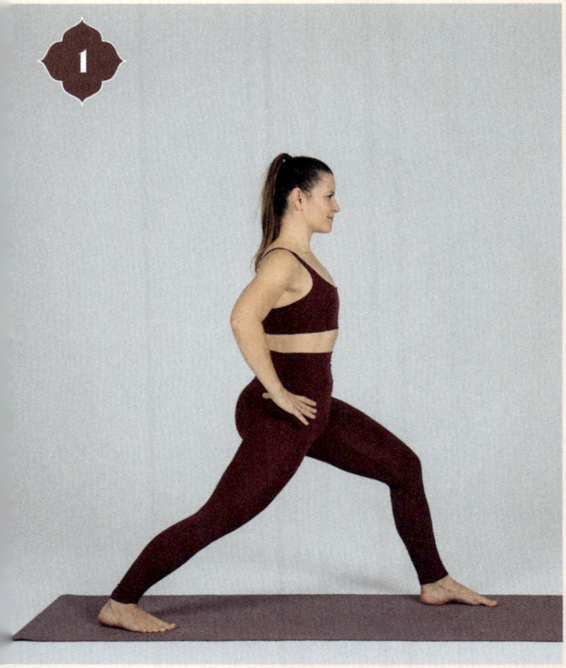

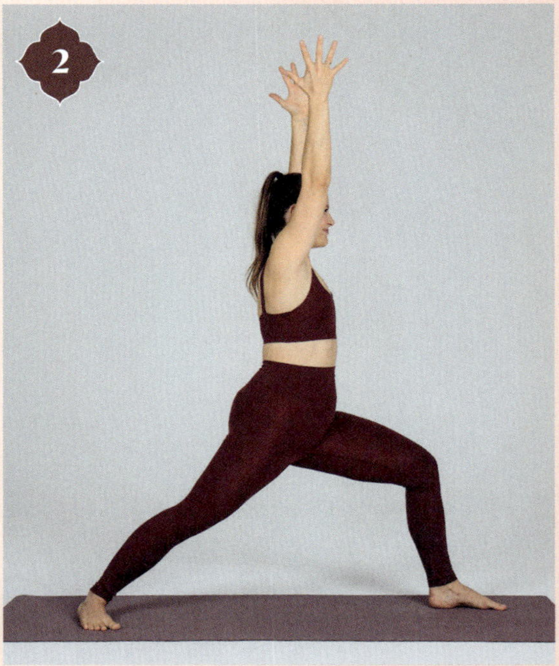

Grätsche (Prasarita Padottanasana)

Die Grätsche ist eine typische Position, in der viele Menschen die Knie passiv überstrecken. Genau darum ist sie hier so wertvoll: Du kannst bewusst üben, in aktiver Streckung zu bleiben, mit Mantelspannung und klarer Fußarbeit. In der aufrechten Variante findest du eine gute Beinachse und Verschraubung, in der Vorbeuge übst du mit mehr Zugspannung.

1. Stelle dich breit hin, die Füße stehen parallel oder leicht ausgedreht. Dein Becken ist aufrecht, die Fußgewölbe sind aktiviert. Aktiviere auch die Knie, aber drücke sie nicht durch. Spüre die Mantelspannung. Nutze deine Hände, um dein Becken wahrzunehmen.
2. Beuge dich vor und halte die Beinachse sowie die Belastung der Fuß-Außenkante bewusst bei. Achte in der Grätsche darauf, die Knie nicht zu überstrecken.

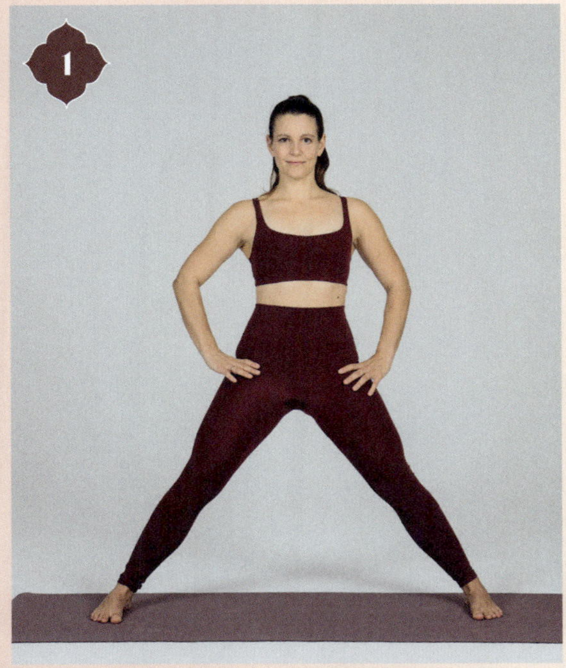

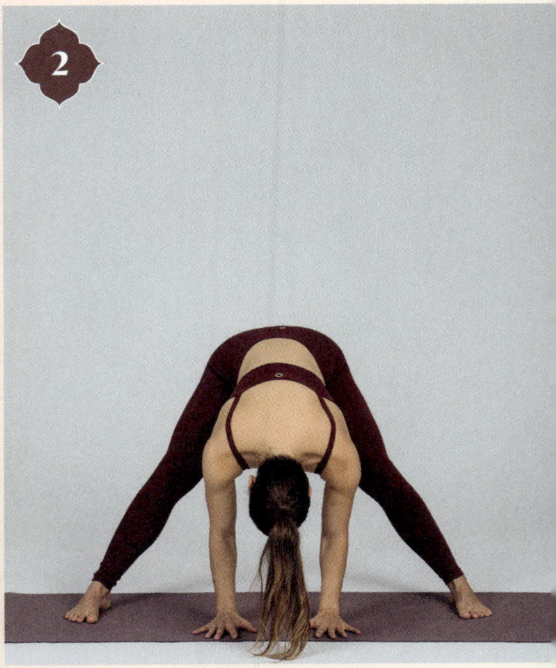

Einbeinstand-Zirkel

Diese Übung fördert deinen Gleichgewichtssinn, deine Koordination und die Knieführung. Du lernst, die Beinachse trotz Bewegung zu halten, während dein Oberkörper sich verlagert. Das ist im Alltag von Nutzen und stabilisiert die Knie.

1. Starte in einem stabilen Tadasana-Stand mit Dreipunkt-Belastung und Mantelspannung. Verlagere dein Gewicht auf das rechte Bein und nimm den Einbeinstand ein. Dabei bleiben Fuß, Knie und Hüfte stabil. Strecke dann den linken Fuß hinter dir aus, diagonal so weit zur rechten Seite wie möglich.
2. Dann halte den linken Fuß vor dich.
3. Strecke den Fuß so weit wie möglich diagonal zur rechten Seite. Setze die Übung dynamisch fort – das ergibt fast einen Kreis. Übe den Zirkel einige Male und wechsle dann die Seite.

Hinweis: Behalte das Standknie immer zentriert über dem Fuß, bewege es nicht Richtung X- oder O-Bein. Auch die Füße bleiben stabil, die Gewölbe sinken nicht ein und die Hüfte sollte nicht nach außen kippen (in eine Adduktion). Mache den Kreis lieber kleiner, dafür sauber.

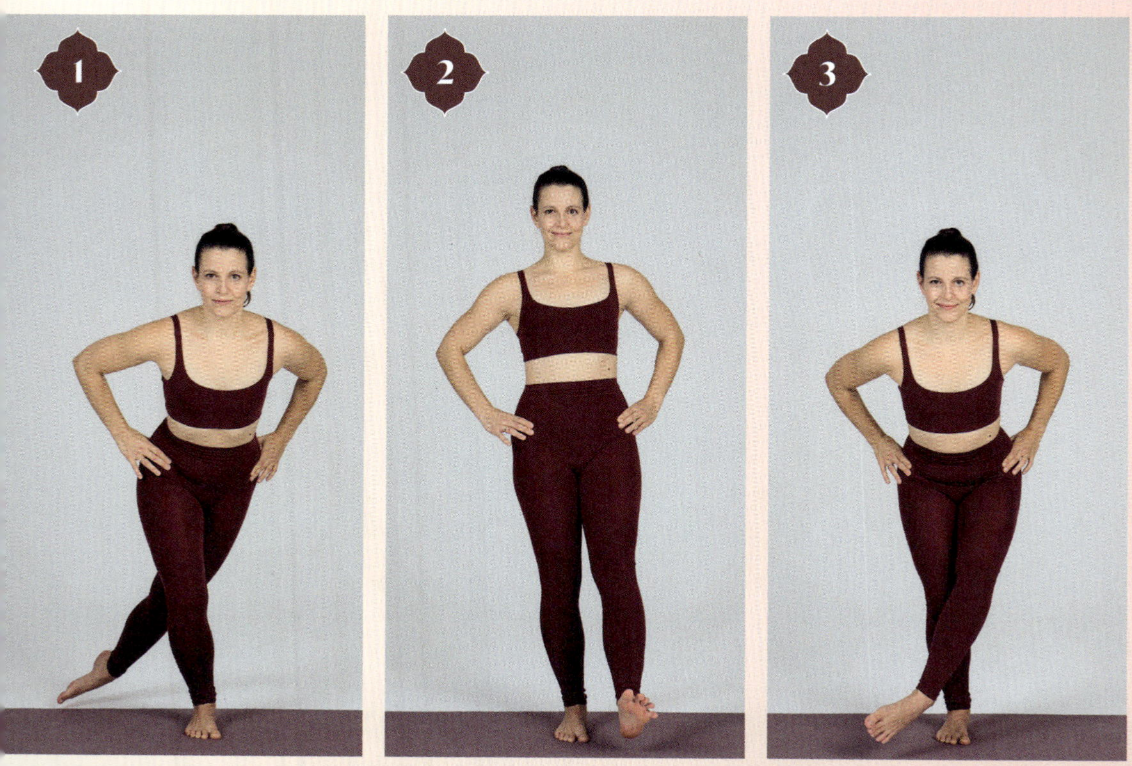

Tänzer (Natarajasana)

Im Tänzer kommen Gleichgewicht und Länge im vorderen Oberschenkel zusammen. Du brauchst eine gute Hüft-Extension, genügend Länge im langen Kopf des Quadrizeps, dem *Rectus femoris*, und auch eine stabile Beinachse im Standbein.

1. Starte im aufrechten, stabilen Stand und verlagere das Gewicht auf die linke Seite. Greife den rechten Fuß mit der Hand, richte bewusst nochmals dein Becken auf. Wenn dir die Länge im Oberschenkel fehlt, kannst du einen Gurt oder ein Tuch um den Fuß legen, das du mit beiden Händen festhältst (siehe Seite 61).
2. Lehne dich dann nach vorn in die Tänzer-Position. Strecke den entgegengesetzten Arm nach oben. Der Rücken ist lang und in einem Bogen nach hinten geöffnet, die Hüfte befindet sich in Extension und das Knie in Flexion. Fokus bleibt eine gut ausgerichtete Achse des Standbeins und ein stabiles Knie – die Mantelspannung ist aktiv.

Hinweis: Achte darauf, dass du dein Standknie nicht in die Überstreckung drückst oder nach innen kippen lässt. Weiche bitte nicht über die Lendenwirbelsäule aus.

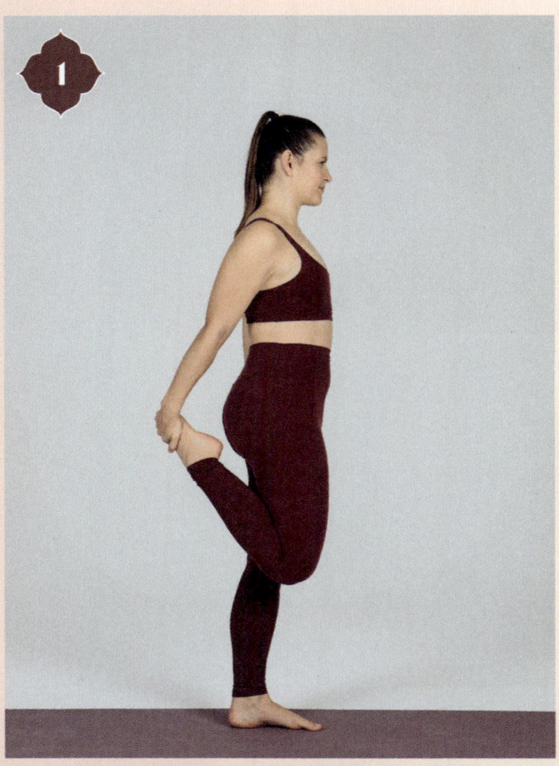

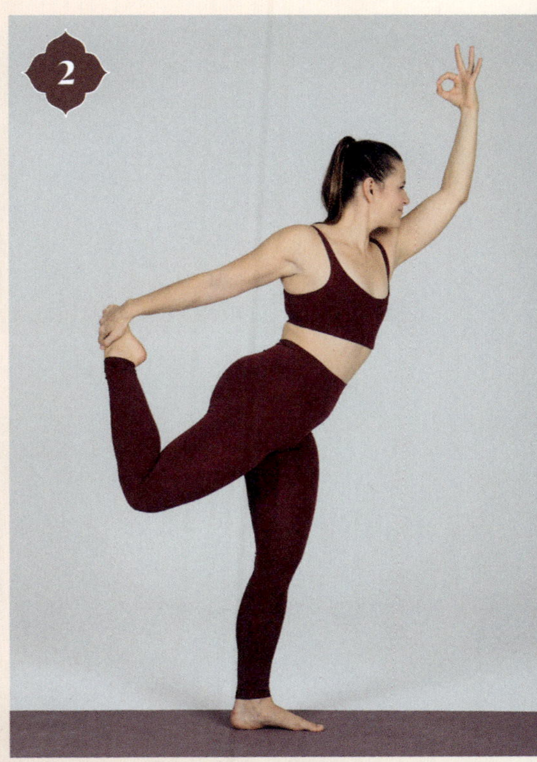

Beindehnung im Liegen

Diese Übung kombiniert Kraft und Dehnung, damit die Hamstrings nicht nur länger werden, sondern auch aktiv mitarbeiten. Du arbeitest isometrisch gegen den Gurt, dann lässt du die Spannung los. Das gibt deinem Nervensystem Vertrauen, loslassen zu dürfen.

1. Lege dich in die Rückenlage. Strecke ein Bein am Boden aus und hebe das andere nach oben. Lege einen Gurt um den Fuß und halte ihn mit beiden Händen fest. Schiebe dein Bein aktiv vom Körper weg, deine Hände halten dagegen. Halte diese Spannung etwa drei Sekunden.
2. Löse dann bewusst die Spannung und bewege dich mithilfe deines Gurts ein kleines Stück tiefer in die Dehnung. Dein Becken ist fest am Boden verankert. Spüre die Dehnung der Hamstrings. Wiederhole das fünfmal pro Seite.

Hinweis: Hier darfst du das Knie ohne Mantelspannung ganz strecken, die Dehnung soll auf der Beinrückseite zu spüren sein.

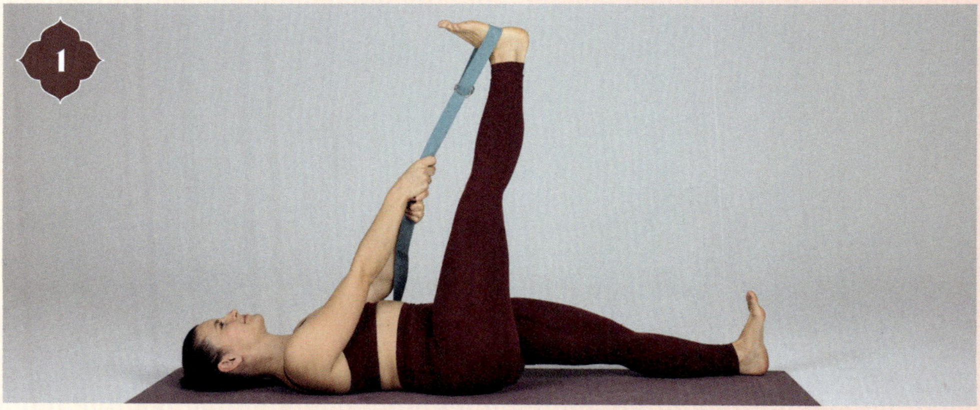

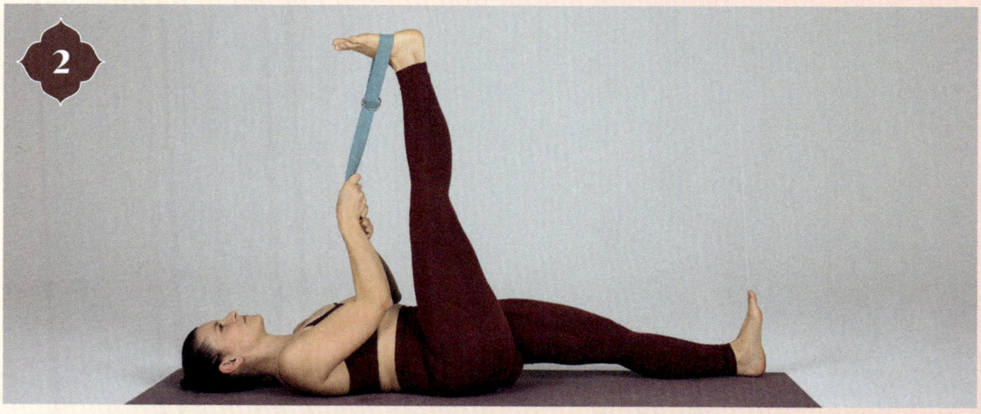

Kindhaltung (Balasana)

Die Kindhaltung ist eine regenerierende Asana, die nicht nur den Rücken entlastet, sondern auch auf tieferen Ebenen beruhigend wirkt. Wenn deine Knie die Beugung gut zulassen, kannst du hier wunderbar loslassen. Wenn nicht, bekommst du mit diesen Varianten trotzdem Zugang zu den Benefits.

1. Platziere einen Block zwischen deinen Beinen und lege dein Gesäß darauf ab, um die Kniebeugung zu verringern. Den Oberkörper strecke nach vorn aus.
2. Lege einen Yogagurt in deine Kniekehlen – das schiebt deine *Tibia* minimal nach vorn und kann dir mehr Raum im Kniegelenk geben. Setze dich auf die Fersen. Sinke dann nach vorn, lege den Kopf und die Arme nach vorn oder seitlich ab. Lasse den Atem ruhig werden, die Schultern sind weich, der Kiefer ist entspannt. Gehe nur so weit in die Übung, wie es schmerzfrei und angenehm bleibt.

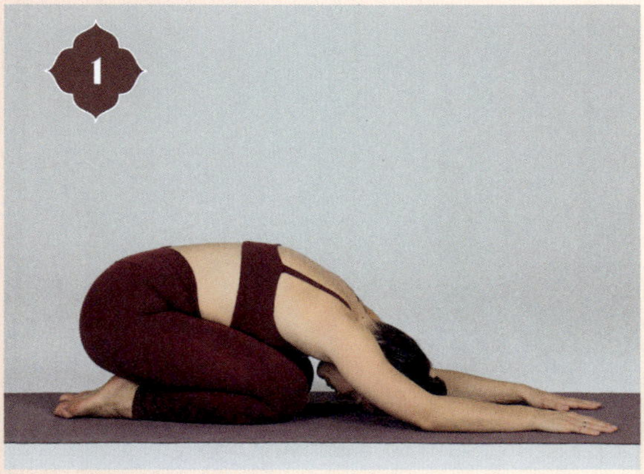

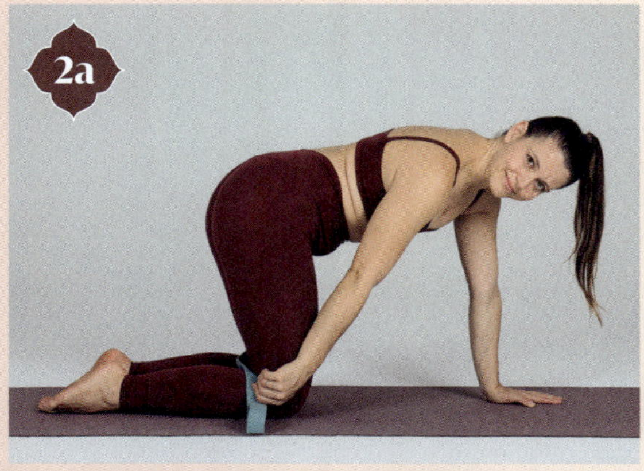

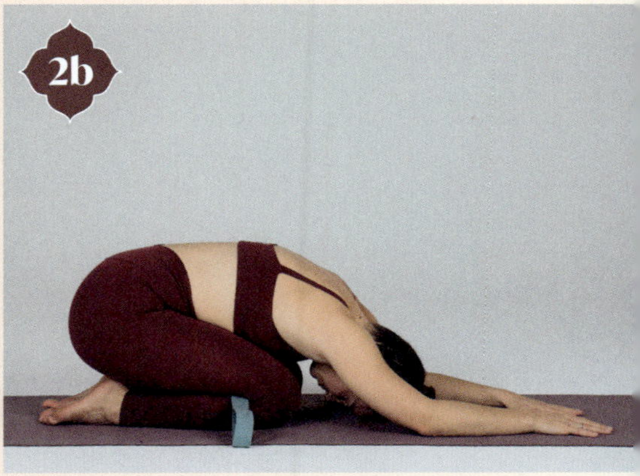

Anatomie-Yoga-Flow für die Knie

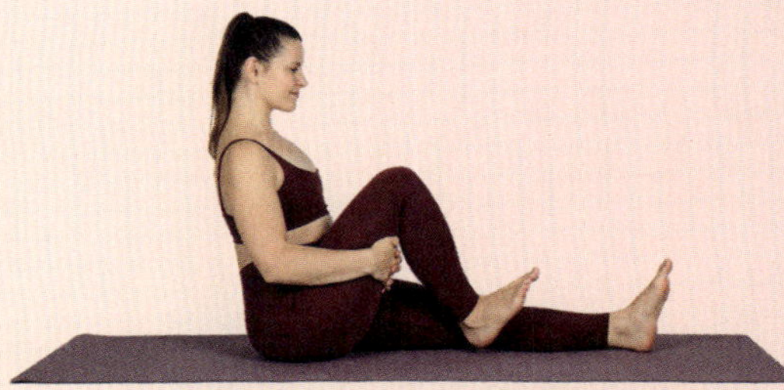

1. AKTIVE KNIEMOBILISATION

(Seite 69)

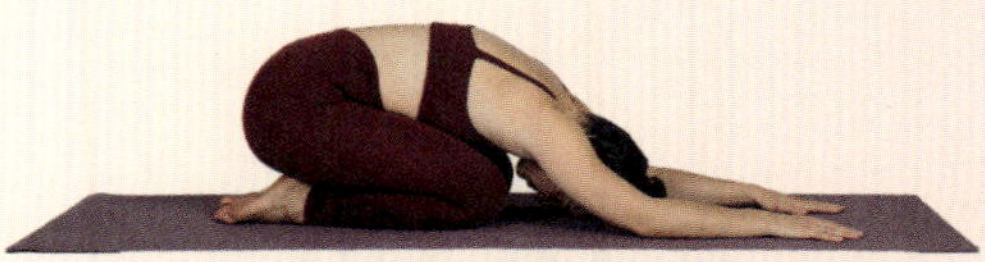

10. HALTUNG DES KINDES

(Seite 79)

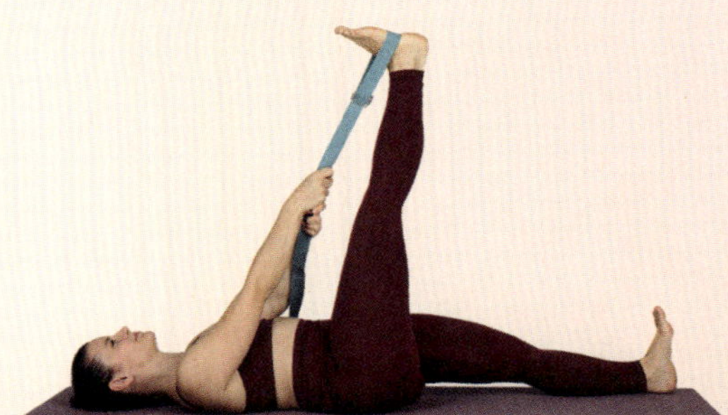

9. BEINDEHNUNG IM LIEGEN

(Seite 78)

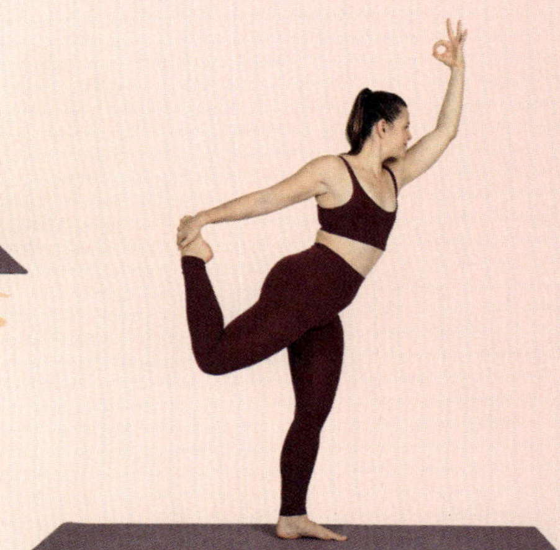

8. TÄNZER

(Seite 77)

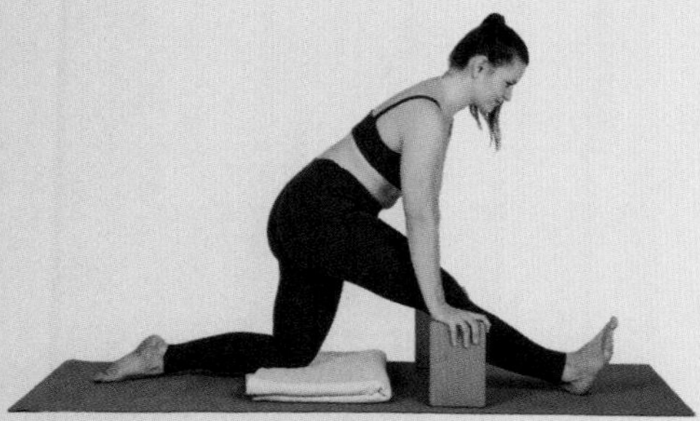

2. HALBER SPAGAT
(Seite 70)

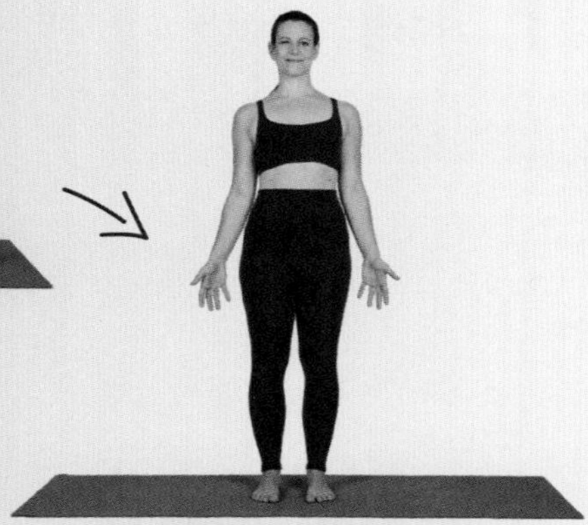

3. BERGHALTUNG
(Seite 72)

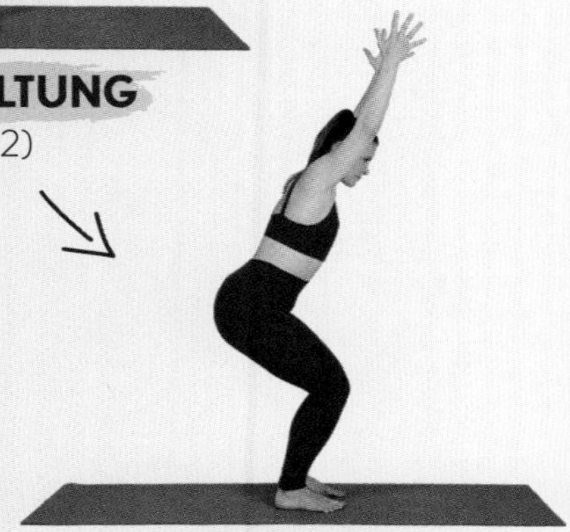

4. STUHL
(Seite 73)

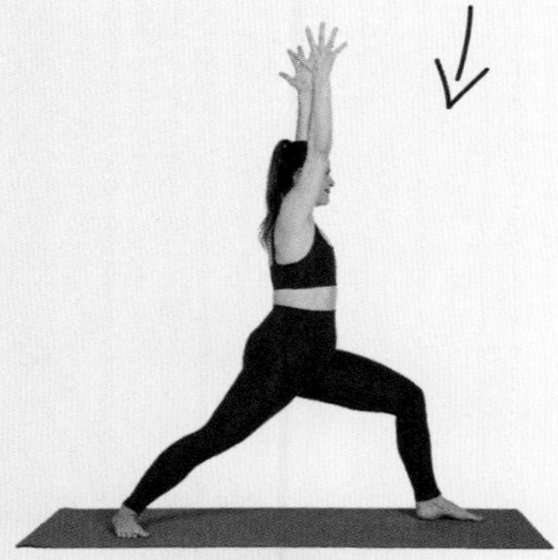

5. KRIEGER 1
(Seite 74)

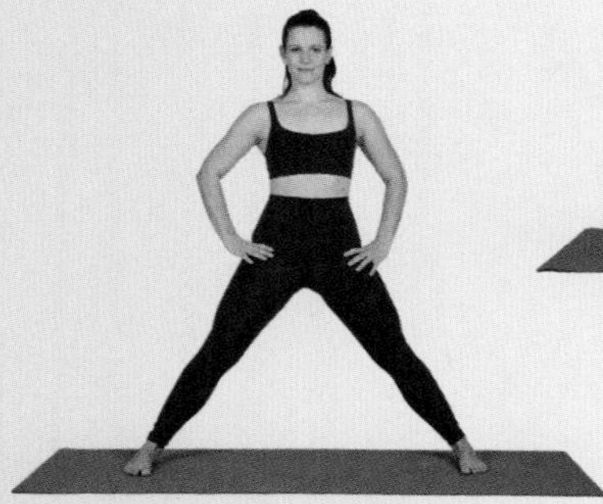

6. GRÄTSCHE
(Seite 75)

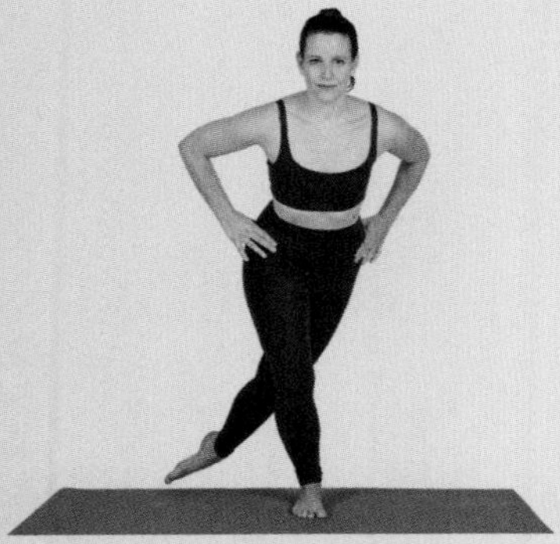

7. EINBEINSTAND-ZIRKEL
(Seite 76)

DIE HÜFTE

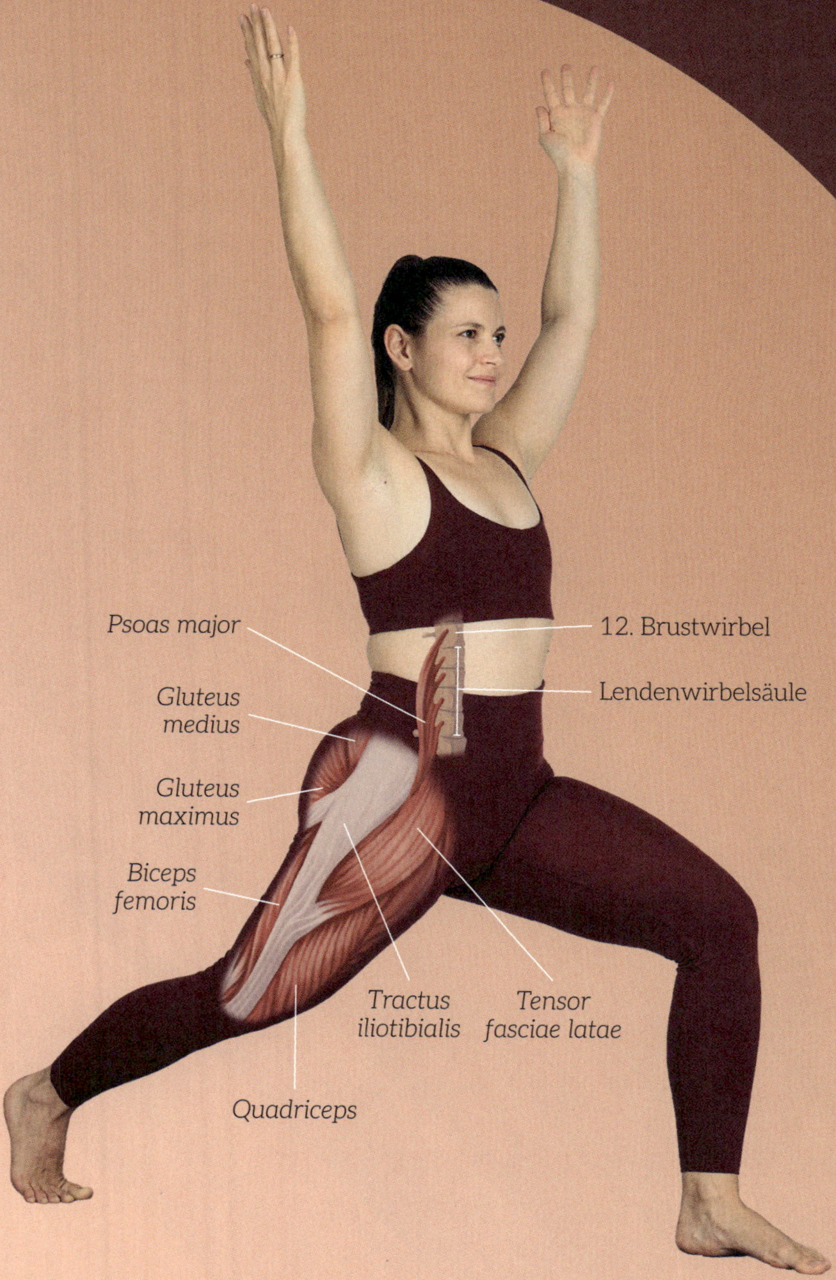

Psoas major
12. Brustwirbel
Gluteus medius
Lendenwirbelsäule
Gluteus maximus
Biceps femoris
Tractus iliotibialis
Tensor fasciae latae
Quadriceps

BEWEGLICHKEIT UND KRAFT

Die Hüften verbinden deinen Oberkörper mit deinen Beinen. Sie sind das zentrale Bindeglied zwischen Aufrichtung und Fortbewegung und sie beeinflussen fast jede Haltung im Yoga. Wenn die Hüfte gut arbeitet, fühlt sich Bewegung leicht, stabil und frei an. Wenn sie nicht gut geführt ist, weicht der Körper aus. Das kannst du als Druck im unteren Rücken, Ziehen im Iliosakralgelenk oder als Überlastung in den Knien spüren, obwohl die Ursache oft in der Hüfte liegt.

In der Yogawelt spricht man im Zusammenhang mit der Hüfte oft von »Hüftöffnung«. Als wäre mehr Dehnung automatisch besser. In der Praxis zeigt sich aber sehr oft das Gegenteil: Viele Hüften sind nicht zu steif, sondern zu wenig stabil. Beweglichkeit ohne aktive Führung kann das Gelenk unsicher machen. Ziel ist deshalb dynamische Stabilität. Die Hüfte darf sich in alle Richtungen bewegen, während sie selbst und auch der Rumpf dabei zentriert und kontrolliert bleiben. Genau dieses Zusammenspiel aus Beweglichkeit und Kraft ist der rote Faden in diesem Kapitel.

Anatomie der Hüfte

Das Hüftgelenk ermöglicht große Bewegungsfreiheit und muss gleichzeitig eine schwere Last tragen. Seine knöcherne Führung, die Gelenkkapsel, das *Labrum*, welches die Gelenkpfanne umschließt, und starke Bänder geben ihm viel passive Stabilität. Für eine gesunde Funktion ist aber zusätzlich eine aktive muskuläre Führung nötig.

KNOCHEN UND GELENKE DER HÜFTE

Das Hüftgelenk besteht aus dem Hüftkopf des Oberschenkelknochens *(Femur)* und der Hüftpfanne *(Acetabulum)* des Beckens. Knorpel überzieht Hüftkopf und Pfanne und sorgt für reibungsarme Bewegung. Er wird über die Gelenkflüssigkeit ernährt, die sich durch eine regelmäßige und dosierte Bewegung besser verteilt.

Das Becken setzt sich aus drei Knochen zusammen, die sich im Bereich der Hüftpfanne vereinen: Darmbein *(Os ilium)*, Sitzbein *(Os ischii)* und Schambein *(Os pubis)*.

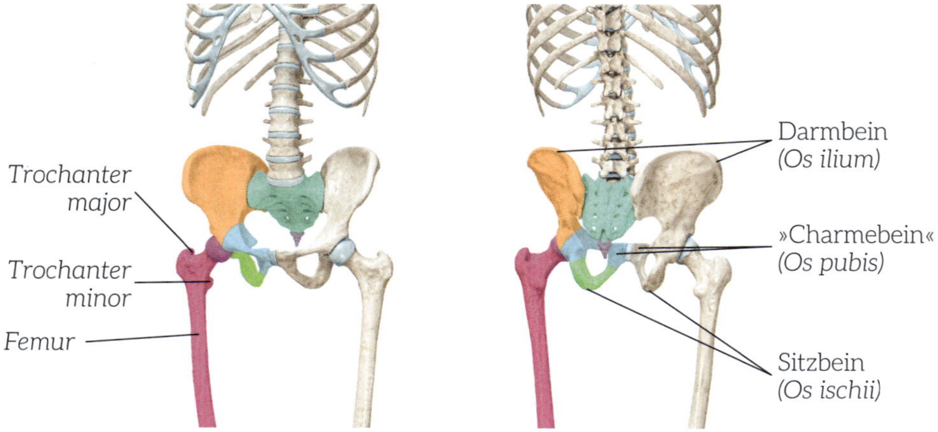

Das Hüftgelenk besteht aus diversen Knochen.

Der *Femur* hat einen langen Schaft, geht in den Schenkelhals über und endet im runden Hüftkopf. Außen liegt der *Trochanter major*, innen der *Trochanter minor*. Diese knöchernen Punkte sind wichtige Ansatzstellen für Muskeln und helfen auch bei der Orientierung am Körper.

GELENKBEWEGUNGEN DER HÜFTE

Die Hüfte ist ein Kugelgelenk, darum kann sie sich in alle Richtungen bewegen. Wir teilen die Bewegungen jedoch in diese sechs Richtungen ein:

1. **Flexion:** Beugung der Hüfte, zum Beispiel beim Sitzen, in der Vorbeuge oder beim Anziehen der Knie zur Brust
2. **Extension:** Strecken der Hüfte, spürbar zum Beispiel beim High Lunge im hinteren Bein oder in Rückbeugen
3. **Abduktion:** Seitbewegung des Beins zum Beispiel in der Grätsche oder in der Haltung des Kriegers 2
4. **Adduktion:** Kreuzen der Beine vor dem Körper, zum Beispiel in der Adler-Haltung oder im Stand
5. **Innenrotation:** Innendrehung des Oberschenkels, zum Beispiel im Heldensitz
6. **Außenrotation:** Außendrehung des Oberschenkels, zum Beispiel in der Taube- oder Schmetterling-Haltung

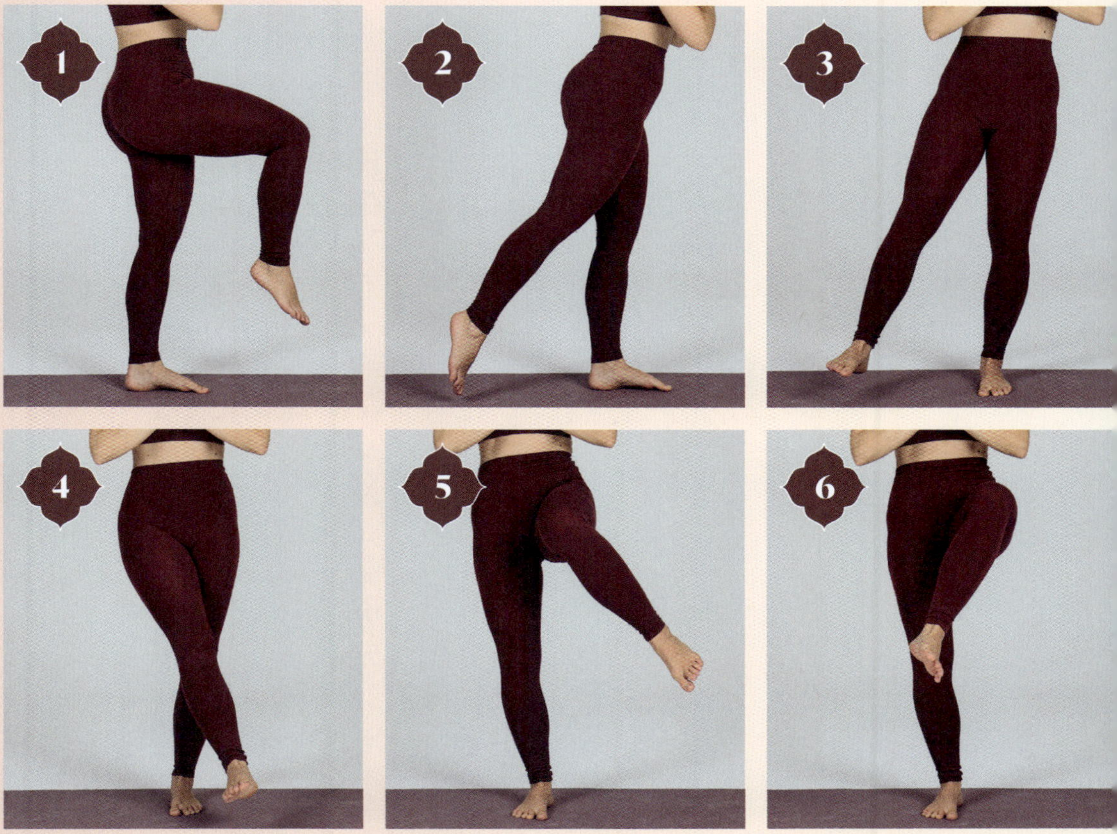

MUSKELN DER HÜFTE FUNKTIONELL BETRACHTET

Deine Hüfte ist ein echtes Teamgelenk: Rund 22 Muskeln bewegen und stabilisieren es. Viele davon setzen gleichzeitig am Becken und am Oberschenkel an. Das bedeutet: Hüftmuskeln steuern nicht nur Bewegungen wie Beugen, Strecken oder Rotieren, sondern beeinflussen auch die Position des Beckens.

Für die Praxis ist es nicht entscheidend, alle Muskeln im Detail zu kennen, sondern die wichtigsten funktionellen Gruppen zu verstehen. Hier sind fünf Gruppen mit je einem Beispielmuskel.

Hüftbeuger – *Iliopsoas*

Der *Iliopsoas* verbindet den Rumpf mit dem Bein. Er besteht aus dem *Psoas*, der an der Lendenwirbelsäule entspringt, und dem *Iliacus* von der Innenseite des Beckens. Gemeinsam beugen sie die Hüfte und stabilisieren Becken und Lendenwirbelsäule. Ist er verkürzt, kippt das Becken leichter nach vorn und die Hüftstreckung wird eingeschränkt. Ist er zu schwach, fehlt aktive Führung in Hüfte und unterem Rücken.

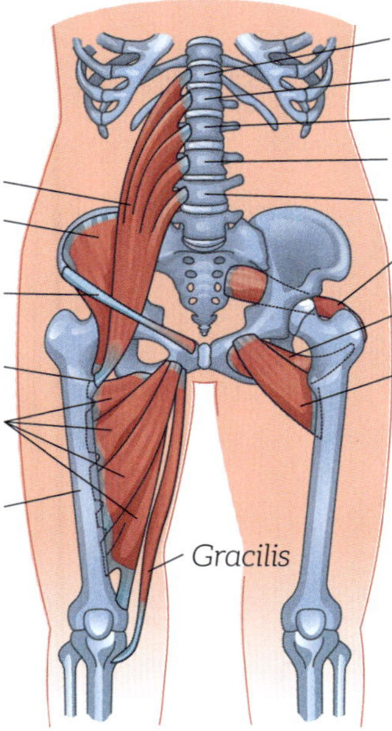

Der Iliopsoas ist einer der wichtigsten Hüftmuskeln.

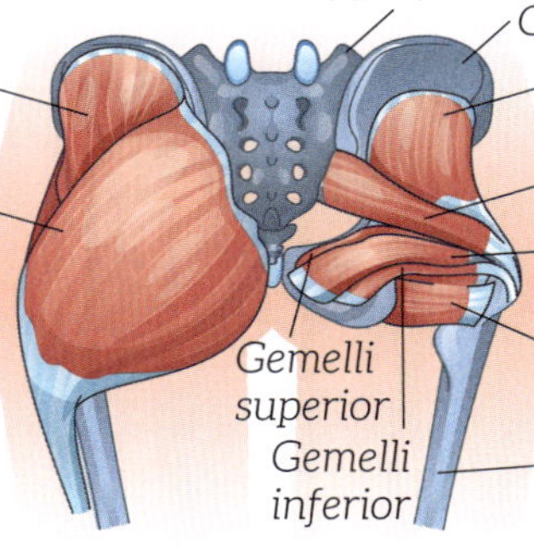

Die Glutealmuskulatur formt dein Gesäß.

Hüftstrecker – *Gluteus maximus*

Der *Gluteus maximus* ist der größte Muskel in deinem Körper, sorgt für einen knackigen Po und ist der wichtigste Hüftstrecker. Er richtet den Körper auf, unterstützt kraftvolles Abdrücken und entlastet den unteren Rücken. Im Yoga arbeitet er in Standhaltungen, Ausfallschritten und Rückbeugen. Ist er zu wenig aktiv, übernimmt oft die Lendenwirbelsäule die Streckung, was sich als Hohlkreuz-Gefühl oder Druck im unteren Rücken zeigt.

Abduktoren – *Gluteus medius* und *minimus*

Diese seitlichen Gesäßmuskeln stabilisieren die Hüfte in der Frontalebene. Sie verhindern im Einbeinstand, dass das Becken zur Seite absinkt, und halten die Beinachse stabil. Sie sind wichtig fürs Gehen, Balance-Asanas und saubere Übergänge. Sind sie zu schwach, kompensieren oft andere Muskeln wie *Piriformis*, Adduktoren oder der *Quadratus lumborum* (Seite 143), was Spannung im Gesäß oder am seitlichen Rücken verursachen kann.

Tiefe Rotatoren - *Piriformis*

Die tiefen Hüftrotatoren zentrieren den Hüftkopf in der Pfanne und sorgen für feine Stabilität. Der *Piriformis* ist der bekannteste Vertreter und steht in enger Beziehung zum Iliosakralgelenk. Je nach Hüftstellung verändert sich seine Funktion, bei mehr Flexion wird seine Dehnung oft intensiver, zum Beispiel in der Haltung der Schlafenden Taube. Wird der *Piriformis* überlastet, kann es zu tiefem Gesäßdruck oder Ausstrahlung ins Bein kommen.

Adduktoren – funktionelle Gruppe

Die Adduktoren liegen an der Oberschenkelinnenseite und bestehen aus mehreren Muskeln. Sie führen das Bein zur Mitte, stabilisieren das Becken und wirken je nach Position auch bei Rotation sowie Beugung oder Streckung mit. Im Yoga werden sie häufig nur gedehnt. Für eine funktionelle Hüfte ist jedoch auch ihre aktive Rolle wichtig, etwa in Grätschen, in der Adler-Haltung oder in kontrollierten Übergängen aus dem Stand.

DAS SAKRALCHAKRA (SVADHISTHANA)

Die Hüfte lässt viel Bewegung zu. Damit passt sie wunderschön zum Sakralchakra, das für Fließen, Lebensfreude, Sinnlichkeit, Emotionen und Kreativität steht. Es wird dem Becken und den Hüften zugeordnet und ist dein inneres »Wasserelement« – beweglich, anpassungsfähig, weich und trotzdem kraftvoll.

Im Yoga zeigt sich Svadhisthana körperlich, wenn Bewegungen nicht erzwungen werden, sondern entstehen dürfen: Hüftöffnung mit Atem, Stabilität mit Leichtigkeit, Kraft ohne Härte. Und auch mental: weniger Kontrolle, mehr Spüren.

Wenn dieses Zentrum aus dem Gleichgewicht geraten ist, wird die Hüfte oft entweder »zu fest« (durch Schutzspannung und Festhalten) oder »zu lose« (durch Instabilität oder Ausweichen).

Fokusthema: Beweglichkeit und Stabilität für die Hüfte

Im Yoga braucht die Hüfte besonders diese zwei Qualitäten gleichzeitig: Beweglichkeit und Stabilität. Beweglichkeit allein macht die Hüfte nicht gesund. Stabilität allein würde sie unbeweglich machen. Darum ist das Ziel, Beweglichkeit unter Kontrolle zu erlangen. Im Folgenden geht es darum, was eine »offene Hüfte« wirklich braucht und wie deine Stabilität wirklich gesunde Beweglichkeit erst möglich macht.

Im Zweifel ist es auch wichtig, zu erkennen, was dich gerade überhaupt limitiert. Ein hilfreicher Hinweis ist deine Empfindung am Ende der Bewegung – das ist wie die Sprache deines Gewebes. Und du kannst diese Info direkt für deine Praxis nutzen, weil du dann gezielter arbeitest. Mache dir bewusst, wie du die Begrenzung einer Bewegung wahrnimmst.

- **Knochenbedingt:** eher als hartes Anschlagen (Knochen trifft Knochen)
- **Muskulär:** eher dumpf, warm, elastisch, ziehend, nachgiebig
- **Kapselbedingt:** eher fest, »zäh«, oft rund ums Gelenk spürbar
- **Faszial:** eher global, flächig, über mehrere Gelenke oder wie ein großer Zug
- **Nerval:** eher linienhaft, brennend, kribbelig oder elektrisierend, manchmal ausstrahlend

WAS DU FÜR EINE BEWEGLICHE HÜFTE WIRKLICH BRAUCHST

Eine offene Hüfte entsteht nicht nur durch Dehnung. Sie ist das Ergebnis aus passender Knochenform, nachgiebigen Geweben und Muskeln, die sowohl Länge als auch Kraft kombinieren. Fehlt einer dieser Faktoren, wird Beweglichkeit schnell erzwungen, und das oft auf Kosten anderer Strukturen in der Hüfte selbst oder in Knie, Becken oder Lendenwirbelsäule.

Auswirkung der Knochen auf die Beweglichkeit

Die Hüfte ist ein Kugelgelenk, doch ihr Bewegungsraum ist individuell. Bereits die knöcherne Form beeinflusst, wie viel Bewegung möglich ist.

Manche Körper haben von Natur aus mehr Außenrotation, andere mehr Innenrotation. Ein Grund ist die knöcherne Form der Hüfte, zum Beispiel der sogenannte Antetorsionswinkel des *Femurs*. Damit ist gemeint, wie stark der Oberschenkelknochen im Bereich des *Femur*-Halses im Vergleich zum Schaft nach vorn verdreht ist. Dieser Winkel beeinflusst, wie viel Rotation sich in deiner Hüfte natürlich anfühlt. Es kann sein, dass dann Asanas, die viel Außenrotation erfordern, einfach nicht passend sind. Und auch die Form der Hüftpfanne und des Schenkelhalses entscheidet mit – insbesondere in tiefer Beugeposition. Darum können Asanas, die viel Rotation oder Flexion in der Hüfte fordern, wie der Lotussitz oder die Eidechsen-Haltung, bei zwei Menschen sehr unterschiedlich aussehen. Im Yoga geht es dann weniger um »weiter«, sondern eher um »passend«. Also darum, dass du deine individuelle Variation dieser Asanas findest.

Halt und Grenzen durch Kapseln, Bänder und Sehnen

Rund um das Hüftgelenk liegt ein kräftiger Kapsel-Band-Apparat. Auch Sehnen umgeben das Gelenk und verbinden Muskeln mit Knochen. Gemeinsam sorgen diese Strukturen für Stabilität: Sie halten den Hüftkopf sicher in der Pfanne, führen die Bewegung und begrenzen Extreme. Im Alltag ist das Gold wert. Im Yoga entscheiden diese passiven Strukturen mit, wie weit sich deine Hüfte besonders in Extension und Rotation bewegen lässt.

Kapseln und Bänder reagieren vor allem auf Zug und langfristige Belastung, Sehnen auf wiederholte Spannung und Kraftübertragung. Alle drei Strukturen sind anpassungsfähig, aber sie verändern sich langsamer als Muskeln. Darum ist Geduld hier oft wirksamer als Intensität. Wenn du Endpositionen von Asanas erzwingst und lange passiv hineinhängst, kannst du diese Gewebe reizen – besonders an ihren knöchernen Ansätzen. Sinnvoller sind sanfte Dosierung, regelmäßige Praxis und genug aktive Kontrolle, damit die Beweglichkeit Schritt für Schritt sicherer wird.

Schutzspannung von Muskeln und Faszien

Selbst wenn die knöcherne Form passt und die Kapsel die Bewegung zulässt, kann sich die Hüftöffnung eng oder blockiert anfühlen. Der Grund liegt oft nicht im Gelenk selbst, sondern in Muskeln, Faszien und im Nervensystem. Diese Gewebe reagieren sensibel auf Belastung, Unsicherheit und Stress. Statt Raum freizugeben, halten sie Schutzspannung. Faszien können sich dabei so verdichten und verkleben, dass weder Muskellänge noch Muskelkontraktion wirklich frei möglich sind. Hüftöffnung fühlt sich dann nicht weit an, sondern beengend, manchmal sogar in weiter entfernten Bereichen wie Rücken oder Knie. Auf muskulärer Ebene geht es deshalb nicht nur um mehr Dehnung, sondern darum, mehrere Zugänge zu finden:

- **Das Nervensystem regulieren:** Das Nervensystem beeinflusst, ob Gewebe loslassen kann. In einem dauerhaften Fight-or-Flight-Modus bleibt die Spannung oft bestehen. Darum kann Hüftöffnung leichter werden, wenn du zuerst das ganze System regulierst, zum Beispiel über eine ruhige Atmung, fließende Bewegungen oder sanfte Mobilisation.
- **Myofasziale Spannung lokal lösen:** Myofasziale Techniken oder Triggerpunktarbeit können verspannte Muskeln wieder lösen, zum Beispiel den *Piriformis* mit einem Ball unter dem Gesäß.
- **Mehr Länge im Muskel erzeugen:** Muskeln sind selten strukturell verkürzt – häufiger sinkt die Dehntoleranz durch hohe Nervensystemaktivität oder

ein dichtes Fasziennetz. Muskellänge entsteht dadurch, dass sich Ursprung und Ansatz voneinander entfernen. Entscheidend ist die Gelenkstellung: Je nachdem, wie du dein Hüftgelenk positionierst, kommt ein Muskel mehr oder weniger auf Spannung. Bei den tiefen Rotatoren werden *Piriformis* und Co. mit mehr Hüftflexion zu Innenrotatoren – darum ist in Flexion und Außenrotation (etwa in der Schlafenden Taube) die Dehnung intensiver.

- **Öffnung führen und Stabilität behalten:** Hüftöffnung braucht gleichzeitig Schutz in anderen Bereichen. Besonders bei Öffnung in Richtung Hüftstreckung sollte die Lendenwirbelsäule aktiv stabil bleiben, damit die Bewegung aus der Hüfte kommt und nicht ins Hohlkreuz ausweicht.
- **Effizient dehnen:** Statt passiv in den Bändern zu hängen, sind kleine dynamische, geführte Übergänge in die Asana und aus der Asana heraus, die den Muskel dehnen, oft effizienter als langes Verharren.

Ein »verkürzter« Muskel ist oft eher verspannt und gleichzeitig zu wenig belastbar respektive zu schwach. Darum hilft neben Öffnung fast immer auch ein gezielter, dosierter Kraftaufbau.

KRAFT IN DER DEHNUNG

Gehe in einen tiefen Ausfallschritt. Richte dein Becken auf, sodass du Länge vorn in der Hüfte spürst, ohne ins Hohlkreuz zu kippen. Sinke einen Moment passiv in die Dehnung und nimm wahr, wo sie ankommt.

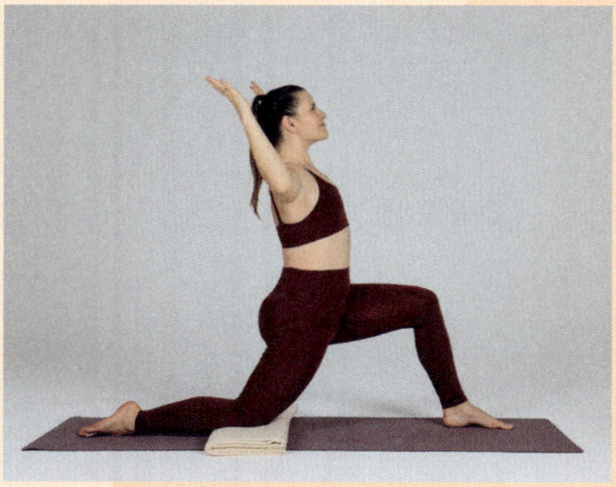

Mit Kraft in der Länge nutzt du deine aktive Kraft, statt in den passiven Strukturen zu hängen.

Dann aktiviere sanft deine vordere Hüfte. Hebe dich nur ein paar Zentimeter aus der tiefen Hüftstreckung, ohne die Ausrichtung zu verlieren, und lasse dich wieder kontrolliert zurücksinken. Wiederhole das einige Male langsam.

Wenn sich die Dehnung dabei klarer, stabiler oder »sicherer« anfühlt, spürst du genau diese Qualität: Kraft in der Länge.

DIE HÜFTE IM TEAM MIT BECKEN UND RÜCKEN

Gesunde Beweglichkeit braucht Stabilität. Für die Hüfte bedeutet das: nicht nur Kontrolle im Gelenk, sondern auch im Verhältnis zu Becken und Wirbelsäule. Zwei Ebenen sind dabei entscheidend: die frontale und die sagittale.

BLOCK-TEST FÜR DIE HÜFTE

Stelle dich mit einem Fuß auf einen Yoga-Block oder eine Treppenstufe. Lasse das freie Bein zuerst locker nach unten hängen. Spüre, wie das Becken zur Seite kippt und die Standhüfte in Richtung Adduktion einsinkt.

Dann hebe das freie Bein langsam wieder an, bis dein Becken maximal nach oben angehoben ist. Spüre, wo du arbeitest: im seitlichen Gesäß, eventuell auch seitlich in der Taille oder in deinem *Quadratus lumborum*, einem tiefen Rückenmuskel (Seite 143).

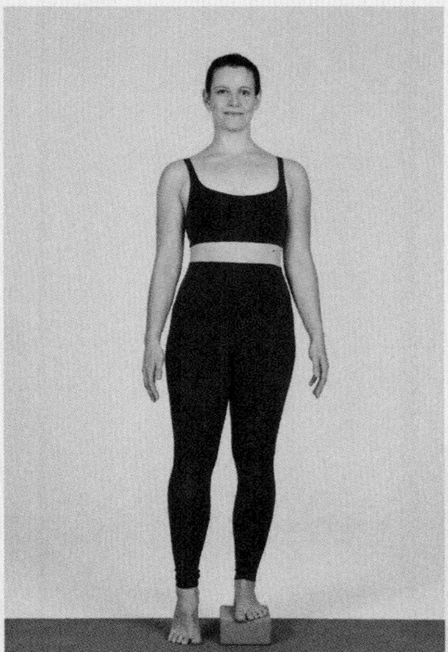

Stelle die Zehenspitzen des freien Beins auf und spüre die Länge in der Hüfte auf dem Block.

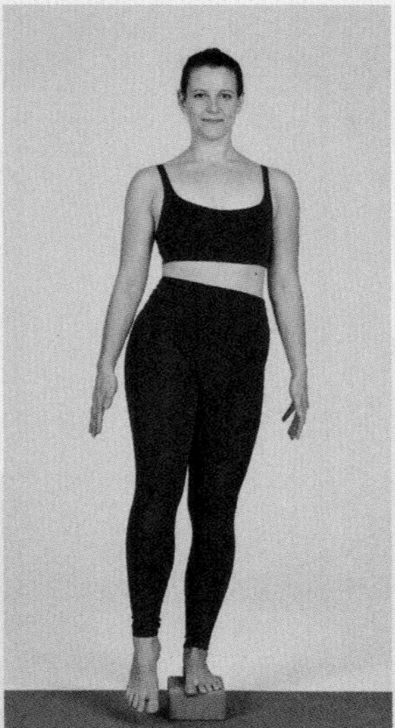

Hebe dein freies Bein aus der Kraft deiner Hüfte und Taille vom Boden ab.

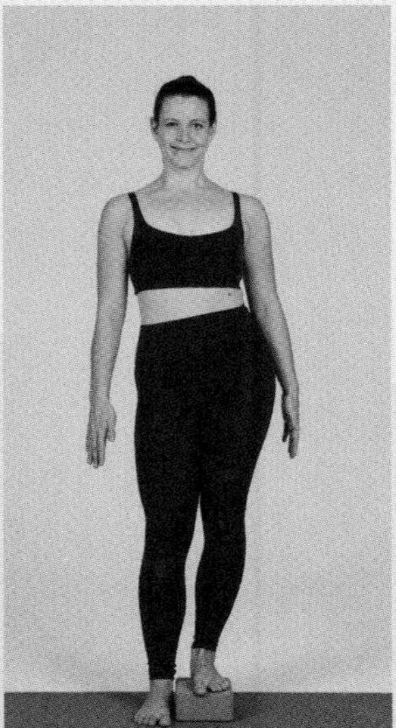

Lasse dich so weit wie möglich exzentrisch wieder zum Boden sinken.

Kannst du in der waagerechten Mittelstellung bleiben, ohne zu wackeln? Mache dies einmal als Wahrnehmungsübung und einmal als Kraftübung mit etwa zehnmaliger Wiederholung.

Frontalebene – Abduktion und Adduktion

Im Einbeinstand muss die Standhüfte das Becken stabil halten. Sinkt das Becken zur freien Seite ab, kippt die Standhüfte oft in Adduktion und Innenrotation und das Knie folgt nach innen. Häufig führen die seitlichen Gesäßmuskeln (*Gluteus medius* und *minimus*) zu wenig und andere Strukturen kompensieren.

Sagittalebene – Bewegung der Hüfte bei ruhigem Rücken

In vielen Asanas soll sich die Hüfte in die Extension bewegen, während Becken und Lendenwirbelsäule stabil bleiben. Fehlt diese Kontrolle, kommt die Bewegung oft aus der Lendenwirbelsäule oder dem Iliosakralgelenk. Das sieht nach viel Beweglichkeit aus, ist aber häufig ein Ausweichen. Und du weißt: Wirkung kommt vor Form. Asana-Beispiele sind der Dreibeinige Hund, Kamel oder Rad, Krieger und Ausfallschritte.

ÜBUNG ZUR HÜFT- UND RUMPFKONTROLLE

Knie dich in den Vierfüßlerstand. Hebe ein Bein nach hinten ab, sodass die Bewegung aus der Hüfte kommt. Dann winkle dein Bein seitlich ab, wie ein Hund, der Pipi macht. Dein Becken und dein Rumpf bleiben ganz stabil. Variiere den Winkel, um unterschiedliche Bereiche zu spüren. Halte dein Becken ruhig, ohne ins Hohlkreuz zu fallen oder zur Seite zu rotieren.

Ganz viel Stabilität aus deiner Mitte ist gefragt sowie gezielte Bewegung und Kraft aus dem Hüftgelenk. Wenn schon kleine Bewegungen nur mit Ausweichen möglich sind, ist das ein Hinweis: Deine Hüfte braucht mehr Kraft und deine Lendenwirbelsäule mehr Stabilität. Diese Übung ist Test und Training zugleich.

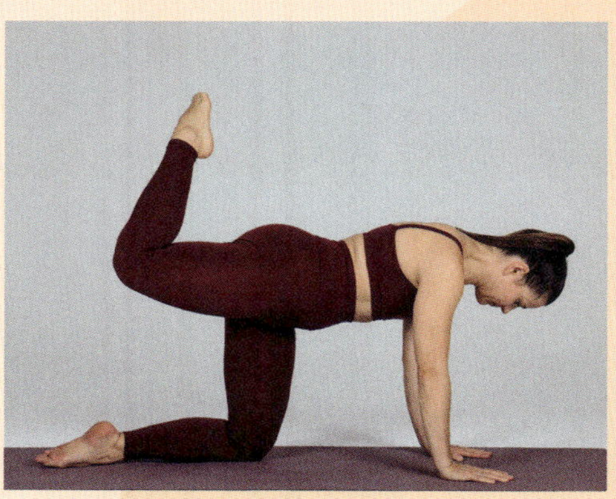

In dieser Haltung bringst du die Hüfte in Extension.

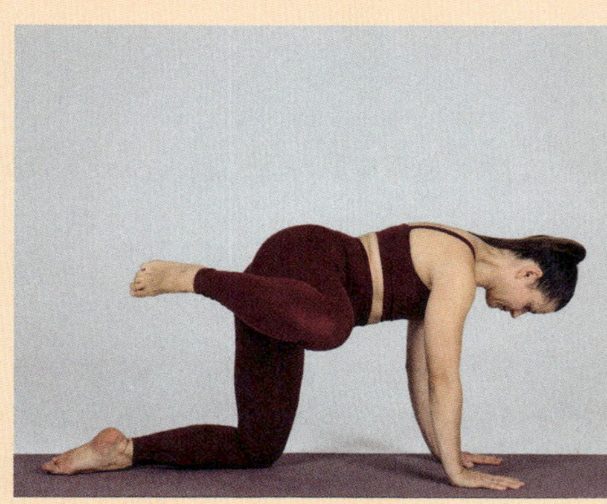

In der Position mit abgespreiztem Bein kannst du die Außenrotation der Hüfte üben.

Typische Ausweichmuster der Hüfte im Yoga

Instabilität zeigt sich oft subtil: Die Standhüfte sinkt in Adduktion und Innenrotation, das Knie folgt. Oder das Becken rotiert und die Lendenwirbelsäule macht die Bewegung, die eigentlich aus der Hüfte kommen sollte. Beim Dreibeinigen Hund kommt die Höhe dann eher aus der Extension und Rotation der Lendenwirbelsäule als aus echter Hüft-Extension. Im Krieger 3 kippt das Becken, das Knie zieht nach innen und das Spielbein holt sich seine Bewegung aus dem Rücken statt aus der Hüfte.

Oft wird eine Haltung stabiler, wenn du sie zuerst in geringerem Umfang ausführst: weniger Weg, mehr Kontrolle. Und denke dran: Hüftstabilität entsteht selten nur in der Hüfte. Sie braucht eine aktive Fußbasis und eine ruhige Mitte, damit das Bein geführt werden kann, ohne dass Becken oder Lendenwirbelsäule ausweichen. Es gilt auch hier wieder: Wirkung vor Form.

Beschwerdebilder

Hüftbeschwerden entstehen häufig dann, wenn Beweglichkeit und Stabilität nicht im Gleichgewicht sind. Oft zeigen sich zuerst funktionelle Probleme wie ein unsicherer Stand, eingeschränkte Bewegungen oder diffuse Schmerzen, bevor strukturelle Veränderungen sichtbar werden. Im Yoga werden diese Themen oft früh spürbar, wenn Asanas plötzlich unangenehm werden oder sich nicht mehr stimmig anfühlen. Das ist ein wertvoller Hinweis: Die Hüfte braucht eine andere Dosis oder eine andere Art von Training.

Hüftbewegung passiert im Körper selten isoliert. Wenn die Hüfte nicht gut geführt wird, kompensieren oft Nachbarbereiche. Typisch ist, dass das Knie die Rotation ausgleichen will oder dass die Lendenwirbelsäule mehr Streckung und Rotation ausführt, als ihr guttut. Genau darum lohnt sich bei Hüftbeschwerden fast immer ein Blick auf das ganze Team aus Fuß, Beinachse, Becken und Rumpf.

TRIGGERPUNKTE UND MUSKULÄRE VERSPANNUNG

Triggerpunkte entstehen oft dann, wenn Belastung und Belastbarkeit nicht zusammenpassen. Belastung ist das, was im Alltag oder im Yoga auf den Körper einwirkt. Belastbarkeit ist das, was er aktuell leisten kann. Bleibt die Belastung über längere

Zeit hoch, während die Belastbarkeit zu niedrig ist, reagiert der Muskel häufig mit Schutzspannung. Das kann durch viel Training, zu wenig Regeneration, einseitige Muster, langes Sitzen, Stress oder kompensatorische Arbeit passieren. Auch wenn die ausdauernden Stabilisatoren zu wenig übernehmen, müssen andere Muskeln mehr halten, als sie eigentlich sollten.

Viele Triggerpunkte sind ein Zeichen dafür, dass die Teamarbeit zwischen den Muskeln nicht mehr stimmt. Ein typisches Beispiel: Wenn *Gluteus medius* und *minimus* zu wenig aktiv sind, versucht der *Piriformis* alles zu retten. Er arbeitet dann nicht mehr fein als Hüft-Zentrierer, sondern übernimmt auch die Stabilisationsaufgabe der anderen. Ein kleiner Muskel mit einem zu großen Job. Das Ergebnis: Die dauerhafte Spannung macht das Gewebe empfindlicher. In einem komplexen Zusammenspiel aus erhöhter Reizbarkeit, veränderter Durchblutung und anhaltender Schutzspannung reagieren einzelne Bereiche besonders stark auf Druck oder Bewegung. Und Stress kann diesen Kreislauf zusätzlich verstärken, weil das Nervensystem generell mehr Schutzspannung aufbaut. Daraus entstehen dann Triggerpunkte.

Im Hüftbereich sind Triggerpunkte hier besonders häufig:

- *Gluteus medius* und *minimus*
- *Piriformis*
- *Iliopsoas*

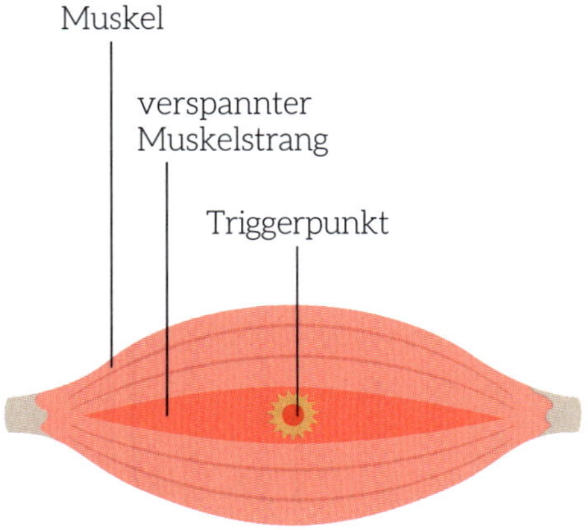

Ein Triggerpunkt ist ein maximal angespannter, druckempfindlicher Punkt in einem Muskel.

Nicht jede Verspannung ist jedoch ein Triggerpunkt. Ein hoher Muskeltonus fühlt sich oft eher flächig an. Ein Triggerpunkt ist meist lokaler: ein kleiner, deutlich druckempfindlicher Punkt im Muskel, der manchmal auch in Richtung Rücken, Bauch oder Bein ausstrahlt. Aus anhaltend hohem Tonus können leichter Triggerpunkte entstehen, und Triggerpunkte erhöhen umgekehrt oft wieder den Grundtonus im System.

LÖSEN VON TRIGGERPUNKTEN

1. Suche mit dem Finger oder einem Ball eine klar druckempfindliche Stelle, die den dir bekannten Schmerz auslöst oder ausstrahlt.
2. Bleibe mit deutlichem, aber dosiertem Druck 30 bis 60 Sekunden auf diesem Punkt. Atme ruhig und steigere den Druck eher, als dass du ihn verringerst.
3. Optional: Führe Minibewegungen aus, wenige Millimeter in alle Richtungen, wie kleine Sternchen.
4. Lasse die Ausstreichungen danach etwas größer werden, damit auch das Gewebe rundherum entspannen kann.
5. Danach dehne sanft. In den nächsten Tagen stabilisiere und kräftige gezielt, damit sich das Muster nicht direkt wiederholt.

Du kannst diese Übung auch gezielt für Triggerpunkte im Gesäß anwenden. Das kann Druck rund ums Iliosakralgelenk reduzieren, Hüftrotation freier machen und ist eine gute Vorbereitung für weitere Übungen. Nutze einen Tennis- oder Faszienball.

1. Setze oder lege dich dazu in Rückenlage und platziere einen Ball unter einer Gesäßseite.
2. Suche einen deutlich spürbaren Punkt und bleibe dort drei bis fünf ruhige Atemzüge lang.
3. Verändere die Beinposition leicht, damit du unterschiedliche Fasern erreichst.

Der Druck soll deutlich, aber gut aushaltbar sein. Bei Kribbeln, Brennen oder Nervenschmerz: Druck reduzieren oder abbrechen.

Yoga bei starken Verspannungen

Hier hilft selten nur mehr Dehnung oder Entspannung. Ziel ist, den Tonus zu senken und gleichzeitig die Belastbarkeit wieder aufzubauen: durch richtig dosierte Ball- oder Fingerarbeit und gezielte Aktivierung der stabilisierenden Muskeln. Triggerpunkte lösen kann sehr schmerzhaft sein, es geht aber auch um ein Signal an das Nervensystem: Du bist sicher und musst nicht festhalten. Ein verspannter Muskel ist zudem oft auch ein schwacher Muskel, er ist nicht wirklich belastbar. Darum lohnt es sich, erst zu lösen und dann wieder aufzubauen – und dabei auch das ganze Team mitzunehmen.

WAS DU BEI TRIGGERPUNKTEN TUN KANNST, DAMIT SIE NICHT IMMER WIEDER ZURÜCKKOMMEN

Dos	Don'ts
• intensiv verspannte Stellen gezielt lösen • anschließend den betroffenen Muskel sanft in Länge bringen • nach intensiver Punktarbeit dem Gewebe ein bis drei Tage Ruhe gönnen • gezieltes Kräftigen des Muskels und seines Teams, besonders am seitlichen Gesäß und am Rumpf • eine ganzheitlich ausgewogene Yoga-Praxis mit Mobilisation und gezielte Kräftigung des ganzen Körpers	• nur dehnen oder nur massieren • zu sanft massieren (Triggerpunkte brauchen eine recht hohe Dosierung und lange genug Druck, um gelöst zu werden.) • zu stark oder zu lange bearbeiten oder zu intensiv auf der gleichen Stelle bleiben • lösen, ohne danach wieder Kraft in den tiefen stabilisierenden Muskeln aufzubauen

PIRIFORMIS-SYNDROM UND DER ISCHIASNERV

Beim *Piriformis*-Syndrom ist der *Piriformis* und oft auch das tiefe Hüftrotatoren-Team so gereizt oder verspannt und hat häufig auch mehrere Triggerpunkte, dass typische Beschwerden im Gesäß entstehen. Manchmal kommen Symptome entlang des Ischiasnervs dazu – das ist ein häufiges Muster im Yoga-Kontext. Der *Piriformis* ist zwar klein, er reagiert aber stark auf Instabilität, langes Sitzen, Einbeinbelastung oder zu viel passive Rotation. Bei manchen Menschen verläuft der Ischiasnerv sehr nah am *Piriformis*, wodurch eine Reizung schneller ausstrahlen kann. So fühlt sich das häufig an:

- tiefer Schmerz im Gesäß, oft einseitig
- Ziehen beim Sitzen oder nach längerer Belastung
- Schmerzen in der Haltung der Taube oder tiefen Hüftöffner
- manchmal Kribbeln oder Ausstrahlung ins Bein

Wenn du Kribbeln, Brennen oder ein elektrisches Ziehen spürst, kann das auf eine Beteiligung des Nervs hinweisen. Dann gilt im Yoga: weniger Dehnung, mehr Dosierung und sanfte Mobilisation.

Yoga beim *Piriformis*-Syndrom

Übe weniger forcierte Außenrotation und mehr aktive Zentrierung. Die meisten profitieren von einer Kombi aus dosierten myofaszialen Techniken wie dem Lösen von Triggerpunkten mit dem Ball, besonders aber auch Kräftigung der Abduktoren und sanfter Nervenmobilisation, falls nervenbedingte Symptome dabei sind. Wichtig ist auch hier: weniger Endpositionen einnehmen, kontrolliert üben und Pausen für das Nervensystem einlegen.

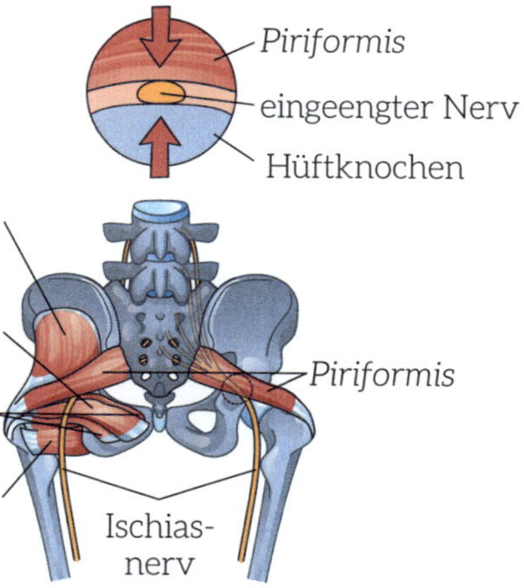

Der Ischiasnerv kann durch einen verspannten Piriformis*-Muskel eingeengt sein.*

Wenn es um den *Piriformis* geht, kannst du dich an der Triggerpunkt-Anleitung (Seite 95) orientieren, wenn der Ischiasnerv beteiligt ist, beachte zusätzlich:

WAS DU BEIM *PIRIFORMIS*-SYNDROM UND FÜR DEN ISCHIASNERV TUN KANNST

Dos	Don'ts
• den Fokus auf eine genaue Ausrichtung und gute Stabilität in Füßen, Beinen, Hüften und Rumpf legen • Asanas kleiner, dafür genauer ausführen • beteiligte Muskeln und ganze Muskelteams lösen, sanft dehnen und kräftigen • sanfte Nervenmobilisationen in deine Praxis integrieren	• die Haltung der Taube und andere Asanas mit Außenrotation forcieren, wenn der Nerv gereizt ist • Vorwärtsbeugen üben, wenn sie Nervensymptome verstärken (Ziehen, Kribbeln, ein elektrisches Gefühl) • Nervenschmerz als Maßstab für den Effekt betrachten

HÜFTIMPINGEMENT

Beim femoroacetabulären Impingement (FAI) ist der Bewegungsraum im Hüftgelenk knöchern begrenzt. Bestimmte Kombinationen, besonders die tiefe Hüftflexion mit Innenrotation und Adduktion, können dann das Gefühl, eingeklemmt zu sein, oder Schmerzen auslösen. Das ist weniger ein Thema von »zu wenig Dehnung«, sondern hängt mit deiner individuellen Knochenform und Bewegungsauswahl zusammen. Gleichzeitig spielen Muskeltonus und Zentrierung eine Rolle: Wenn die Hüfte gut geführt ist, fühlt sich Bewegung oft klarer und weniger gereizt an.

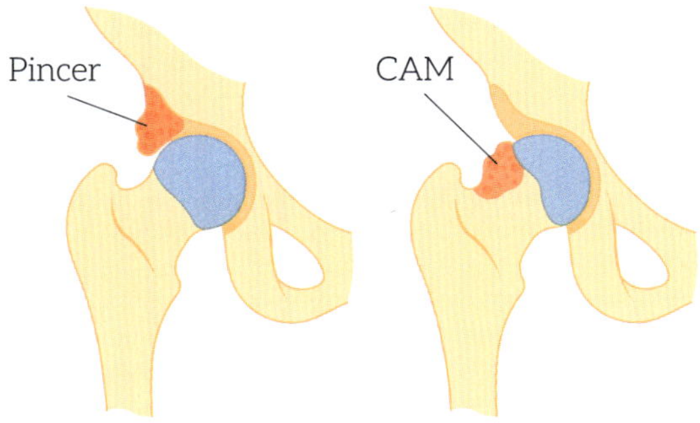

Pincer- und Cam-Impingement

So fühlt sich ein Hüftimpingement oft an:

- als vorderer Leistenschmerz oder Schmerz tief im Gelenk
- unangenehm oder klemmend in der tiefen Hocke, der Position des Adlers, der Eidechse oder der tiefen Schlafenden Taube
- als Gefühl von Blockade, Klemmen oder Begrenzung

Wenn der Pfannenrand der Hüfte zu ausladend ist und den Hüftkopf einklemmt, spricht man von einem Pincer-Impingement. Ist der Schenkelhals betroffen, handelt es sich um ein Cam-Impingement. Häufig treten auch Mischformen auf.

Yoga bei Impingement der Hüfte

Im Yoga gilt zum einen: Deine Knochenform kannst du nicht ändern. Übe deshalb innerhalb des schmerzfreien Bereichs, denn beim Hüftimpingement ist die beste Strategie oft: Halte den Winkel kleiner, richte dich klarer aus, übe in ruhigem Tempo. Hilfsmittel wie Blöcke oder Kissen können dir helfen, deine individuelle Ausrichtung ohne Schmerzen zu finden.

Andererseits gilt aber auch: Muskulatur, Tonus und Zentrierung kannst du beeinflussen. Darum ist das dein aktiver Hebel in deiner Yoga-Praxis.

WAS DU BEI HÜFTIMPINGEMENT TUN KANNST

Dos	Don'ts
• Positionen erhöhen, Winkel reduzieren, Varianten nutzen (mit Blöcken, Decken oder Bolster) • im Stand und in Balance-Haltungen kontrollierter üben (auf die Beinachse achten, das Becken ruhig halten) • auf Kraft von *Psoas*, *Piriformis*, Glutealmuskulatur und Rumpf fokussieren • Dehnungen so wählen, dass ein Zug spürbar ist, aber kein Klemmen	• Endpositionen in deiner Schmerzposition forcieren, häufig in tiefer Flexion, Innenrotation und Adduktion • dich in den Schmerz hineindrücken, nur weil es angeblich »öffnet« • lange statisch in einer Position bleiben, die sich klemmend anfühlt • nur passiv dehnen und Kraft vernachlässigen

Asanas und Übungen für die Hüfte

Jetzt geht es in die Praxis: Du verbindest das Lösen von Triggerpunkten, Kraft in der Dehnung und gezielte Stabilität, damit deine Hüftöffnung nicht nur weiter, sondern auch stimmiger und sicherer wird. Denke an die Prinzipien aus dem Fokusthema (ab Seite 87): Beweglichkeit unter Kontrolle, ruhiges Becken, Bewegung aus der Hüfte statt aus der Lendenwirbelsäule und eine aktive Fußbasis – verbunden mit einer ruhigen Mitte als Fundament.

Iliacus lösen

Diese Technik kann Spannung oder Triggerpunkte im *Iliacus* lösen, dem tiefen Hüftbeuger und Teil des *Iliopsoas*. Das wirkt sich auch positiv auf seinen großen Mitspieler, den *Psoas*, aus. So entsteht oft mehr Raum für Hüftstreckung. Viele spüren danach mehr Leichtigkeit vorn in der Hüfte und weniger Zug im Becken oder im unteren Rücken.

Lege dich in Rückenlage, stelle beide Beine auf oder lege sie auf einem Bolster ab. Dein Bauch ist entspannt und weich. Wenn du magst, lege deine Finger an die Innenseite der Beckenschaufel und sinke langsam in die Tiefe. Lege gerne deine andere Hand darauf, um mehr Kraft zu haben. Bleibe mindestens 30 Sekunden, löse langsam und wechsle die Seite.

Hinweis: Wenn du dich unsicher fühlst, dann taste dich langsam an diese Technik heran oder lasse sie dir von einer Physiotherapeutin zeigen.

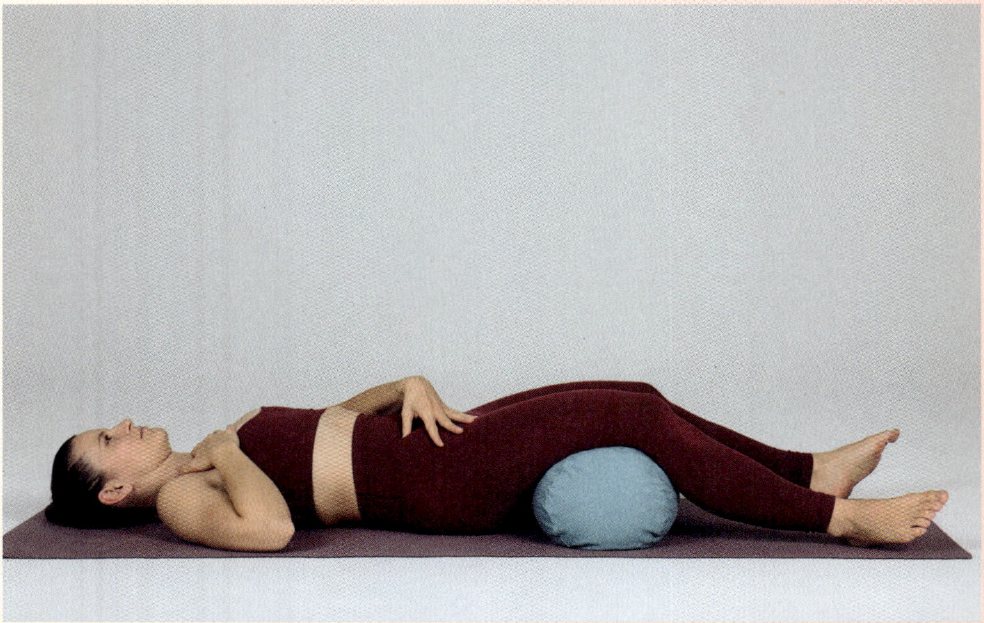

Beinheben in Rückenlage

Diese Übung trainiert eine aktive Führung aus dem *Iliopsoas* mit Kraft und Dehnung gleichzeitig, ohne dass dein Becken kippt oder die Lendenwirbelsäule ins Hohlkreuz ausweicht. Eine starke Basis für Balance, Übergänge und kontrollierte Hüftöffnung in Richtung Extension.

1. Lege dich in die Rückenlage, greife mit deinen Armen um das gebeugte Knie. Das andere Bein strecke Richtung Decke. Du kannst ein oder zwei Blöcke unter dein Kreuzbein legen, um so noch mehr Raum für die Hüftstreckung zu haben.
2. Senke das schwebende Bein langsam ab, dein Becken und der untere Rücken bleiben ruhig. Lasse den *Iliopsoas* langsam exzentrisch los – dafür brauchst du sowohl Kraft wie auch Dehnung. Hebe das Bein langsam und kontrolliert wieder an, mit konzentrischer Kraft, ohne Schwung.

Hinweis: Vermeide ein Hohlkreuz und übe langsam. Wenn du in der Lendenwirbelsäule ausweichst, halte das gebeugte Knie fester.

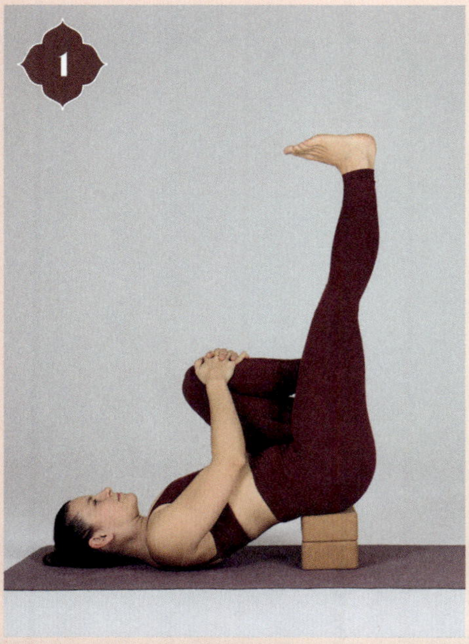

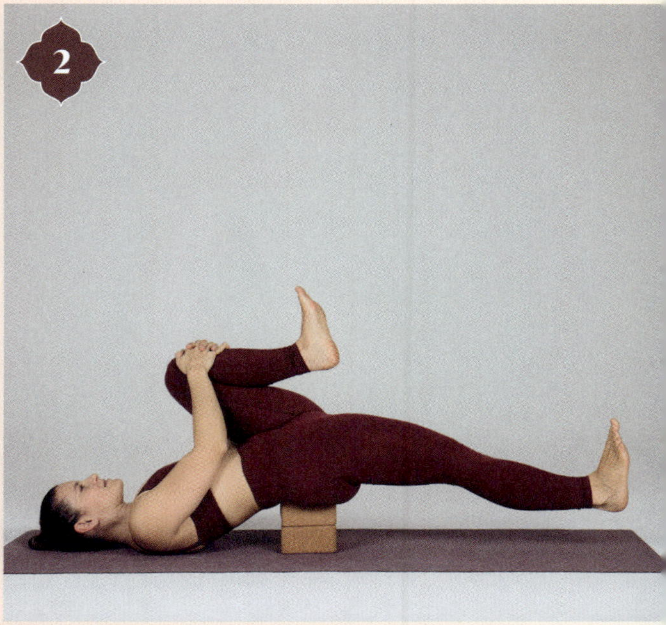

Liegende Acht

Bewege die Hüfte in mehrere Richtungen, während Becken und Lendenwirbelsäule stabil bleiben. Das fördert die Beweglichkeit unter Kontrolle.

1. Lege dich in die Rückenlage. Stelle ein Bein auf, das andere strecke nach oben. Zeichne nun eine liegende Acht an die Decke. Dein Großzeh führt die Bewegung. Führe das Bein nach außen in Abduktion und Außenrotation.
2. Führe den Großzeh weiter, über die Mitte nach innen in Adduktion und Innenrotation, sodass eine fließende Acht entsteht.

Hinweis: Übe langsam und kontrolliert aus. Wenn das Becken kippt oder die Lendenwirbelsäule mitmacht, dann mache die Bewegung kleiner.

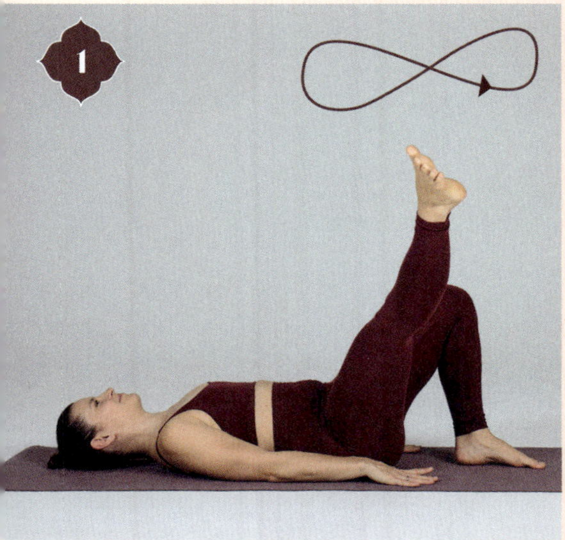

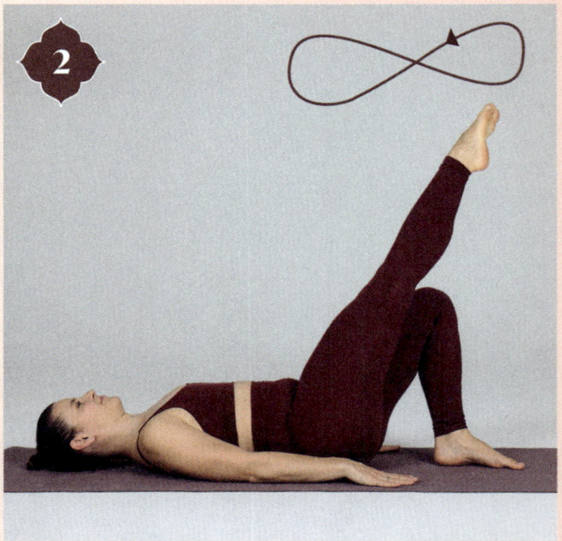

Grätsche in Rückenlage

Diese Übung kombiniert Länge und Aktivität in den Adduktoren. Du lernst, in der Hüftöffnung nicht passiv zu hängen, sondern Spannung zu dosieren.

1. Lege dich in die Rückenlage, strecke beide Beine nach oben in einer Grätsche aus. Lege die Hände an die Innenseiten der Oberschenkel. Drücke die Beine drei Atemzüge lang sanft gegen die Hände.
2. Löse dann die Spannung und lasse dich ein kleines Stück weiter in die Abduktion sinken. Übe drei bis fünf Zyklen pro Seite.

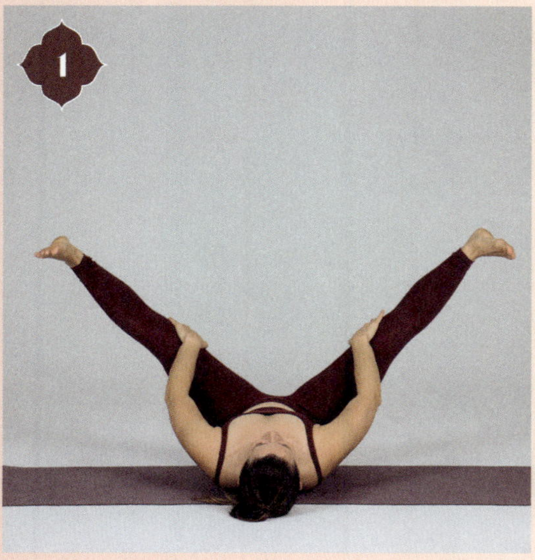

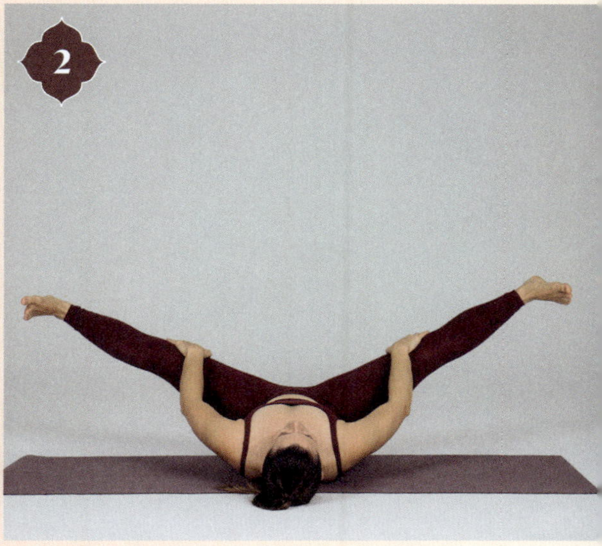

Beinheben mit Rotation

Hier trainierst du deine Hüftkontrolle: Deine Hüft-Abduktoren und tiefen Rotatoren arbeiten, während Becken und Lendenwirbelsäule ruhig bleiben. Das ist eine der besten Übungen, um Ausweichen ins Hohlkreuz oder in die Lendenwirbelsäulenrotation zu reduzieren.

1. Knie dich in den Vierfüßlerstand, deine Wirbelsäule ist neutral, dein Bauch leicht aktiv. Hebe ein Knie seitlich an, sodass die Bewegung aus der Hüfte kommt. Das Becken bleibt ruhig.
2. Bleibe in der Ausgangsstellung stabil und rotiere nur aus der Hüfte heraus nach innen und außen.

Hinweise:

- Sieh dir auch die Varianten auf Seite 92 an.
- Achte in jeder Variante darauf, dass Drehung oder Extension nicht aus der Lendenwirbelsäule kommen. Überprüfe das gern mit einem Yoga-Block auf deinem Kreuzbein. Wenn du ausweichst, mache die Bewegung lieber kleiner, aber dafür genau.

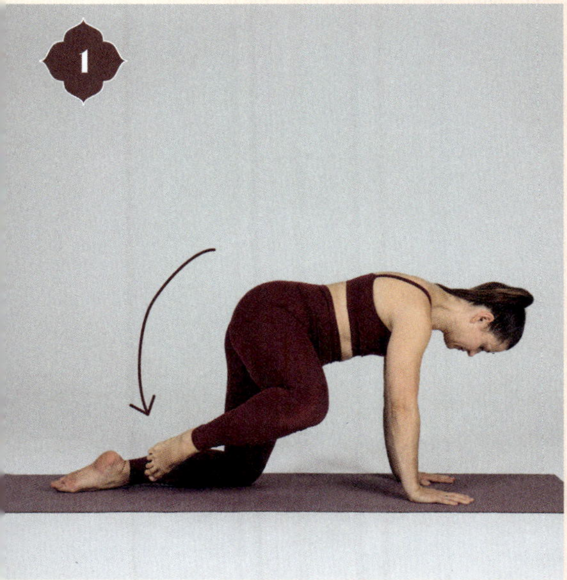

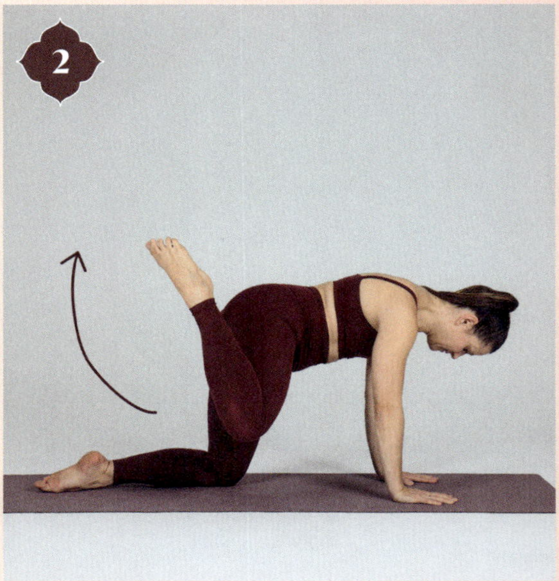

Tinkerbell

Okay, den Übungsnamen »Tinkerbell« habe ich erfunden: Kennst du die Fee aus *Peter Pan*? Denn diese Übung erinnert mich an ihre Eleganz. In dieser Asana-Variante verbindest du Hüft- und Beinachsenstabilität im Standbein mit kontrollierter Hüftbewegung im Spielbein.

1. Starte im aufrechten, stabilen Stand. Verlagere dein Gewicht aufs Standbein und hebe das andere Bein mit gebeugtem Knie weit nach oben an.
2. Führe das freie Bein nach hinten und stelle deine Zehenspitzen auf der Matte ab. Strecke die Arme nach oben. Das ist deine Tinkerbell-Fee-Position. Hier brauchst du etwas Kraft in den Hüftstreckern und Stabilität in der Hüfte.
3. Verbinde die beiden Bewegungen fließend miteinander. Wenn du möchtest, kannst du den Zeh vom Boden lösen und dich in Richtung Krieger 3 bewegen. Das fordert besonders die Transversalebene mehr heraus, sodass du nicht in die Rotation sinkst.

Hinweis: Mache etwa acht langsame Wiederholungen pro Seite, ohne Schwung. Bleib in jeder Position neutral in Becken und Rücken, die Bewegung kommt nur aus dem Hüftgelenk. Deine Hände können dir bei der Wahrnehmung helfen.

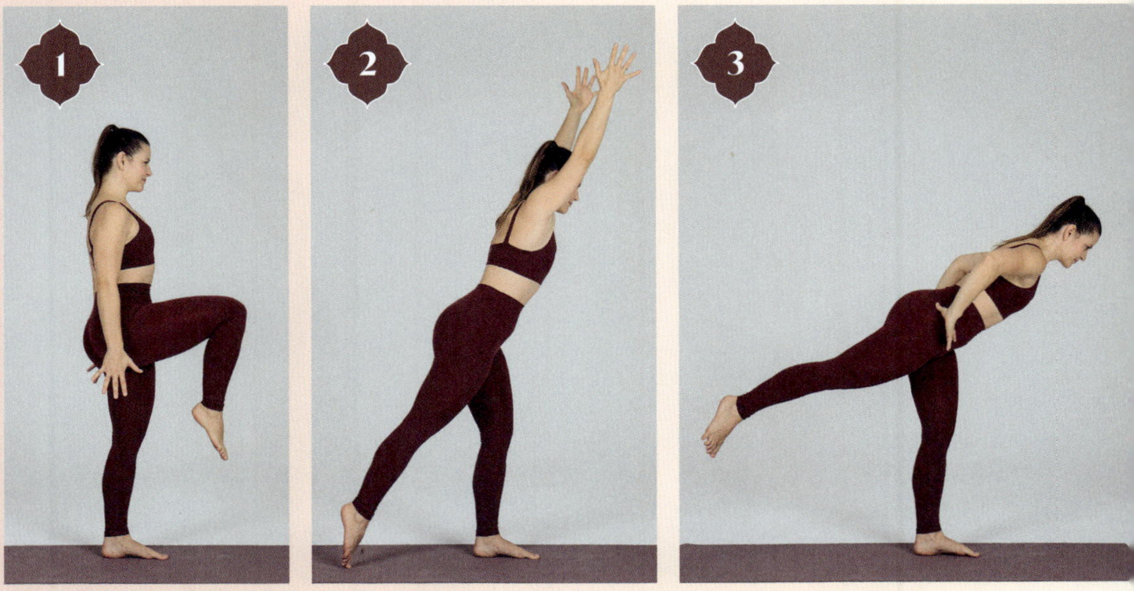

Abduktoren im Stand kräftigen

Diese Übung kräftigt *Gluteus medius* und *minimus* und schult die seitliche Beckenstabilität.

1. Stelle dich mit einem Fuß auf einen Block oder eine Stufe, das freie Bein lasse locker hängen.
2. Lasse das freie Bein sinken und hebe es dann kontrolliert wieder an, ohne dass du dich ins Standbein »hängst«.

Hinweise:

- Mache acht bis zwölf Wiederholungen mit je zwei Durchgängen pro Seite.
- Bei Bedarf kannst du dich an einer Wand festhalten.

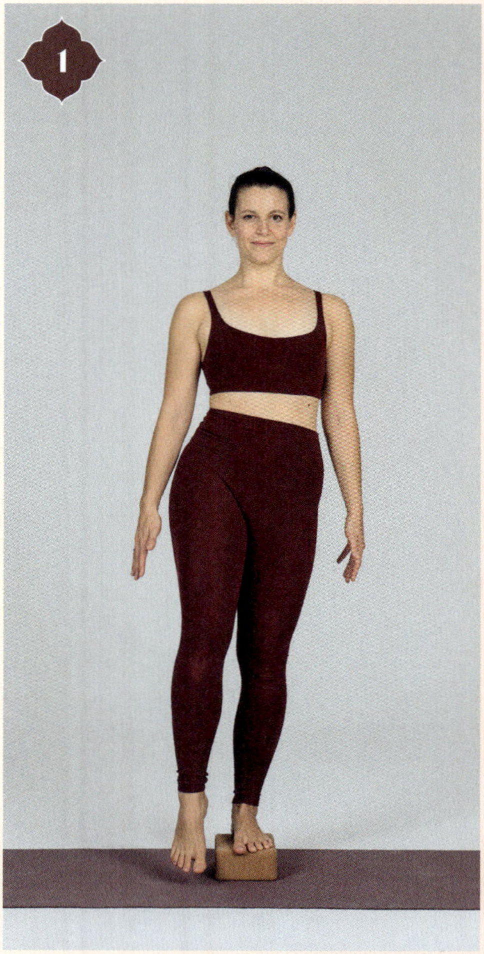

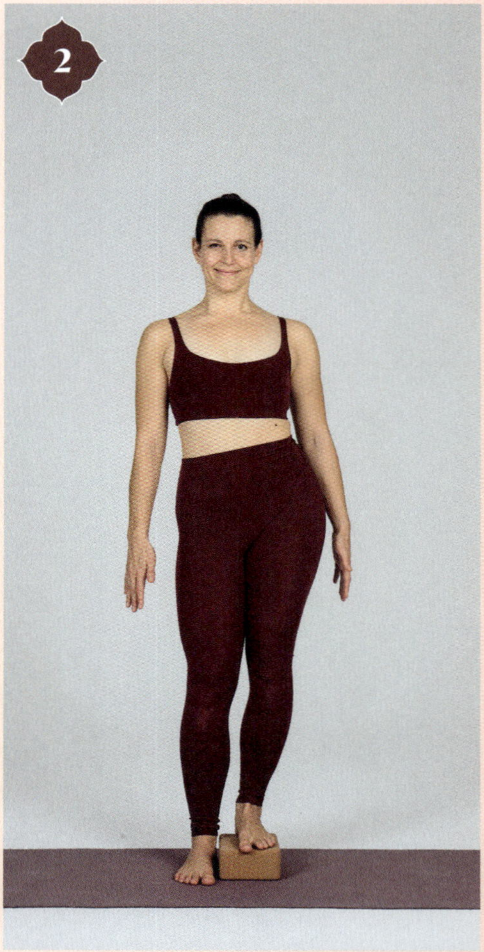

Kuhgesicht in Rückenlage (Gomukhasana)

Diese Variante von der Kuhgesicht-Position in Rückenlage dehnt vor allem den hinteren Anteil der Glutealmuskulatur. Durch die Kombination aus Hüftflexion, Adduktion und Außenrotation erreicht sie Bereiche im Gesäß, die in vielen anderen Asanas weniger Länge bekommen. Gleichzeitig ist sie gut dosierbar und im Vergleich zur sitzenden Variante entlastet sie Knie und den unteren Rücken.

1. Auf dem Foto siehst du das klassische Kuhgesicht im Sitzen auf einem Block.
2. Lege dich in Rückenlage und stelle beide Füße auf. Für die Variante im Liegen kreuze die Beine so, dass die Knie übereinanderliegen oder sich zumindest annähern. Greife, wenn möglich, mit den Händen an die Füße oder Schienbeine und ziehe sie sanft Richtung Brust. Bleibe ruhig atmend für einige Atemzüge lang in der Haltung, dann wechsle die Seite.

Hinweise:

- Wenn du die Knie nicht übereinanderlegen kannst, reicht auch ein lockeres Überkreuzen der Oberschenkel. Die Füße dürfen weiter weg vom Körper bleiben, um die Intensität zu reduzieren.
- Wenn deine Knie empfindlich sind oder deine Hüften die Beweglichkeit nicht zulassen, erzwinge die Position nicht. Übe keinen Druck auf die Knie aus, ziehe nicht mit den Händen und halte den Atem nicht fest. Die Dehnung soll im Gesäß spürbar sein, nicht im Knie oder tief im Hüftgelenk.

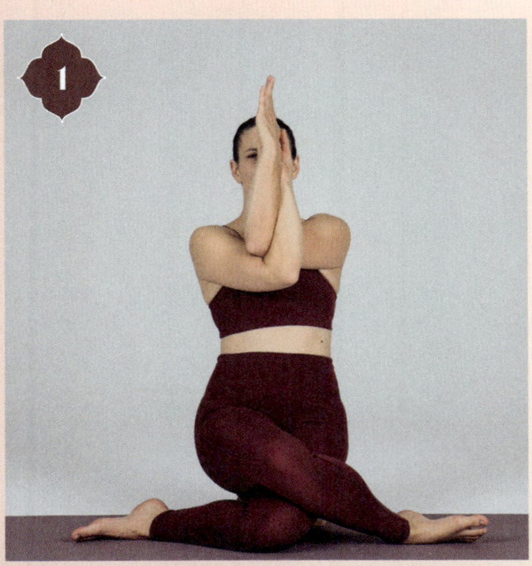

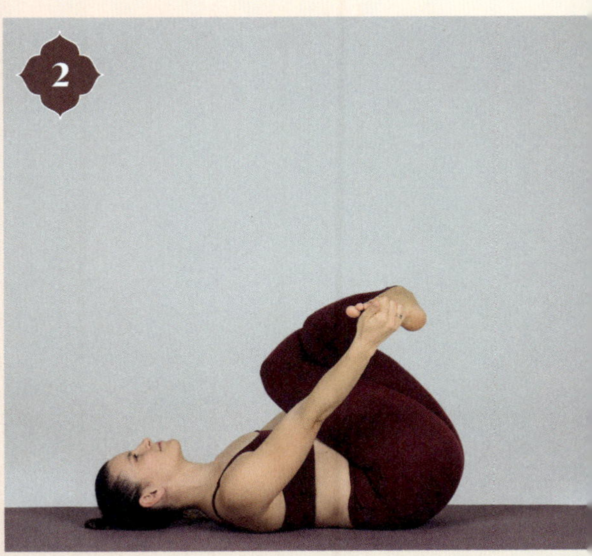

Varianten der Taube (Eka Pada Rajakapotasana)

Die Taube bringt im vorderen Bein Länge in den Außenrotatoren und im hinteren Bein Länge in den Hüftbeugern, besonders im *Psoas*. Gleichzeitig ist sie eine Asana, in welcher der Körper gern ausweicht: vorn über Rotation im Knie, hinten über ein Hohlkreuz. Darum gilt hier besonders: gut ausrichten, gut unterstützen und lieber weniger Tiefe mit mehr Kontrolle.

1. Beginne im Herabschauenden Hund (siehe Seite 51) und ziehe dann dein linkes Knie nach vorn, dein Fuß wandert leicht Richtung rechte Hand, dein Knie bleibt weit gebeugt. Strecke das hintere Bein lang nach hinten aus. Schiebe die Hüfte des hinteren Beins nach vorn und unten, so bleibt dein Becken parallel zum vorderen Mattenrand ausgerichtet. Stütze deine Hände zunächst noch vorn ab, atme ruhig und bleibe in einem gut aushaltbaren Bereich. Zur Unterstützung kannst du ein Bolster verwenden.
2. Um mehr Länge im Quadrizeps zu bekommen, beuge dein Knie und greife mit deiner linken Hand zum rechten Fuß.
3. Dann umfasse mit deiner rechten Hand den rechten Fuß.
4. Du kannst auch einen Gurt verwenden, den du um den hinteren Fuß schlingst.
5. Lege den Oberkörper nach vorn ab in die Schlafende Taube.

Hinweis: Du solltest keinen Schmerz im Knie verspüren und Rotationen nicht forcieren. Je näher dein Fuß am Gesäß ist, desto weniger Rotation hast du auch im Knie. Wenn du keinerlei Rotation im vorderen Knie möchtest oder aushältst, dann lege die Ferse direkt unter dein Gesäß. Bei Impingement-Tendenz in der Hüfte komme weniger tief und bleibe eher kurz in der Schlafenden Taube.

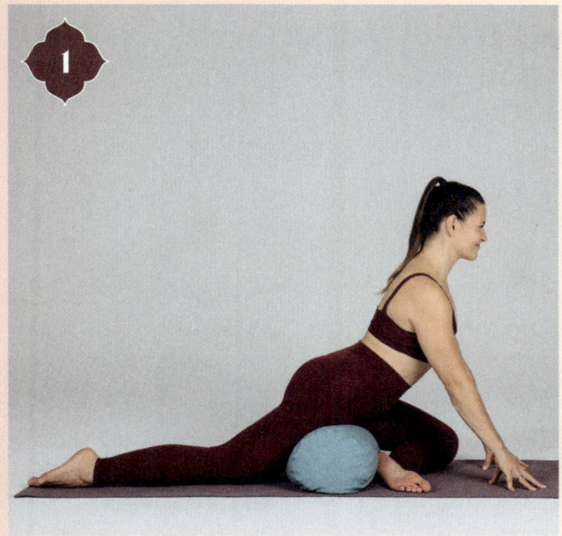
1

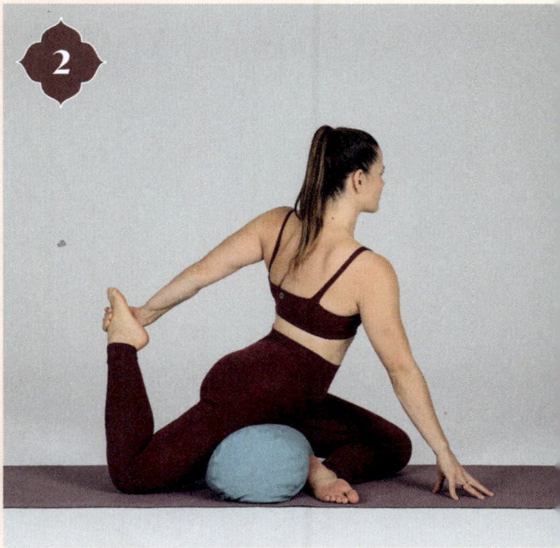
2

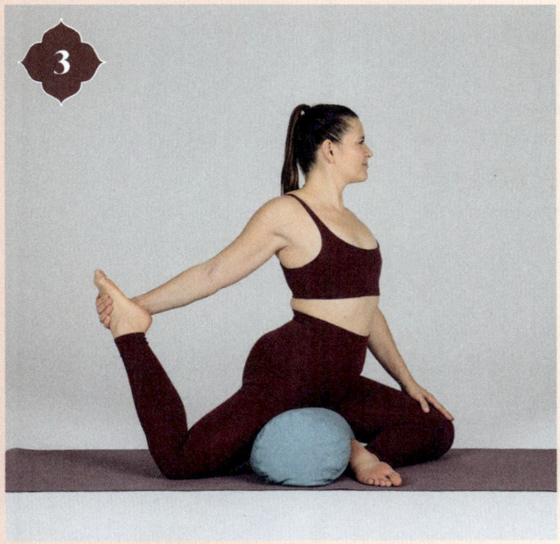
3

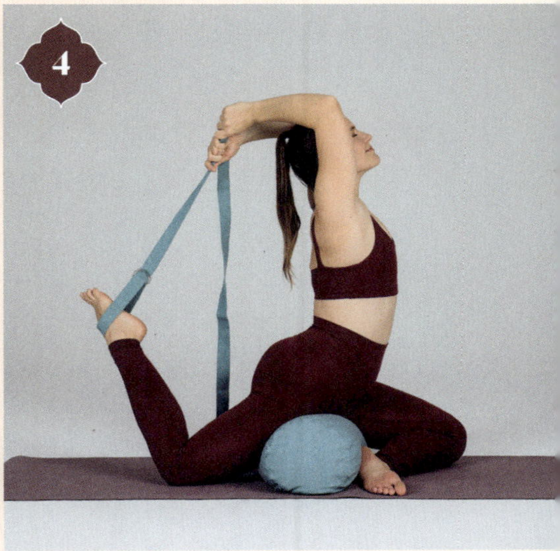
4

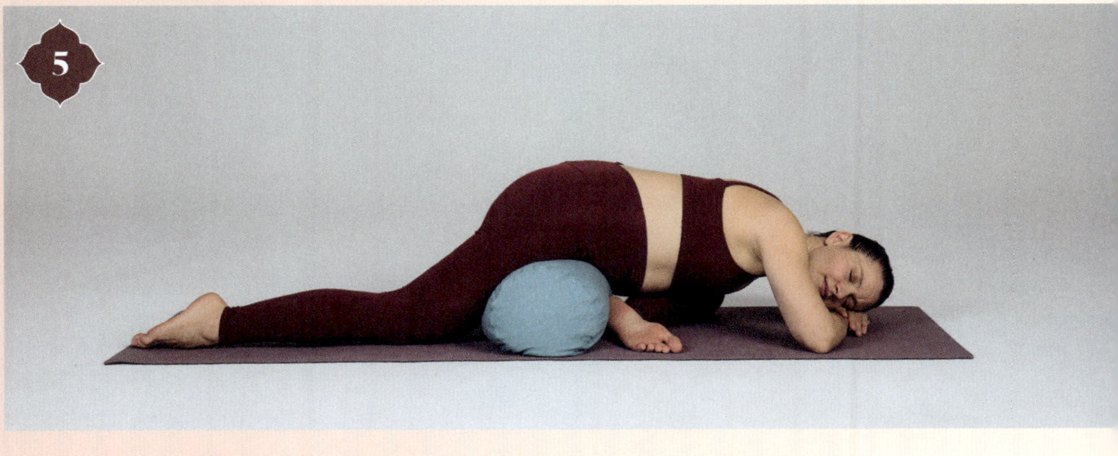
5

Anatomie-Yoga-Flow für die Hüfte

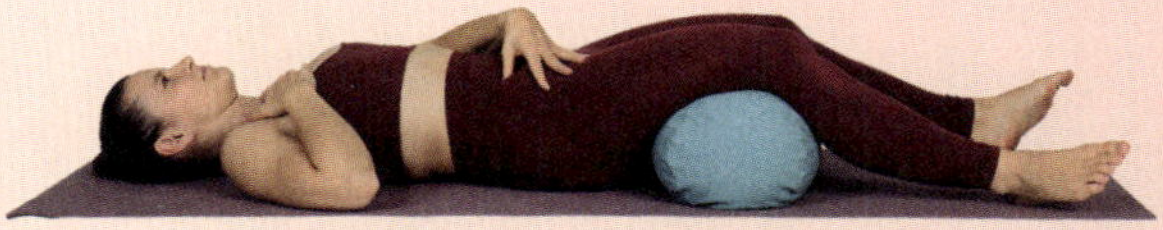

1. *ILIACUS* LÖSEN
(siehe Seite 100)

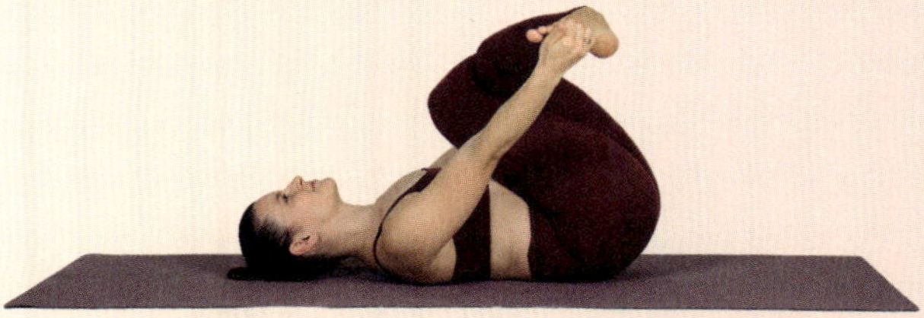

9. KUHGESICHT IN RÜCKENLAGE
(siehe Seite 107)

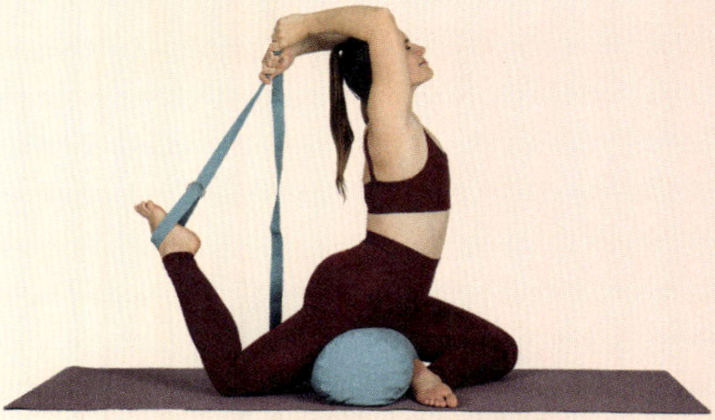

8. VARIANTEN DER TAUBE
(siehe Seite 108)

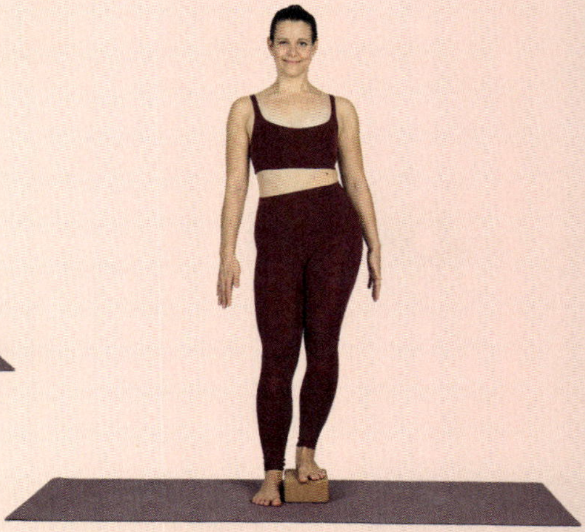

7. ABDUKTOREN IM STAND KRÄFTIGEN
(siehe Seite 106)

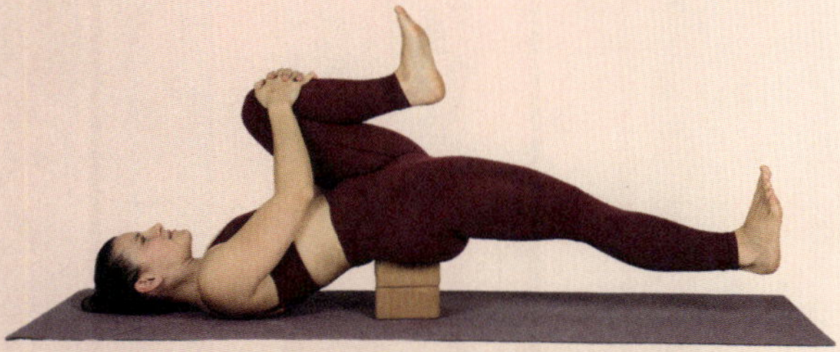

2. BEINHEBEN IN RÜCKENLAGE
(siehe Seite 101)

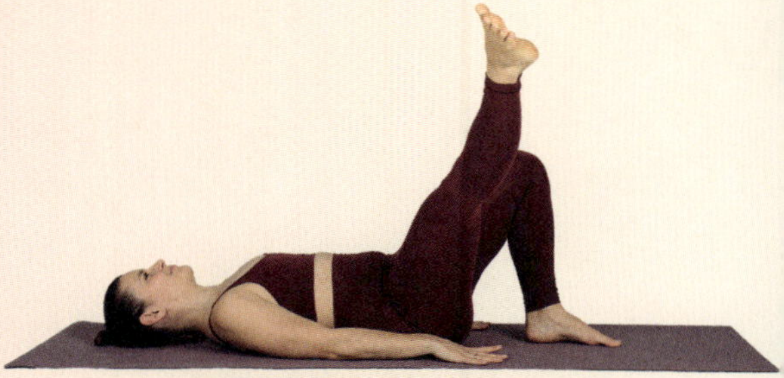

3. LIEGENDE ACHT
(siehe Seite 102)

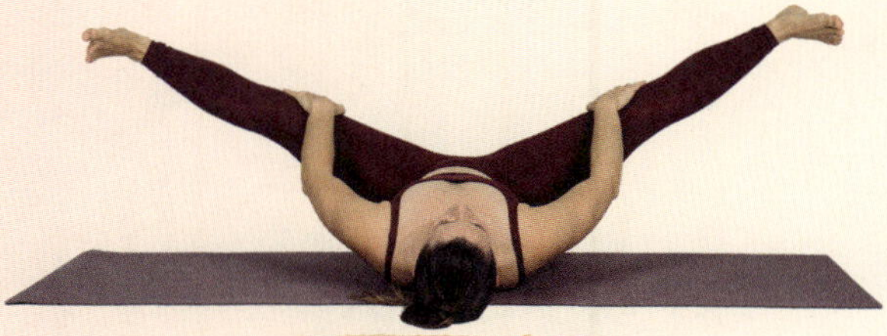

4. GRÄTSCHE IN RÜCKENLAGE
(siehe Seite 103)

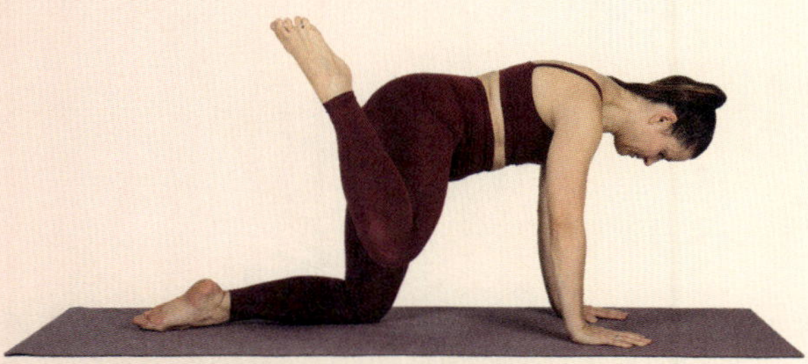

5. BEINHEBEN MIT ROTATION
(siehe Seite 104)

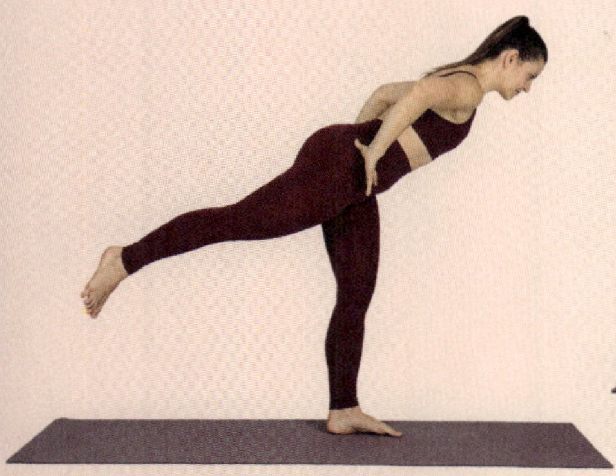

6. TINKERBELL
(siehe Seite 105)

BECKEN-BODEN

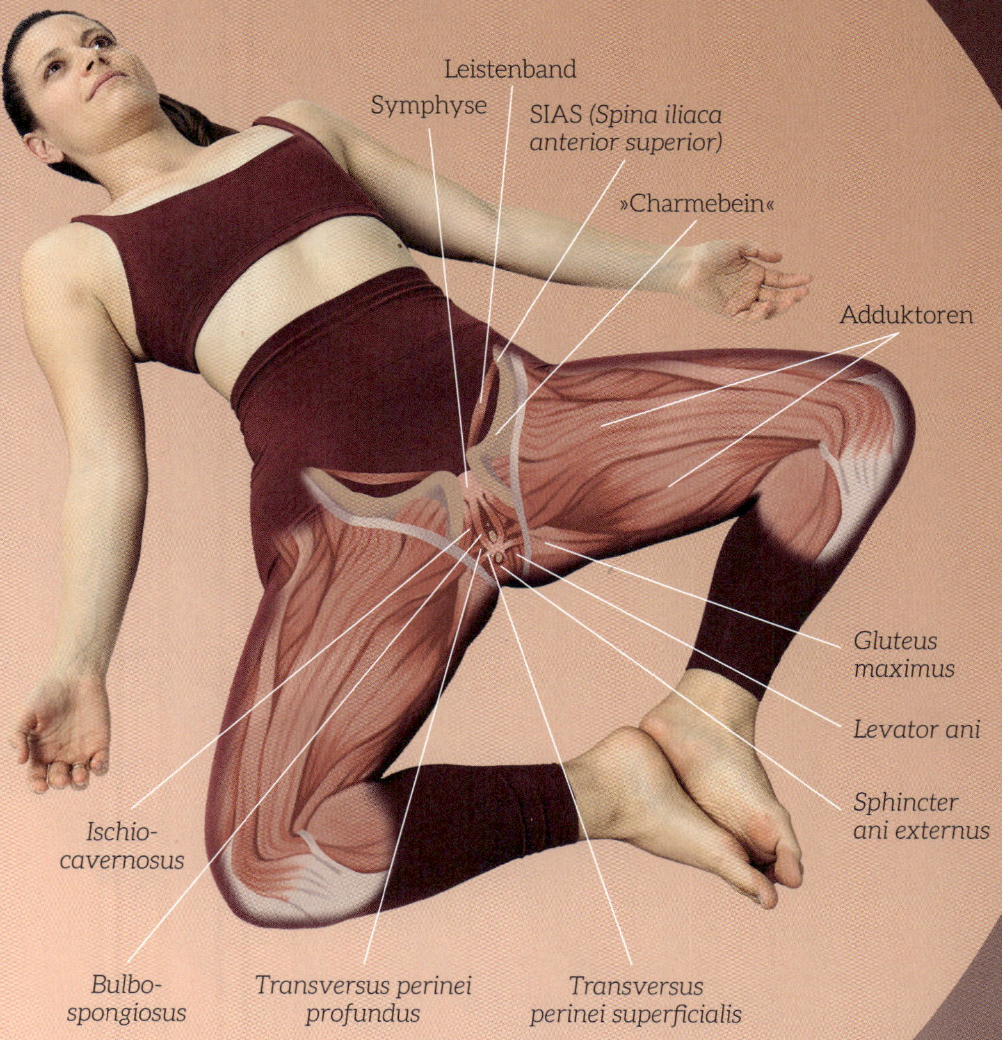

BALANCE AUS KRAFT UND ENTSPANNUNG

Der Beckenboden ist der Boden deiner Mitte. Er schließt das Becken nach unten ab, trägt deine Organe und spielt eine zentrale Rolle für deine Haltung, Stabilität, Atmung, Kontinenz und Sexualität. Gleichzeitig muss er flexibel genug sein, um dich im Alltag und in deiner Yoga-Praxis dynamisch zu begleiten. Ganz viel Dehnfähigkeit braucht er besonders auch bei der vaginalen Geburt. Der Weg führt viele Mamas über die Rückbildung zu einem besseren Kennenlernen ihres Beckenbodens.

Und genau da liegt der springende Punkt: Ein gesunder Beckenboden kann halten und loslassen. Er ist nicht dafür gemacht, den ganzen Tag maximal angespannt zu sein. Er arbeitet wie eine elastische Hängematte: tragfähig, anpassungsfähig und reaktionsschnell. In der Yoga-Praxis wirkt er oft im Hintergrund, aber sobald du ihn bewusst integrierst, verändert sich dein Körpergefühl sofort.

Der Beckenboden steht in enger Verbindung mit dem Becken, dem Iliosakralgelenk (ISG), der Wirbelsäule und den Hüften. Eine stabile, aufgerichtete Haltung sowie eine ausgeglichene Muskelarbeit sind deshalb entscheidend für seine Funktion. Ziel dieses Kapitels ist es, dir ein grundlegendes Verständnis für den Beckenboden zu vermitteln und zu zeigen, wie du ihn im Yoga kräftigen, entlasten und sinnvoll in Bewegungen integrieren kannst.

Anatomie des Beckenbodens

Der Beckenboden liegt eingebettet im knöchernen Beckenring und arbeitet im Zusammenspiel mit Gelenken, Bändern und Muskeln. Das Becken muss enorm viele Kräfte übertragen: von den Beinen nach oben in den Rumpf und wieder zurück. Rein dafür hätte die Natur ein massives Knochenteil bauen können. Stattdessen hat sie uns ein System geschenkt, das beides kann: stabil sein und trotzdem minimal federn.

DAS WURZELCHAKRA (MULADHARA)

Der Beckenboden ist buchstäblich der Boden deiner Mitte und energetisch das Zuhause des Wurzelchakras: Sicherheit, Urvertrauen, Stabilität und das Gefühl, im Körper »ankommen« zu können. Anatomisch wird Muladhara im Bereich von Steißbein und Damm verortet.

Ein ausgeglichenes Wurzelchakra zeigt sich hier als Balance: tragen und loslassen. Es geht um eine ruhige Grundspannung, die sich dem Leben anpasst, nicht um Daueranspannung oder Wegdrücken. Im Yoga stärkst du Muladhara, wenn du die Mitte nicht »fest machst«, sondern regulierst: durch Atmung, Druckausgleich, eine stabile Basis und dazwischen immer wieder Weichheit.

Und manchmal ist genau das der Schlüssel: Wenn du dich innerlich getrieben, unruhig oder überfordert fühlst, kann die Arbeit mit Beckenboden, Atem und einem stabilen Stand dir wieder das Gefühl geben: Ich bin gehalten – ich muss nicht dauernd kämpfen.

KNOCHEN UND GELENKE IM BECKEN

Dein Becken besteht aus:

- zwei Hüftbeinen *(Os coxae)*, die sich aus drei Anteilen zusammensetzen:
  - Darmbein *(Os ilium)*
  - Sitzbein *(Os ischii)*
  - Schambein *(Os pubis)* – nennen wir es Charmebein!
- Kreuzbein *(Os sacrum)* als Basis der Wirbelsäule
- Steißbein *(Os coccygis)*, das die Wirbelsäule nach unten abschließt und mehreren Muskeln des Beckenbodens als Ansatzpunkt dient

Vorn verbinden sich die beiden Schambeine (»Charmebeine«) über die Schambeinfuge (Symphyse). Hinten treffen die Darmbeine auf das Kreuzbein und bilden die beiden Iliosakralgelenke (ISG). Diese Gelenke sind sehr straff mit Bändern gesichert. Darum ist die Bewegung minimal. Im Iliosakralgelenk geht es oft nur um ein bis zwei Millimeter. Klingt nach fast nichts, ist aber biomechanisch genau richtig, um Belastungen abzufedern und Kräfte gleichmäßig weiterzuleiten.

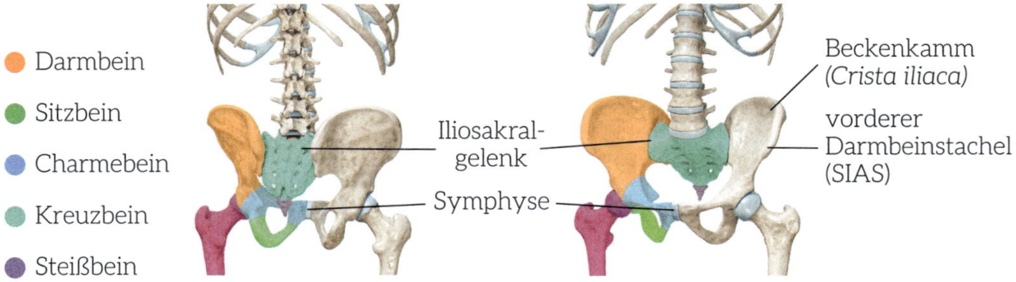

Becken von hinten *Becken von vorne*

Knochenmarker als Orientierung im Yoga

Knochenvorsprünge sind Ursprungs- und Ansatzstellen für Muskeln. Im Yoga kannst du sie außerdem nutzen, um die Ausrichtung deines Beckens besser zu spüren. Besonders hilfreich sind:

- **Beckenkamm** *(Crista iliaca)*: der gesamte obere Rand des Darmbeins. Er dient dir als Orientierung für die Form und Position deines Beckens.
- **Vorderer Darmbeinstachel** (SIAS, *Spina iliaca anterior superior*): ein markanter Vorsprung am vorderen Rand des Beckenkamms und einer der wichtigsten Orientierungspunkte für deine Beckenausrichtung in der Yoga-Praxis.
- **Hinterer Darmbeinstachel** (SIPS, *Spina iliaca posterior superior*): hinten gut zu spüren, bei vielen als kleine »Grübchen« sichtbar. Darunter liegt das Iliosakralgelenk (ISG).
- **Sitzbeinhöcker** *(Tuber ischiadicum)*: der knöcherne Punkt, auf dem du sitzt. Er ist der gemeinsame Ursprung der Hamstrings).
- **Schambein** *(Os pubis)*: der Knochen unter dem Venushügel. Ich nenne es ja lieber Charmebein. Zwischen beiden liegt die Symphyse.

Merke dir vor allem zwei Punkte: die beiden vorderen Darmbeinstachel und den vorderen Anteil deiner »Charmebeine«. Sie helfen dir dabei, eine neutrale Beckenausrichtung besser wahrzunehmen.

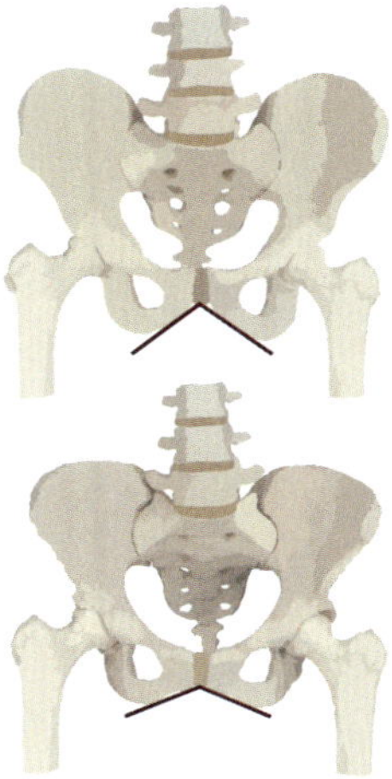

Das männliche Becken (oben) und das weibliche (unten)

WEIBLICHES UND MÄNNLICHES BECKEN

Grundsätzlich ist das Becken bei allen Menschen gleich aufgebaut. Typischerweise ist ein weibliches Becken jedoch breiter und die Beckenöffnung größer, weil es auf Schwangerschaft und Geburt ausgerichtet ist. Auch der Winkel zwischen den Schambeinästen ist bei Frauen meist weiter, bei Männern eher spitzer. Das ist einer der Gründe, warum Beckenbodenthemen bei Frauen häufiger auftreten, zusätzlich zu Faktoren wie Schwangerschaft, Geburt und hormonellen Veränderungen in den Wechseljahren.

BEWEGUNGSRICHTUNGEN IM BECKEN

Das Iliosakralgelenk bewegt sich zwar nur minimal, aber in verschiedene Richtungen. Zwei Begriffe tauchen dabei häufig auf:

- **Nutation:** Kreuzbein kippt nach vorn. Weiterlaufend bewegen sich die Sitzbeinhöcker auseinander und die Lendenwirbelsäule in einer Extension.
- **Gegennutation:** Kreuzbein kippt nach hinten. Hier kommen die Sitzbeinhöcker näher zusammen und die Lendenwirbelsäule Richtung Flexion.

Diese Bewegungen begleiten viele Asanas ganz subtil, etwa Vor- und Rückbeugen oder auch ganz typisch in Katze-Kuh (Seite 183). Das Iliosakralgelenk bewegt sich in der Haltung der Kuh in Nutation und in der Gegennutation in der Katze. Der Beckenboden reagiert darauf mit einer feinen Anpassung seiner Spannung und trägt so zur Stabilität des Beckens bei.

FUNKTIONELLE MUSKULATUR DES BECKENBODENS

Der Beckenboden wird nicht von einem einzelnen Muskel gehalten, sondern von mehreren Muskelschichten, die eng zusammenarbeiten. Innen geht es mehr um Tragen und Stabilität, außen mehr um fein dosiertes Öffnen und Schließen. Für deine Yoga-Praxis ist spannend zu wissen, welche Gruppen was machen und wann sie eher Kraft oder eher Entspannung brauchen.

Die innere Schicht des Beckenbodens dient der Stabilisierung. Wichtigste Muskelgruppe hier ist der *Levator ani* mit seinen drei Anteilen. Er spannt sich vom vorderen Becken nach hinten auf, trägt die Organe und gibt dem Beckenboden seine Grund-Tragfähigkeit. Stelle ihn dir wie die innere Hängematte vor, die im Alltag leise mitarbeitet. Ergänzt wird er vom *Coccygeus*, der am Steißbein mit stabilisiert. Kleiner Fun Fact: Bei Tieren bewegt er den Schwanz, bei uns Menschen ist er ein ausdauernder Stabilisator geworden.

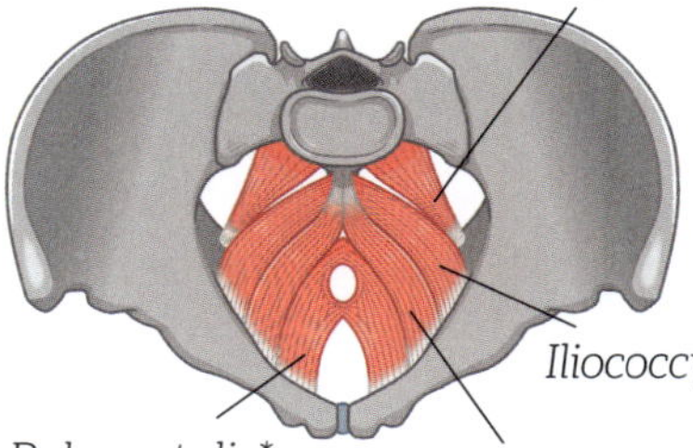

Die innere Schicht des Beckenbodens trägt und stabilisiert dich.

Die mittlere Schicht arbeitet insbesondere reflektorisch. Der *Transversus perinei* (als Gruppe) verläuft quer im Dammbereich. Er unterstützt die Stabilität zwischen den Sitzbeinhöckern und ist damit funktionell eine Brücke im Beckenring, auch fürs Iliosakralgelenk.

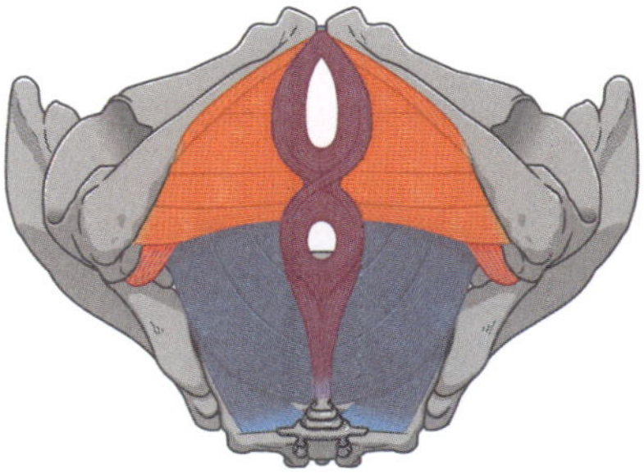

Die drei Schichten des weiblichen Beckenbodens: Blau ist die äußere, gelb die mittlere und grün die tiefe Schicht.

Die äußere Schicht ist für Feinmotorik, Kontinenz und bewusstes Schließen zuständig. Du kannst sie bewusst anspannen und wieder lösen, ein wichtiger Anteil von Kontinenz und Kontrolle.

Hüftmuskulatur und Beckenboden

Der *Obturatorius internus* stabilisiert die Hüfte von innen und ist über Faszienzüge eng mit dem Beckenboden verbunden. Spannung oder mangelnde Führung in der Hüfte kann sich deshalb direkt auf den Beckenboden übertragen. Der *Piriformis* beeinflusst zusätzlich die Spannung rund ums Iliosakralgelenk und kann bei Überlastung tief im Gesäß spürbar werden.

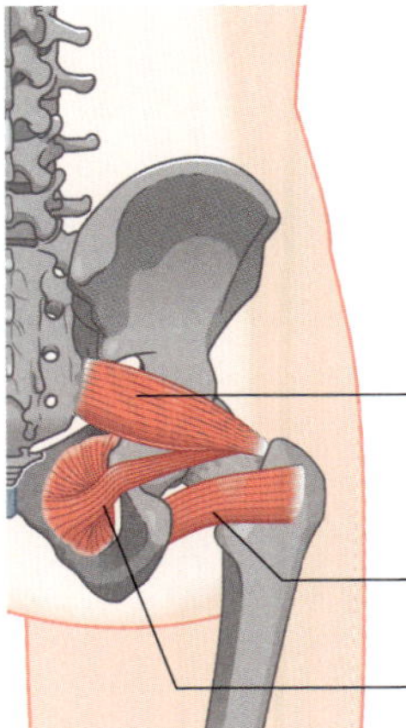

Die tiefen Hüftmuskeln beeinflussen den Beckenboden.

Im Yoga gilt: Eine stabile Hüfte entlastet den Beckenboden, eine entspannte Hüfte lässt ihn besser los.

Die »natürliche« Entleerungsposition

Der *Puborectalis* ist ein Anteil des *Levator ani.* Er legt sich wie eine Schlinge um den Enddarm und hilft bei der Stuhl-Kontinenz. Im aufrechten Stand hält diese Schlinge den Enddarm in einem eher geknickten Winkel, damit »alles drin bleibt«.

Wenn du die Hüften beugst, zum Beispiel in einer tiefen Hocke wie Malasana, oder deine Füße bei deinem Toilettengang auf einem Hocker hochstellst und dich leicht nach vorn lehnst, verändert sich dieser Winkel. Der Enddarm wird dabei oft etwas gerader und das Loslassen kann leichter werden.

Fürs Wasserlassen hilft hingegen meistens eine aufrechte, entspannte Sitzposition: Die Wirbelsäule ist lang, eher in einer betonten Lordose, der Brustkorb aufrecht und der Kiefer locker. Du musst nicht pressen – atme, entspann dich und lasse einfach los.

Fokusthema: Neutrale Ausrichtung von Becken und Coremuskeln

Der Beckenboden funktioniert nicht über Daueranspannung oder eine perfekte Haltung. Er funktioniert über Regulation. Das bedeutet: Spannung steigt, wenn sie gebraucht wird. Und sie darf sinken, wenn du gerade nichts halten musst. Viele Beckenbodenthemen entstehen nicht, weil du zu wenig trainierst, sondern weil das System aus dem Gleichgewicht gerät: zu viel Spannung, zu wenig Variation, zu wenig Atmung und zu wenig Gefühl für deine neutrale Mitte.

DAS NEUTRALE BECKEN

Eine neutrale Beckenstellung ist kein starres Ziel und keine Idealhaltung. Sie ist eine funktionelle Ausgangsposition, von der aus sich Bewegung, Kraft und Atem gut organisieren lassen. In dieser Position können Kräfte gleichmäßiger übertragen werden, ohne dass du passiv im Hohlkreuz hängst oder dich nach hinten einrollst. Wichtig: Eine neutrale Haltung ist individuell. Muskellängen, Bauchraum, Beckenform und Alltag spielen mit. Darum geht es hier nicht um Richtig oder Falsch, sondern um eine Orientierung, zu der du immer wieder zurückfinden kannst.

BECKEN-CHECK

Um dein Becken besser wahrzunehmen, helfen dir gut tastbare Orientierungspunkte (siehe Seite 115): die vorderen Darmbeinstachel (SIAS), das Schambein (aka »Charmebein«) und optional auch der Rippenbogen als Orientierung nach oben hin.

Ertaste SIAS und Charmebein und kippe dein Becken langsam nach vorn und nach hinten. Beobachte, wie sich die Punkte zueinander verändern. Neutral ist meist dort, wo du Aufrichtung spürst, ohne hart zu werden und ohne dich festzuhalten.

Stelle dir dein Becken wie eine Schale mit Wasser vor. Kippst du stark nach vorn, läuft Wasser nach vorn aus. Kippst du stark nach hinten, läuft es dort über. Neutral ist da, wo die Schale ruhig steht.

Rotation oder Seitkippung stellst du fest, wenn du dir auf jedem Darmbeinstachel (am vorderen Beckenrand) eine Taschenlampe vorstellst. Ziel ist, dass du bemerkst, wenn sich eine Lampe stark wegdreht.

ZUSAMMENSPIEL DER CORE-MUSKELN

Stelle dir deine Körpermitte wie einen Zylinder vor: Oben befindet sich das Zwerchfell, unten der Beckenboden, vorn und seitlich die tiefen Bauchmuskeln, vor allem der Korsettmuskel (*Transversus*, siehe Seite 142), der tiefste Bauchmuskel, der deine Taille umschließt. Hinten liegen die tiefen Rückenmuskeln, zum Beispiel die *Multifidi*. Diese sind Teil deines *Erector spinae* und wichtig für die segmentale Stabilisation der Wirbelsäule.

Wenn dieses Team gut zusammenarbeitet, verteilt sich der Druck in deinem Bauchraum fair. Dann muss der Beckenboden nicht allein alles halten. Stabilität entsteht nicht über Dauertonus, sondern über ein gutes Zusammenspiel.

Wirkung einer guten Beckenausrichtung

Ist dein Becken neutral ausgerichtet, können die gesamten tiefen, stabilisierenden Haltemuskeln besser arbeiten und der Körper »hängt« weniger passiv in der Lendenwirbelsäule. Das Zwerchfell hat mehr Raum und die Atmung kann dreidimensionaler werden. Dadurch verändert sich der Druck im Bauchraum und das wirkt direkt auf den Beckenboden.

WAHRNEHMUNGSÜBUNG

Setze dich aufrecht hin. Lege eine Hand auf den Brustkorb und eine auf den Bauch. Atme ruhig ein und aus. Huste nun einmal sanft. Beobachte: Wo entsteht Druck? Spürst du eine kurze Aktivierung im Beckenboden? Und ganz wichtig: Lässt diese Spannung anschließend wieder nach?

Diese kleine Übung zeigt dir, wie der Beckenboden im Alltag arbeitet: Er reagiert automatisch auf Druck und darf danach wieder loslassen. Genau dieses Wechselspiel ist entscheidend für eine gesunde Spannungsregulation.

Der Beckenboden muss nicht dauerarbeiten. Er kann im richtigen Moment aktiv werden und im nächsten wieder weich sein. Diese Fähigkeit ist die Grundlage für Belastbarkeit und auch für echte Entspannung.

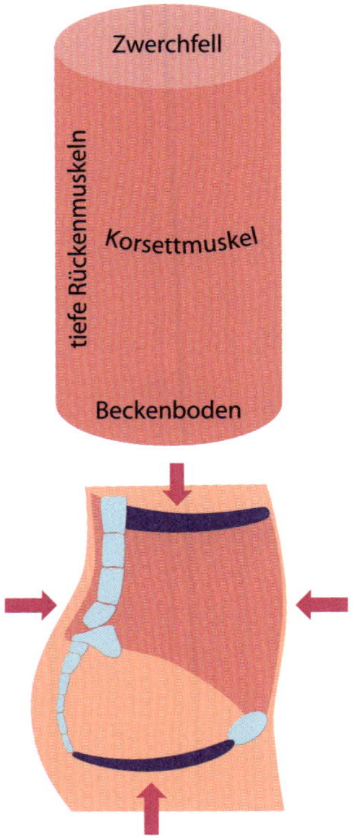

Dein Rumpf ist von allen vier Seiten aktiv stabilisiert.

Kraft ja, aber nicht nur isoliert

Eine isolierte Ansteuerung kann sinnvoll sein, um den Beckenboden überhaupt erst wahrzunehmen. Viele merken dabei zum ersten Mal: Aha, da unten passiert ja wirklich etwas. Im Alltag und in der Yoga-Praxis entsteht tragfähige Kraft jedoch selten durch »einfach nur anspannen«, sondern durch ein gut organisiertes Ganzes. Das nennt man auch funktionelles Training und es beinhaltet all das:

- stabile Hüften
- einen stabilen Rumpf
- aktivierte Fußgewölbe
- eine gute Beinachse
- eine ruhige Atmung

Wenn Hüften und Rumpf stabil sind, die Fußgewölbe aktiv mittragen, die Beinachse klar bleibt und die Atmung ruhig fließt, verteilt sich die Belastung gleichmäßig auf den ganzen Zylinder. Dann muss der Beckenboden nicht kompensieren, sondern kann im richtigen Moment mitarbeiten und danach wieder loslassen.

Entspannung als Funktion

Ein verspannter Muskel ist häufig auch zu schwach. Ist der Beckenboden dauerhaft angespannt, passiert oft das Gleiche wie bei Triggerpunkten: Überlastung führt zu Schutzspannung. Und ein Muskel, der schon »auf Anschlag« hält, kann keine zusätzliche Kraft mehr entwickeln. Darum ist Entspannung genauso wichtig für den Beckenboden wie Kräftigung und eine wichtige Voraussetzung, damit er wieder anpassungsfähig wird und gut arbeiten kann.

Wegen der anatomischen Nähe und faszialen Verbindungen von Hüft- und Beckenbodenmuskeln spielen die Hüfte und der Beckenboden sowohl, was Kraft, als auch, was Entspannung betrifft, zusammen. Du kannst dir also merken: Eine starke Hüfte ist auch ein starker Beckenboden und eine entspannte Hüfte ist auch ein entspannter Beckenboden. Gleiches gilt für den Rumpf. Jede Hüft- oder Rumpf-Übung ist daher auch immer eine Beckenboden-Übung. Wenn diese Regulation kippt, zeigt sich das oft nicht nur im Beckenboden selbst, sondern auch im Beckenring und am Iliosakralgelenk.

Beschwerdebilder

Beckenboden und Iliosakralgelenk hängen eng zusammen. Das Iliosakralgelenk ist die Kraftübertragungsstelle zwischen Oberkörper und Beinen, der Beckenboden beeinflusst Spannung und Stabilität im gesamten Beckenring. Wenn Haltung, Atmung, Stabilität und Stresslevel aus dem Gleichgewicht geraten, kann dieses System empfindlich werden.

BELASTUNG DES ILIOSAKRALGELENKS

Beschwerden im Iliosakralgelenk sind häufig. Was dabei genau geschieht, ist nicht immer eindeutig. Oft wird von einer Blockade gesprochen, obwohl es in den meisten Fällen keine echte Verschiebung ist. Häufiger spielen diese Faktoren zusammen: eine muskuläre Schutzspannung rund ums Becken und Gesäß, gereiztes Gewebe oder eine erhöhte Empfindlichkeit sowie ein Nervensystem, das Bewegung als »Gefahr« bewertet und mit Schmerz reagiert. Auslöser können wiederholte Belastung, einseitige Muster, ein Sturz, Schwangerschaft und Geburt oder auch entzündliche Prozesse sein.

Das Iliosakralgelenk ist ein sehr stabiles Gelenk mit minimaler Beweglichkeit. Genau deshalb kann es empfindlich reagieren, wenn Kräfte nicht gut verteilt werden. So fühlt sich eine Belastung oft an:

- tiefer Schmerz im unteren Rücken oder im Gesäß, häufig einseitig
- Ziehen in Richtung Hüfte oder Leiste
- stechender Schmerz bei Positionswechseln (beim Aufstehen oder Drehen im Bett)
- Empfindung von Instabilität
- Beschwerden beim Einbeinstand, Gehen oder bei Drehbewegungen

Yoga für das Iliosakralgelenk

Das Kreuzbein liegt wie ein Keil zwischen den Darmbeinen. Das ist genial für die Kraftübertragung im aufrechten Stand. Wenn das Becken aber zur Seite kippt oder du in starke Rotationsmuster fällst, entstehen Scherkräfte entlang des Iliosakralgelenks.

In der Yoga-Praxis zeigt sich das oft in zwei Situationen: In einbeinigen Asanas wie im Baum fallen Abweichungen vor allem in der Frontalebene auf, zum Beispiel wenn eine Beckenseite absinkt oder du ins Standbein »hineinhängst«. In anderen Asanas, wie im Dreibeinigen Hund oder im Krieger 3, passiert es häufig über

WAS DU FÜR DAS ILIOSAKRALGELENK TUN KANNST

Dos	Don'ts
• sanft mobilisieren, zum Beispiel mit Katze-Kuh oder langsamen Rotationen • Symmetrie finden, besonders in einbeinigen Asanas • Stabilität über Hüfte, Rumpf und Beckenboden aufbauen • langsame und bewusste Übergänge • kurzfristig einen ISG-Gurt zur Entlastung verwenden	• ruckartig üben, wenn der Bereich gereizt ist • in einseitige Haltungen »hineinhängen« • extremes Öffnen im Dreibeinigen Hund unkontrolliert üben • Kraft- und Stabilitätsaufbau im gesamten Hüft- und Rumpfbereich vernachlässigen

Manchmal ist auch gar nicht das Iliosakalgelenk das Problem, sondern das Umfeld – besonders der Beckenboden. Dann fühlt es sich »instabil« an, obwohl eigentlich zu viel Spannung da ist.

Rotation: Das Becken öffnet zu stark oder dreht weg, und die Bewegung läuft bis ins Iliosakralgelenk weiter. Wenn du Becken und Rumpf ruhig hältst und die Bewegung aus der Hüfte führst, wird das Iliosakralgelenk gleichmäßiger belastet und kann sich oft schneller beruhigen.

VERSPANNTER ODER SCHWACHER BECKENBODEN

Der Beckenboden kann gleichzeitig verspannt und funktionell schwach sein. Wenn er dauernd arbeiten muss, entsteht Überlastung. Das ist wie bei den Triggerpunkten: Daueranspannung führt nicht zu mehr Kraft, sondern zu weniger Anpassungsfähigkeit. Ein Muskel, der zu viel hält, kann keine zusätzliche Kraft mehr entwickeln. Er wirkt dann stark, ist aber funktionell blockiert und in seiner Anpassungsfähigkeit eingeschränkt.

Das kommt besonders häufig bei jungen, sportlichen Menschen vor, bei viel Stress und hohem Grundtonus oder nach Schwangerschaft und Geburt. So fühlt sich Verspannung oder Schwäche im Beckenboden oft an:

- Schwierigkeiten beim Loslassen (manchmal auch emotional)
- Druck oder Spannungsgefühl im Beckenbodenbereich
- Schmerzen im Beckenboden, Unterleib oder rund ums Steißbein
- Beschwerden beim Sitzen, beim Sex oder nach Sport
- Verspannungen in Hüften, Bauch oder Rücken
- Fremdkörpergefühl (manchmal wie ein Tampon-Gefühl)
- Inkontinenz oder häufiger Harndrang
- Verstopfung und Pressen auf der Toilette
- flache Atmung, allgemein viel Anspannung

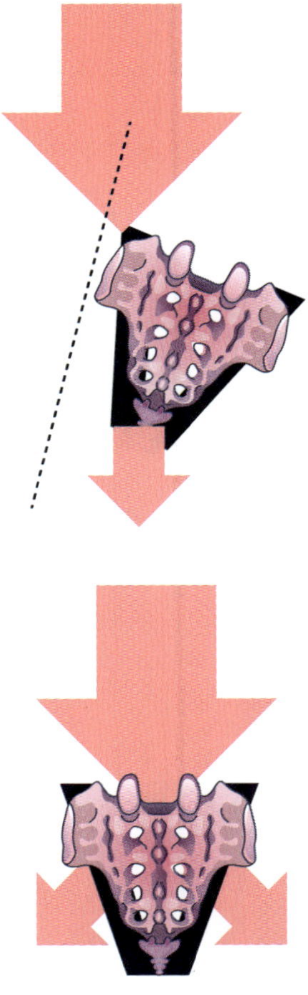

Die Position des Beckens beeinflusst, wie die Kraft über die Iliosakralgelenke in die Beine übertragen wird.

Yoga für den Beckenboden

Im Yoga geht es hier nicht um mehr Anspannung, sondern um Regulation: wieder spüren lernen, was neutral ist, und dann bewusst wechseln können zwischen Aktivierung und Entspannung. Wenn mehrere Symptome auftreten, ist eine Beckenboden-Physiotherapie sinnvoll.

WAS DU FÜR DEN BECKENBODEN TUN KANNST

Dos	Don'ts
• vollständige 360-Grad-Atmung üben, gern mit Fokus auf lange Ausatmung • Nervensystem regulieren: kleine Pausen, langsame Übergänge • Hüften mobilisieren und kräftigen • Rumpf stabilisieren ohne Pressen • Triggerpunkte im Beckenboden und Hüftbereich lösen: gezielt und dosiert • stabile Füße, neutrales Becken und ein offener Brustkorb • entspannen, wenn dein Beckenboden gerade einmal nichts halten muss	• nur isoliert den Beckenboden trainieren, insbesondere dann, wenn du dabei mehr Druck oder Spannung spürst • beim Atmen oder bei Übungen pressen, als würdest du etwas nach unten oder oben drücken • enge Kleidung tragen und dauernd den Bauch einziehen • Power-Yoga praktizieren ohne Ausgleich und Pausen

Asanas und Übungen für den Beckenboden

Hier verbindest du Entspannung, Wahrnehmung und funktionelle Stabilität so, dass dein Beckenboden nicht in einer Dauerspannung verharrt, sondern im richtigen Moment zuverlässig mitarbeitet. Denke an die Prinzipien aus dem Fokusthema (ab Seite 118): neutrale Beckenorganisation, Zylinder-Muskulatur, ruhige Atmung und Dosierung. Wenn du Druck oder ein Spannungsgefühl wahrnimmst, starte lieber mit Lösen und Atmen. Danach erst kommen Kraftübungen dran. Und fast immer gilt: Langsamer und weicher funktioniert hier besser als mehr.

Beckenboden lösen

Diese Übung hilft dir, deinen Beckenboden wahrzunehmen sowie Spannung und Triggerpunkte zu lösen.

1. Setze dich auf ein Meditationskissen oder einen Block. Platziere einen Tennisball unter deinem Beckenboden so, dass du einen sanften, gut aushaltbaren Druck spürst. Bewege dich in kleinen dynamischen Bewegungen hin und her, nimm dein Becken wahr und massiere so deinen Beckenboden. Hinter und zwischen den Sitzbeinhöckern gelangst du gut an die tiefere Schicht, deinen *Levator ani*. Nahe an der Steißbeinspitze löse den Übergang zu der oberflächlichen Schicht deines Beckenbodens.
2. Lehne dich auf einem Bolster nach vorn. In dieser Haltung kommst du gut an die Innenkante der Schambeinäste – hier liegt die mittlere Schicht deines Beckenbodens. Finde eine Stelle, die mehr Tonus hat: Bleibe dort, atme ruhig in den Bauch und in den Beckenraum. Bleibe pro Punkt drei bis fünf Atemzüge.

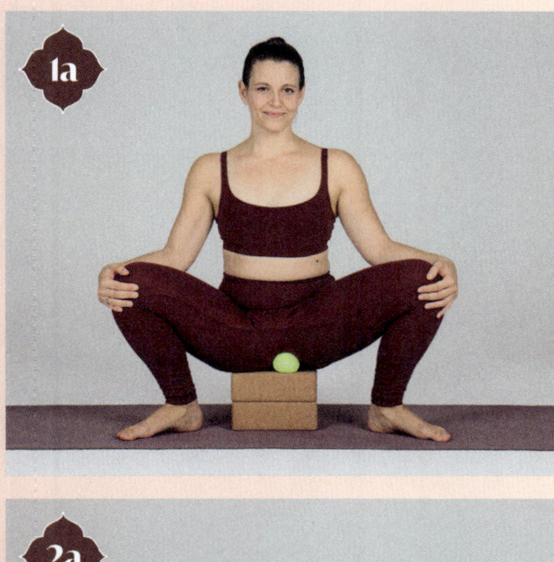

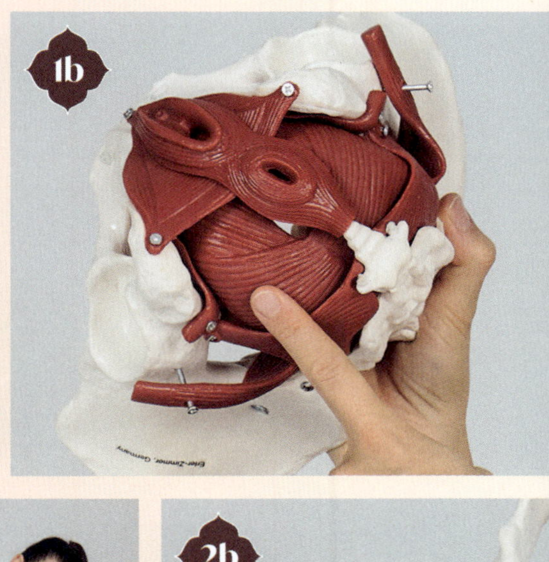

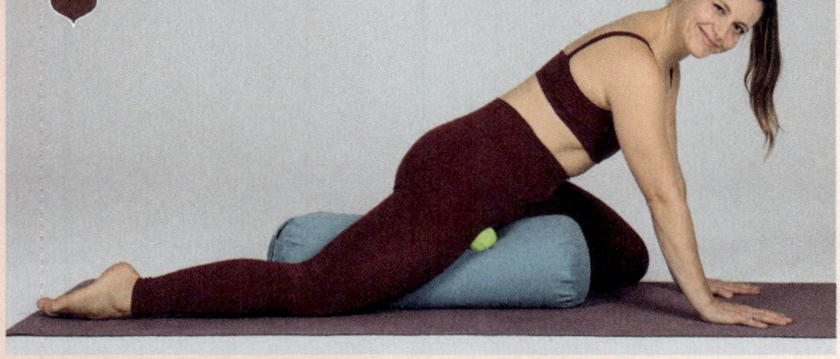

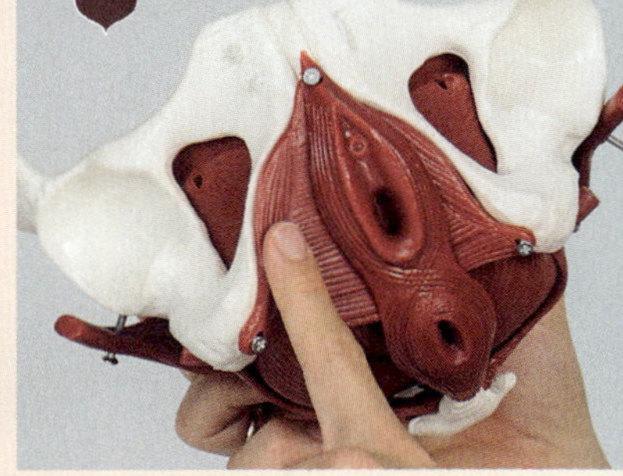

Beckenboden isoliert anspannen

Diese Übung ist eine wichtige Grundlage, denn du aktivierst deinen gesamten Zylinder inklusive Beckenboden und Korsettmuskel. Du übst auch bewusstes Entspannen und gezieltes Anspannen deines Beckenbodens.

1. Lege dich in die Rückenlage oder gehe in den Vierfüßlerstand. Atme ein und stell dir dabei vor, dass der Beckenboden weich nach unten sinken darf.
2. Die Ausatmung ist eine sanfte Aktivierung, so als würdest du etwas Feines nach innen oben einsammeln (ohne zu pressen).
3. Danach lasse wieder los und spüre nach. In der Rückenlage kannst du an deinem vorderen Darmbeinstachel die Spannung des Korsettmuskels ertasten. Setze die Übung sechs bis zehn Atemrunden lang fort.

Bilder, die helfen können bei der Anspannung:

- äußere Schicht: Schamlippen geben sich ein High-Five.
- mittlere Schicht: Sitzbeinhöcker ziehen sanft zueinander.
- innere Schicht: Ein Lift fährt ein Stockwerk hoch.

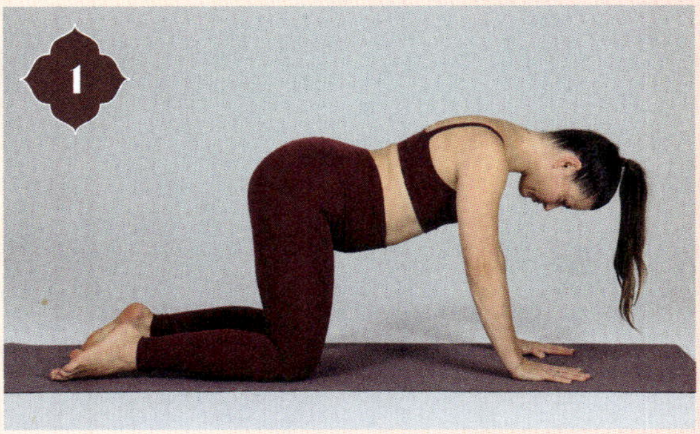

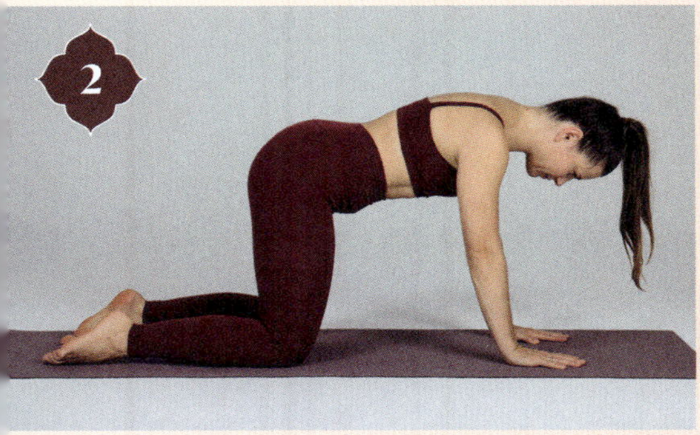

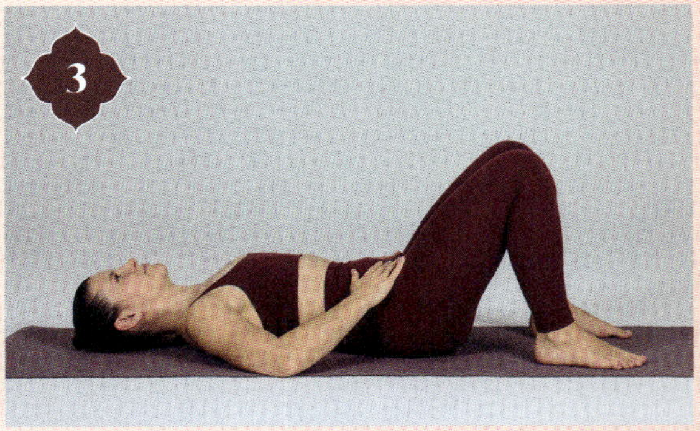

Sitzender Schmetterling (Baddha Konasana)

Der Sitzende Schmetterling dehnt deine Hüft-Adduktoren und Rotatoren. Und das wirkt sich auch positiv auf die Beckenbodenspannung aus.

1. Setze dich aufrecht hin, lege die Fußsohlen aneinander, die Knie fallen nach außen. Atme tief ein. Hebe die Knie nach oben an.
2. Mit der Ausatmung lasse Hüften und Beckenboden weicher werden und nach unten sinken. Wiederhole dies einige Atemzüge lang und bleibe dann in der Öffnung.

Hinweis: Wenn du im Rücken rund wirst, setze dich höher auf eine Decke oder einen Block. Für mehr Dehnung der Hüft-Rotatoren kannst du dich nach vorn lehnen.

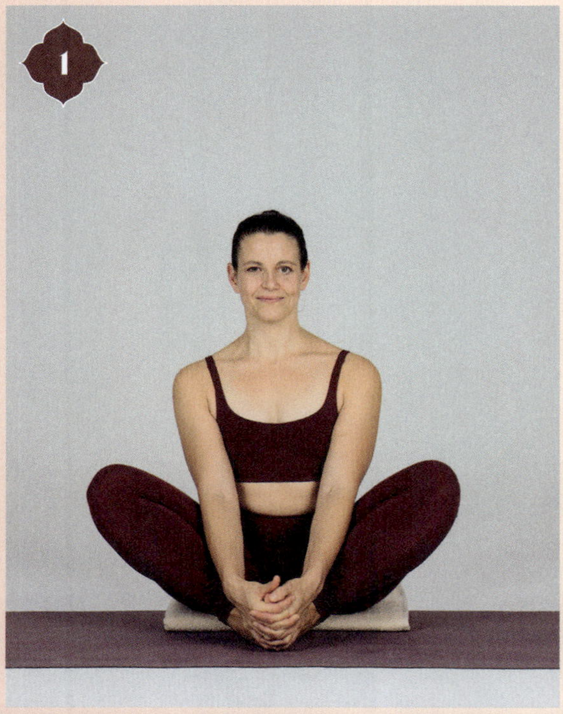

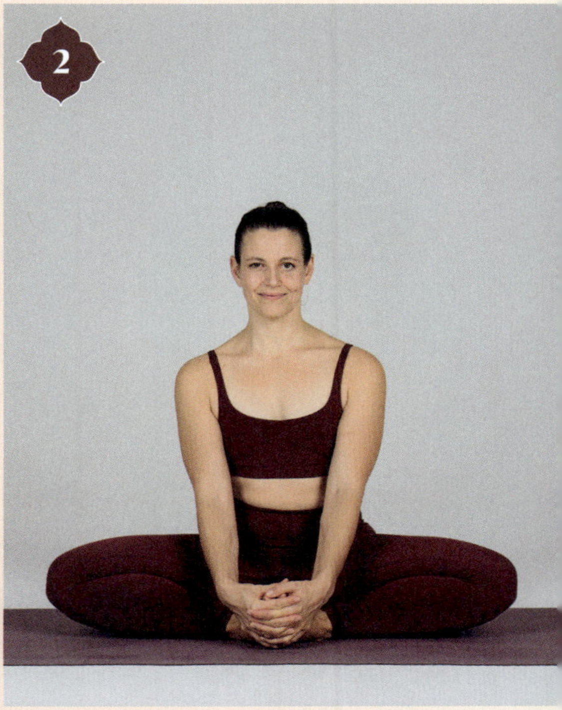

Popo-Walk im Langsitz

Diese Übung mobilisiert dein Becken, bewegt das Iliosakralgelenk auf sanfte Weise und kräftigt deinen *Quadratus lumborum* (Seite 143). Gleichzeitig bekommst du ein Gefühl dafür, wo deine neutrale Mitte liegt.

1. Setze dich in den Langsitz, mache die Wirbelsäule lang.
2. Hebe einen Sitzbeinhöcker minimal an und lege ihn ein kleines Stück weiter vorn wieder ab.
3. Wiederhole das auf der anderen Seite. Laufe so ein Stück vorwärts und dann wieder zurück.

Hinweis: Halte den Rücken aufrecht, du darfst deine Knie bei Bedarf leicht beugen.

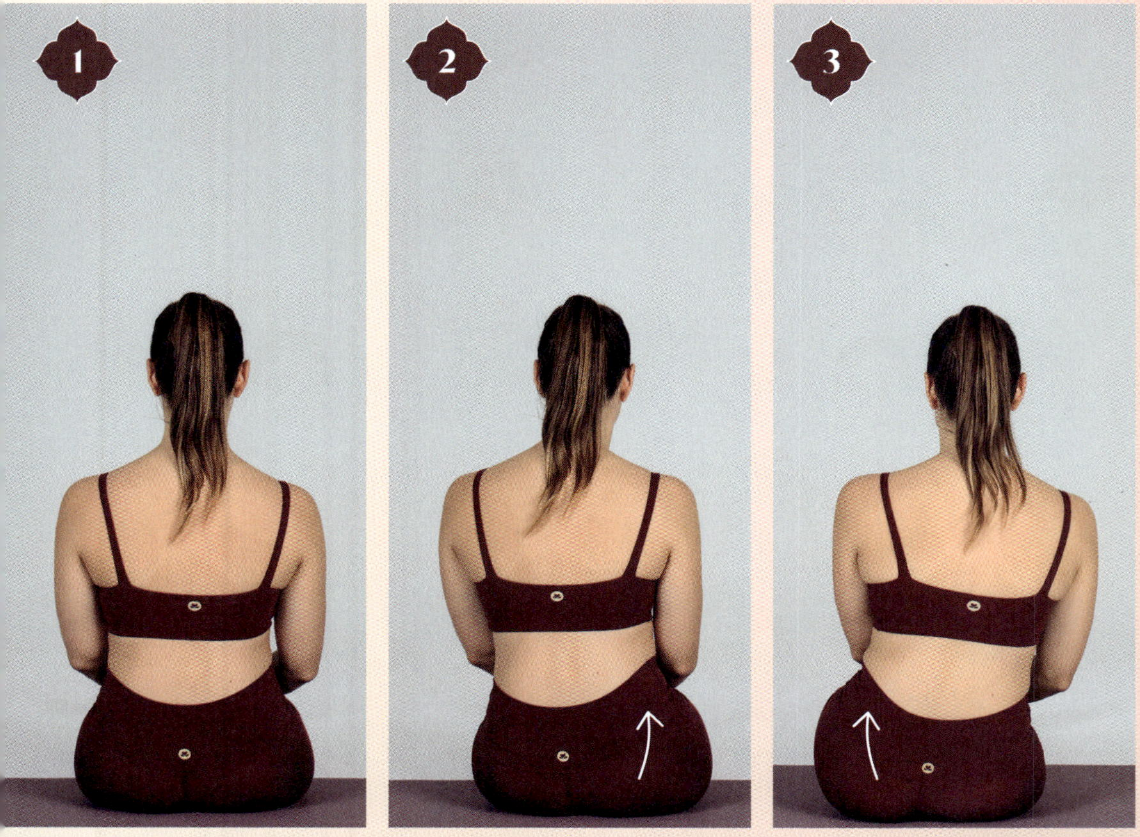

Knieshift im Vierfüßlerstand

Der Knieshift mobilisiert den Beckenring und das Iliosakralgelenk ganz kontrolliert und aktiviert deine Gesäßmuskulatur. Du trainierst damit deine Stabilität über Hüfte und Rumpf, während das ISG in einer kleinen Bewegung gut geführt wird.

1. Knie dich in den Vierfüßlerstand, die Hände stehen unter den Schultern, die Knie unter der Hüfte.
2. Lege ein Knie auf einen Block, das andere Bein bleibt frei. Lasse das freie Knie langsam Richtung Matte sinken. Ziehe es kontrolliert wieder hoch. Wiederhole sechs- bis zehnmal pro Seite. Bewege dich in Zeitlupe und atme ruhig.

Hinweise:

- Vermeide schnelles Schwingen, Ziel ist eine feine Kontrolle.
- Du kannst auch auf einer Tisch- oder Sofakante üben statt mit einem Block.

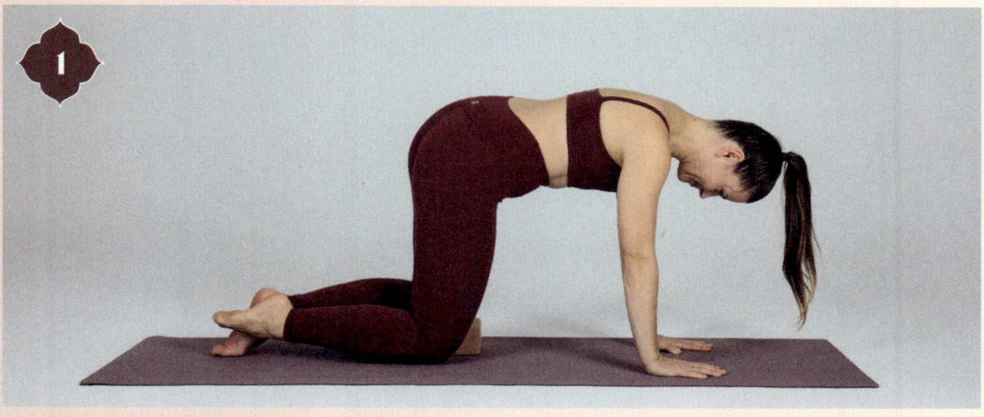

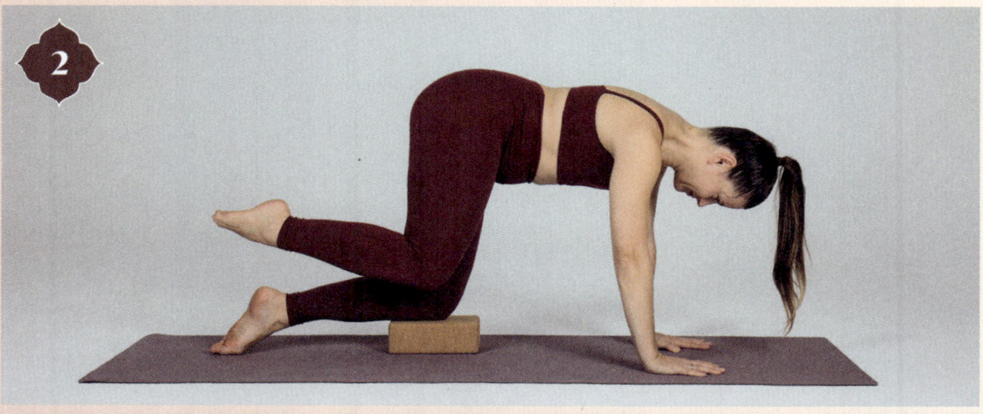

Dreibeiniger Hund (Eka Pada Adho Mukha Svanasana)

Im Dreibeinigen Hund wird Öffnen und Schließen zu deiner Wahrnehmungspraxis: Kommt die Streckung wirklich aus der Hüfte oder »klaut« sie sich dein Körper als Rotation aus dem Iliosakralgelenk oder der Lendenwirbelsäule? Wenn du bewusst wieder schließt und in die neutrale Mitte zurückfindest, entsteht eine stabile Symmetrie im Becken. Die Form ist auch hier nicht das Ziel, sondern die Wirkung: Stabilität im Zylinder, Kraft aus der Hüfte.

1. Starte im Vierfüßlerstand und nimm dann die Haltung des Herabschauenden Hundes ein. Die Hände liegen dabei fest auf dem Boden, die Finger sind ausgestreckt. Beuge gern die Knie leicht, damit die Wirbelsäule lang bleibt.
2. Strecke ein Bein nach hinten und oben aus, das Becken hat eine neutrale Haltung, die Hüfte ist geschlossen.
3. Öffne dann deine Hüften langsam, dein Becken dreht sich nach oben auf und mit ihm folgt das Bein.
4. Schließe die Hüfte in Zeitlupentempo. Deine Muskeln bremsen dabei exzentrisch ab, bis das freie Bein leicht über die Mitte zieht. Wiederhole diese Bewegung etwa fünfmal und nimm immer wieder die neutrale Stellung des Beckens in der Mitte wahr.

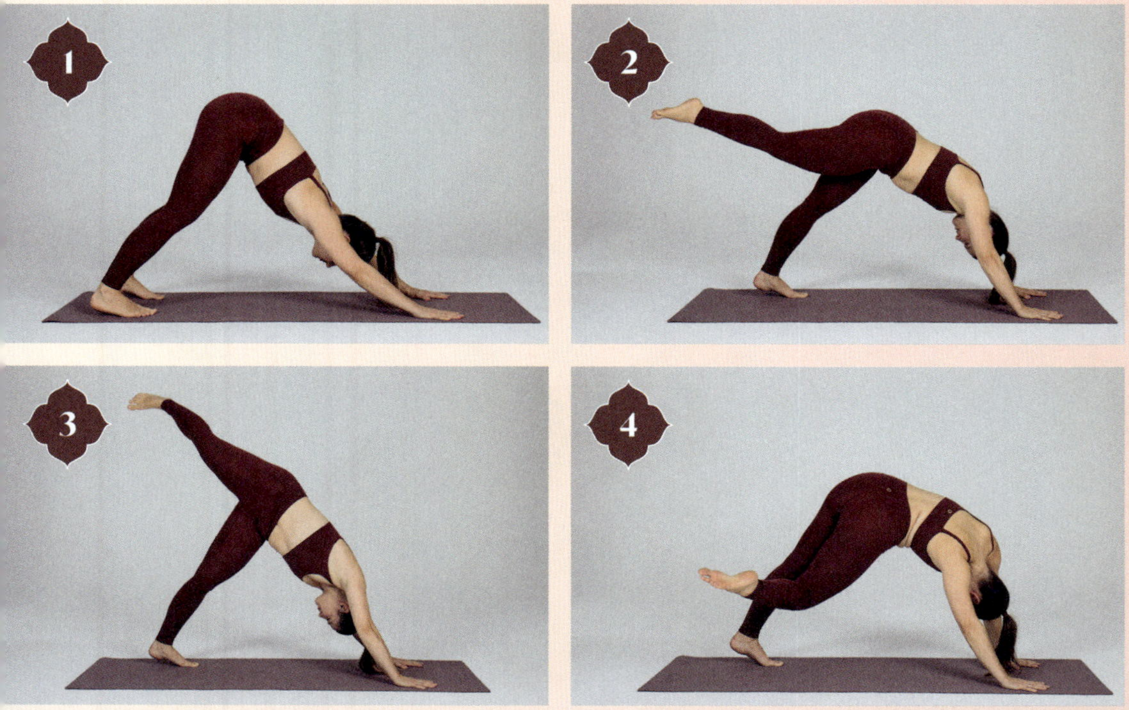

Low Lunge mit Seitneigung

Diese Variante schafft Raum zwischen Rippen und Becken und kann Druck im Beckenboden reduzieren, vor allem wenn der *Quadratus lumborum* oder der *Psoas* viel Spannung halten.

1. Gehe in einem tiefen Ausfallschritt mit dem linken Bein nach vorn und strecke die Arme nach oben. Dein Becken ist aufgerichtet, die rechte Hüfte nur so weit in einer Streckung, dass du nicht in ein Hohlkreuz fällst.
2. Lege einen Block unter die linke Hand und richte deinen Oberkörper weiter auf.
3. Neige dich dann aus der Länge heraus zur linken Seite.

Hinweis: Du kannst den Schritt 2 und 3 dynamisch mit deiner Atmung abwechseln.

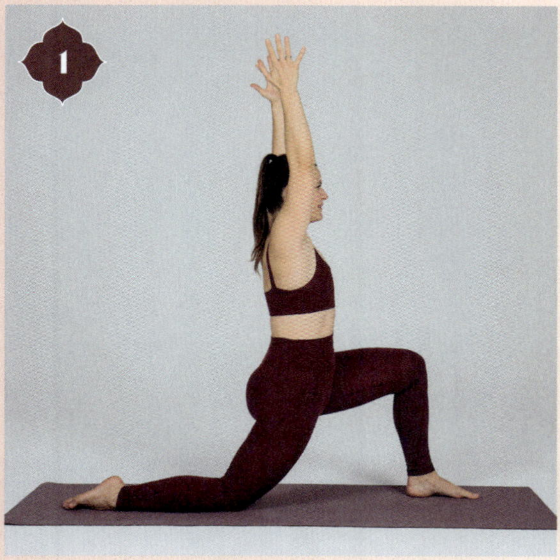

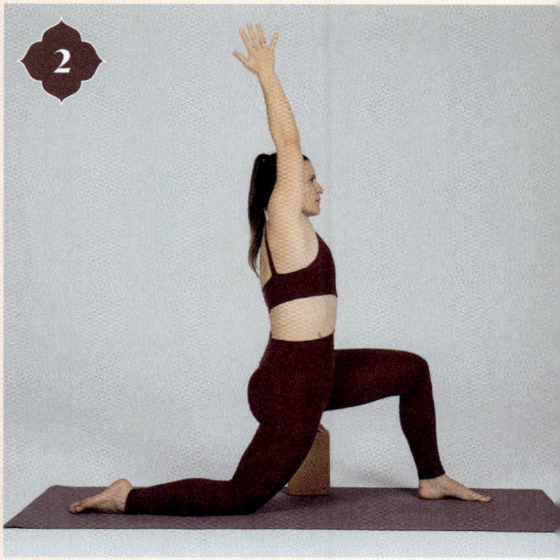

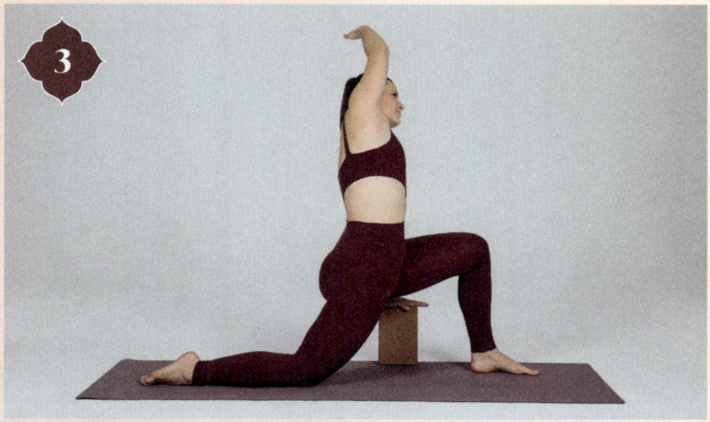

Seitneigung und leichte Rotation (Janu Sirsasana)

Die sanfte Kombination aus Seitneigung und Rotation erreicht verschiedene Fasern deiner tiefen Bauch- und Rückenmuskeln, die häufig das Becken und somit den gesamten Zylinder aus seiner neutralen Stellung in ein Hohlkreuz ziehen. Außerdem gibt die Asana auch Länge in den Hüftmuskeln – was sich beides positiv auf die Beckenbodenspannung auswirkt.

1. Setze dich aufrecht hin. Strecke dein rechtes Bein gegrätscht aus und winkle das linke an, die Ferse liegt an deinem Beckenboden. Deine Sitzbeinhöcker haben guten Kontakt zum Boden und deine Wirbelsäule ist aufrecht.
2. Drehe deine Wirbelsäule in einer sanften Rotation nach rechts und strecke dabei den linken Arm nach oben. Deine freie Hand darfst du auf dem Knie ablegen.
3. Lehne dich dann in einer Seitneigung zu deinem rechten Bein.

Hinweis: Du kannst die Rotation und die Seitneigung variieren und so verschiedene Anteile deiner Flanken erreichen. Behalte immer die Aufrichtung bei – mache einen Bogen, keinen Knick.

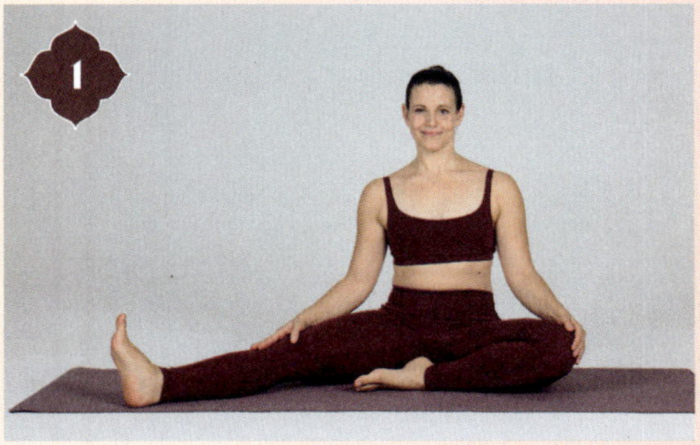

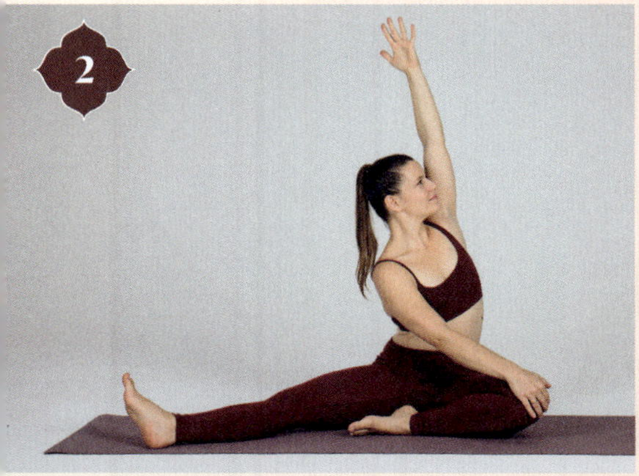

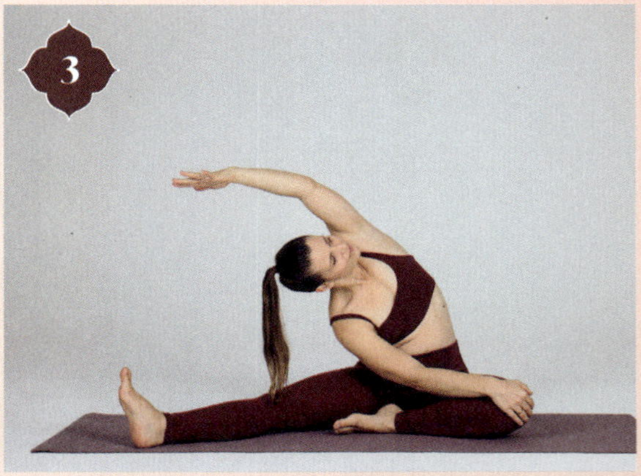

Liegender Schmetterling (Supta Baddha Konasana)

Mit dem ruhigen, tiefen Atem in der liegenden Variante des Schmetterlings bewegt sich dein Beckenboden sanft mit. Diese Mikrobewegung ist wie ein Signal ans Nervensystem: Hier ist es sicher, du darfst loslassen und runterfahren. Und umgekehrt gilt auch: Sobald dein Nervensystem weicher wird und die Hüftmuskeln Spannung abgeben, bekommt auch der Beckenboden mehr Raum, weil er nicht mehr »mithalten« muss.

Lege dich in die Rückenlage und deine Fußsohlen aneinander, die Knie sind nach außen geöffnet. Lege eine Hand aufs Herz und die andere auf den Unterbauch. Lasse die Ausatmung lang werden und entspanne dich.

Hinweis: Unterstütze die Knie gern mit Blöcken oder lege ein Bolster unter deinen Rücken, um den Brustraum mehr zu öffnen.

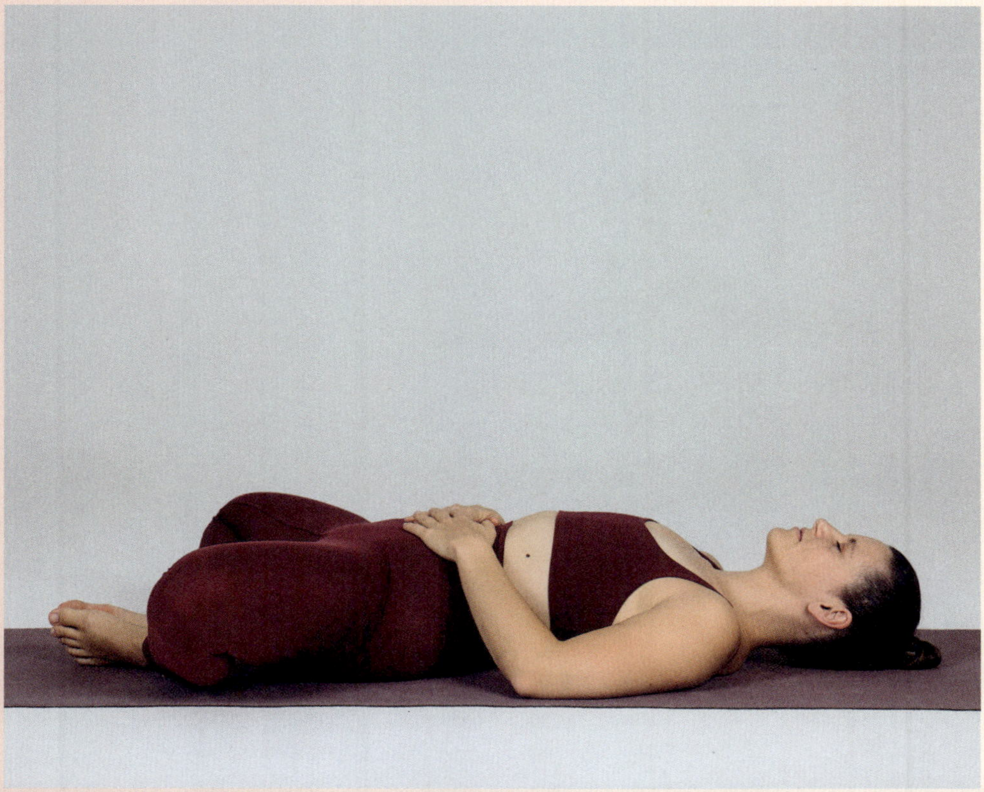

Anatomie-Yoga-Flow für Beckenboden und Iliosakralgelenk

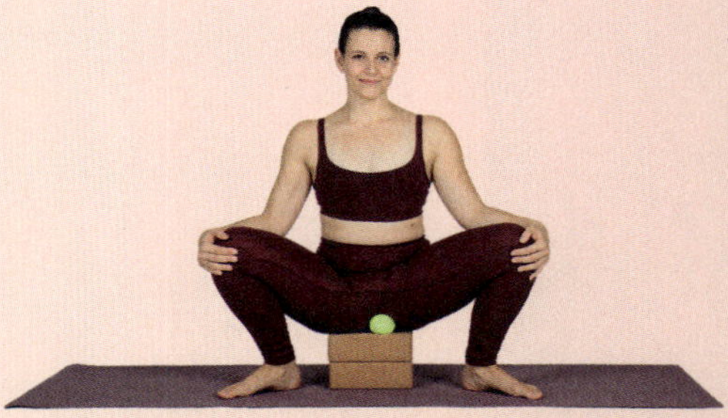

1. BECKENBODEN LÖSEN
(siehe Seite 125)

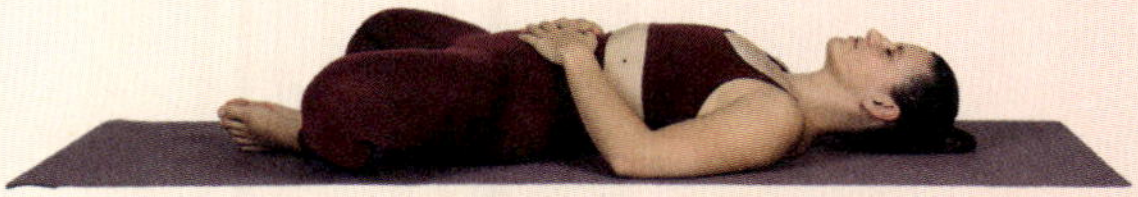

9. LIEGENDER SCHMETTERLING
(siehe Seite 133)

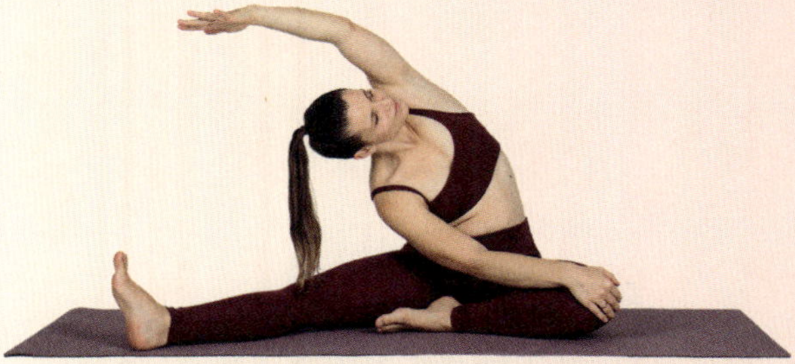

8. SEITNEIGUNG UND LEICHTE ROTATION
(siehe Seite 132)

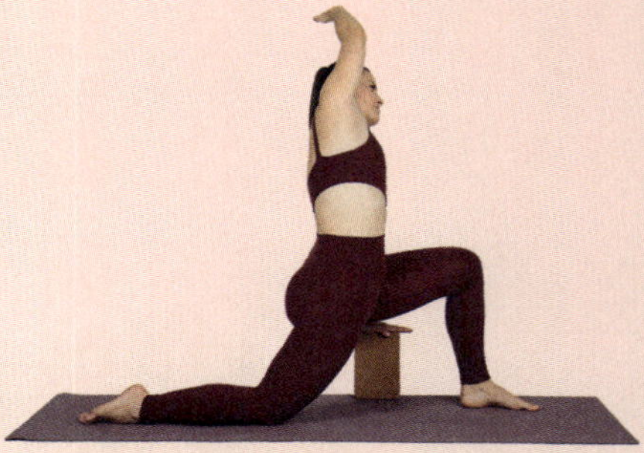

7. LOW LUNGE MIT SEITNEIGUNG
(siehe Seite 131)

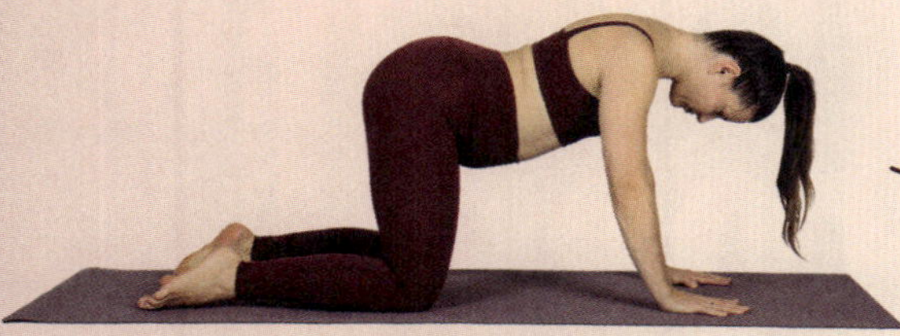

2. BECKENBODEN ISOLIERT ANSPANNEN
(siehe Seite 126)

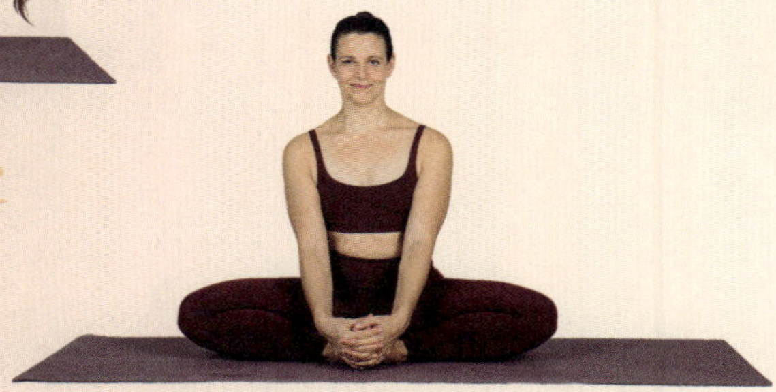

3. SITZENDER SCHMETTERLING
(siehe Seite 127)

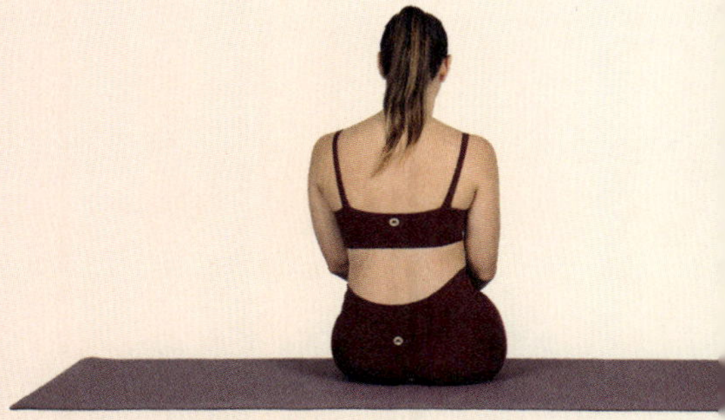

4. POPO-WALK IM LANGSITZ
(siehe Seite 128)

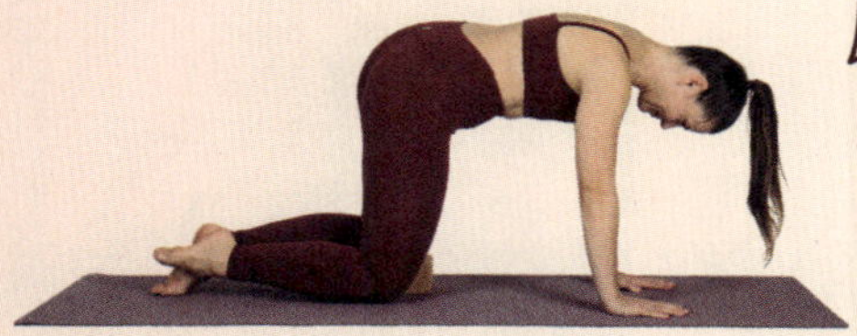

5. KNIESHIFT IM VIERFÜSSLERSTAND
(siehe Seite 129)

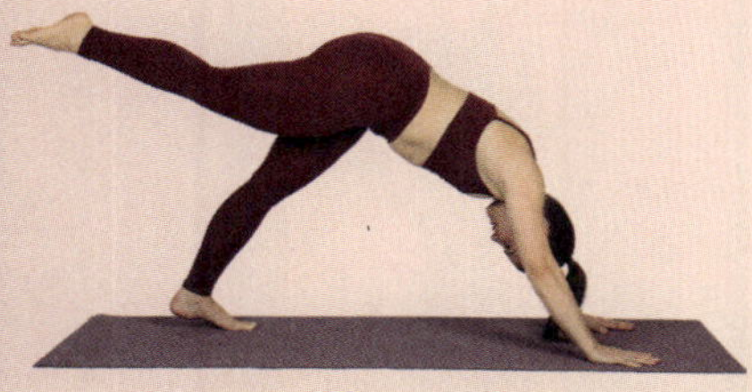

6. DREIBEINIGER HUND
(siehe Seite 130)

UNTERER RÜCKEN UND CORE

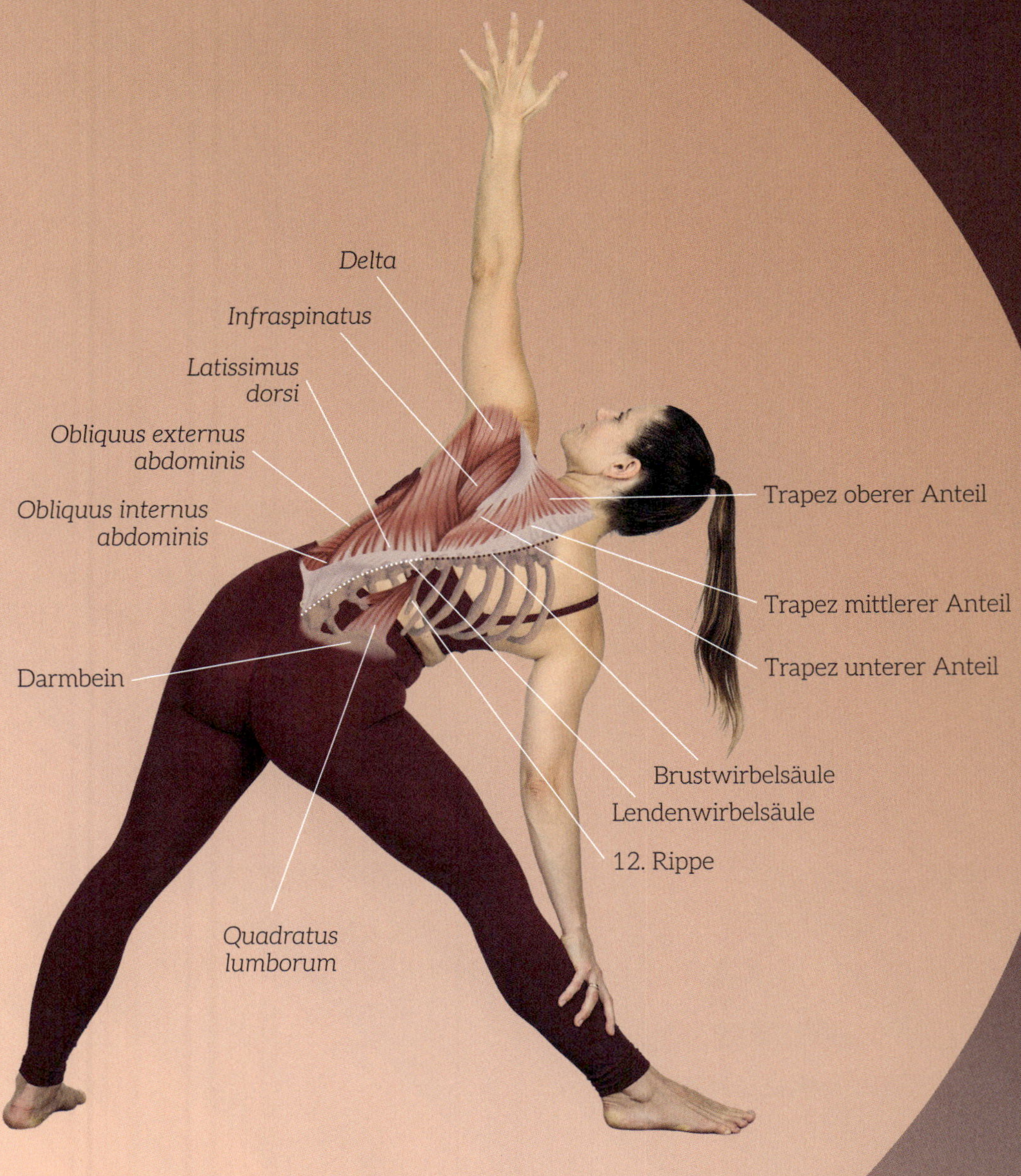

ZENTRUM DER KRAFT

Die Lendenwirbelsäule, kurz LWS, verbindet unser Becken mit dem oberen Rücken. Sie ist das tragende Fundament deiner Wirbelsäule und gleichzeitig ein Bereich, der sich bewegen können muss. Im Alltag trägt sie Last, gleicht Kräfte aus, stabilisiert beim Gehen, Stehen und Heben und reagiert sensibel auf Stress, Müdigkeit und einseitige Belastung. In der Yoga-Praxis wird sie oft besonders gefordert. Manchmal zu viel, manchmal zu wenig gezielt.

Viele Rückenthemen entstehen nicht, weil die Lendenwirbelsäule »zu schwach« ist, sondern weil sie Aufgaben übernimmt, die eigentlich andere Bereiche leisten sollten. Fehlt Beweglichkeit in der Hüfte oder in der Brustwirbelsäule, holt sich der Körper die Bewegung dort, wo sie am leichtesten verfügbar ist, häufig im unteren Rücken. Gleichzeitig ist die Lendenwirbelsäule knöchern weniger gesichert als andere Wirbelsäulenabschnitte und deshalb stark auf muskuläre Führung angewiesen.

Dieses Kapitel hilft dir, deine Lendenwirbelsäule besser zu verstehen: welche Bewegungen sie gut ausführen kann, wo sie Stabilität braucht und wie du im Yoga eine Balance findest zwischen Mobilität und Schutz. Ziel ist nicht Schonung, sondern eine belastbare, geführte Beweglichkeit, die dich im Alltag wie auch auf der Matte unterstützt.

Anatomie des unteren Rückens

Die Wirbelsäule besteht aus mehreren Abschnitten, die jeweils unterschiedliche Aufgaben übernehmen. Die Lendenwirbelsäule (türkis, siehe Bild rechts) liegt zwischen der Brustwirbelsäule und dem Kreuzbein und bildet den Übergang vom beweglichen Rumpf zum stabilen Becken. Sie besteht aus fünf Wirbeln, die übereinandergestapelt sind und einen großen Teil des Körpergewichts tragen.

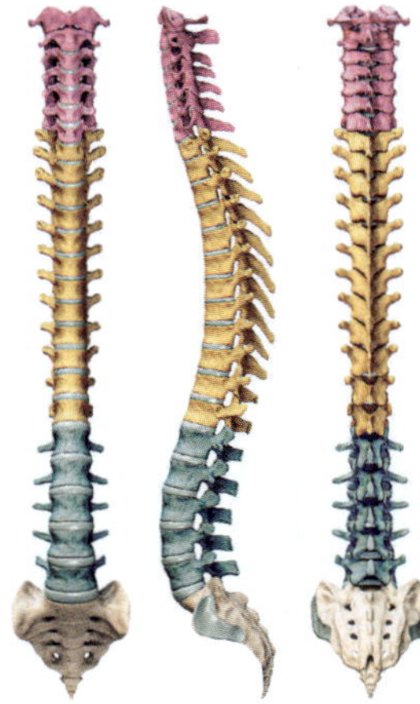

Du kannst dir die Anzahl der Wirbel der Wirbelsäule so merken: morgens um sieben, mittags um zwölf und abends um fünf.

Für die Yoga-Praxis ist weniger wichtig, einzelne Strukturen isoliert zu kennen, sondern zu verstehen, wie die Lendenwirbelsäule als funktionelle Einheit arbeitet. Denn Knochen, Bandscheiben, Gelenke, Muskeln, Faszien und Nerven wirken ständig zusammen. Die Wirbelsäule besteht aus sieben Halswirbeln, zwölf Brustwirbeln und fünf Lendenwirbeln. Unten bilden Kreuzbein und Steißbein die Basis.

KNOCHEN UND GELENKE IM UNTEREN RÜCKEN

Jeder Lendenwirbel hat vorn einen kräftigen Wirbelkörper, der Last trägt. Hinten schließt sich der Wirbelbogen an. Zusammen bilden sie das Wirbelloch, das in der Summe mit den anderen Wirbellöchern den Wirbelkanal bildet und durch das dein Rückenmark mit den Nerven verläuft.

Am Wirbelbogen sitzen Knochenfortsätze: nach hinten der Dornfortsatz (das sind die Hügelchen, die entlang deiner Wirbelsäule durch die Haut drücken) und zur Seite die Querfortsätze. Sie sind Ansatzpunkte für Muskeln und Bänder.

Zwischen zwei Wirbeln entsteht ein Bewegungssegment. Dieses besteht aus:

- zwei benachbarten Wirbeln
- der Bandscheibe dazwischen
- den kleinen Wirbelgelenken, den Facettengelenken
- Bändern, Muskeln und umgebenden Faszien

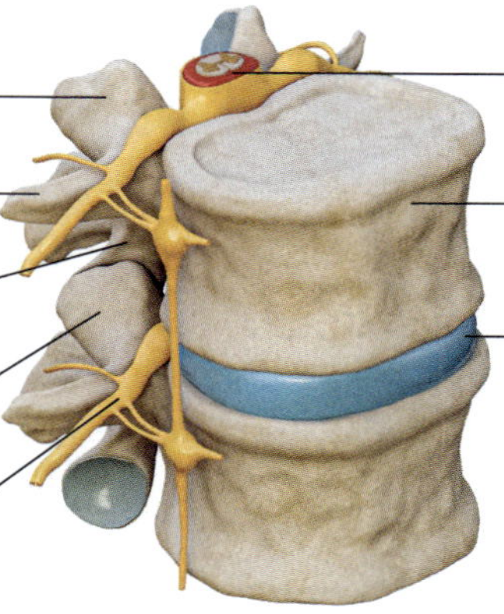

Ein Bewegungssegment besteht aus zwei Wirbeln und all den Strukturen dazwischen.

Bewegung findet nie in einem einzelnen Wirbel statt, sondern immer segmental. Das heißt, all diese Strukturen bewegen mit. Das ist besonders im Yoga wichtig zu wissen, da wir Asanas oft als große Formen wahrnehmen, der Körper aber in vielen kleinen Einheiten arbeitet.

Die Facettengelenke der Wirbelsäule

Die kleinen Wirbelgelenke (Facettengelenke) verbinden die einzelnen Wirbel miteinander und ihre Ausrichtung ist je nach Abschnitt der Wirbelsäule unterschiedlich. Das bedeutet: Jedes Wirbelsäulensegment hat seine eigenen Bewegungstalente.

In der Lendenwirbelsäule stehen die Gelenkflächen vor allem senkrecht, also annähernd sagittal ausgerichtet. Dadurch kann die Lendenwirbelsäule besonders gut:

- beugen und strecken (Flexion und Extension) – also Vor- und Rückbeugen
- sich leicht seitlich neigen (Lateralflexion) – also hin und her

Was sie hingegen nur sehr eingeschränkt kann, ist die Rotation – also das Drehen nach rechts oder links. Diese Bewegung ist im unteren Rücken kaum möglich und sollte dort auch nicht forciert werden.

In der Yoga-Praxis ist das besonders relevant, da viele Haltungen Drehbewegungen enthalten. Entscheidend ist nicht, Rotation zu vermeiden, sondern sie dorthin zu verlagern, wo sie anatomisch vorgesehen ist. Das ist vor allem in der Brustwirbelsäule.

DIE BANDSCHEIBEN

Zwischen den Wirbelkörpern liegen die Bandscheiben. Sie bestehen aus einem äußeren Faserring und einem inneren, gelartigen Kern. Ihre Hauptaufgabe ist es, Druck zu verteilen und Bewegung zwischen den Wirbeln zu ermöglichen.

Bandscheiben reagieren auf Belastung, Bewegung und Flüssigkeitshaushalt. Da sie nur eine geringe direkte Blutversorgung haben, werden sie vor allem über Diffusion versorgt und dieser Stoffaustausch wird durch wechselnde Belastung und Entlastung unterstützt. Der Wechsel wirkt wie eine sanfte Pumpe: Unter Druck wird Flüssigkeit abgegeben, in Entlastung wieder aufgenommen.

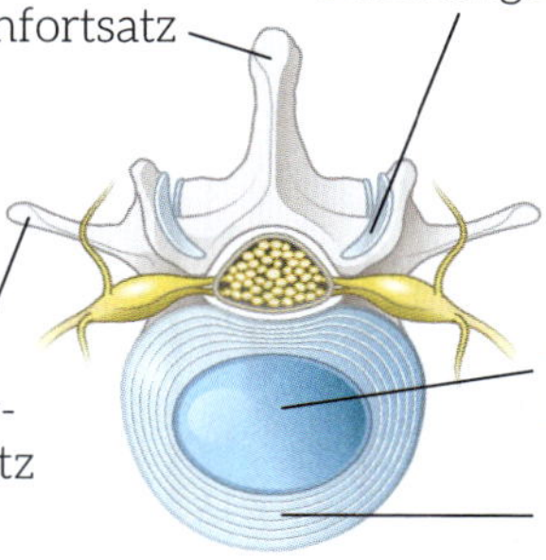

Die Bandscheibe hat außen einen bänderartigen Ring und innen einen zähflüssigen Kern.

Zu wenig Bewegung kann diese Versorgung genauso ungünstig beeinflussen wie dauerhafte, einseitige Belastung. Für die Yoga-Praxis bedeutet das weder Schonung noch extremes Ausreizen.

Bandscheiben sind grundsätzlich sehr belastbar und anpassungsfähig. Auch nach Reizzuständen heilen sie wieder und mit einem stufenweisen Aufbau des Trainigsreizes werden sie wieder belastbar. Sinnvoll ist Abwechslung: Flexion, Extension, Seitneigung und ganz besonders auch sanft dosierte Rotation der Lendenwirbelsäule. Alles sollte gut geführt und nicht endgradig erzwungen werden.

SPINALNERVEN

Zwischen zwei Wirbeln tritt jeweils ein Spinalnerv aus dem Wirbelkanal aus. In der Lendenwirbelsäule versorgen diese Nerven vor allem Gesäß und Beine. Wird ein Nerv gereizt, kann sich das durch ausstrahlende Schmerzen, Kribbeln oder Taubheit bemerkbar machen. Nicht jede Rückenschmerzsymptomatik hat aber mit Nerven zu tun.

GELENKBEWEGUNGEN DER WIRBELSÄULE

Die Angaben zum Bewegungsausmaß der Wirbelsäule unterscheiden sich je nach Quelle, weil viele Faktoren dabei eine Rolle spielen: Alter, Trainingszustand, individuelle Anatomie und sogar die Art der Messung. Deshalb findest du oft leicht unterschiedliche Werte. Die Übersichten auf der rechten Seite verstehen sich als Orientierung, nicht als fixe Vorgabe.

Gerade in der Yoga-Praxis kann es unterstützen zu wissen, welche Bewegungen für einen bestimmten Bereich typisch sind und welche Asanas besonders nutzen. Doch jeder Mensch ist anders gebaut. Alter, Alltag, körperliche Erfahrungen und individuelle Anatomie beeinflussen die tatsächliche Beweglichkeit. Yoga darf sich deinem Rücken anpassen und nicht umgekehrt.

	Flexion	Extension	Lateralflexion pro Seite	Rotation pro Seite
Halswirbelsäule	45–50 Grad	70–80 Grad	35–45 Grad	80–90 Grad
Brustwirbelsäule	30–40 Grad	20–30 Grad	20–30 Grad	30–35 Grad
Lendenwirbelsäule	40–45 Grad	20–35 Grad	15–30 Grad	5–15 Grad
Gesamte Wirbelsäule	115–135 Grad	110–145 Grad	70–80 Grad	100–120 Grad

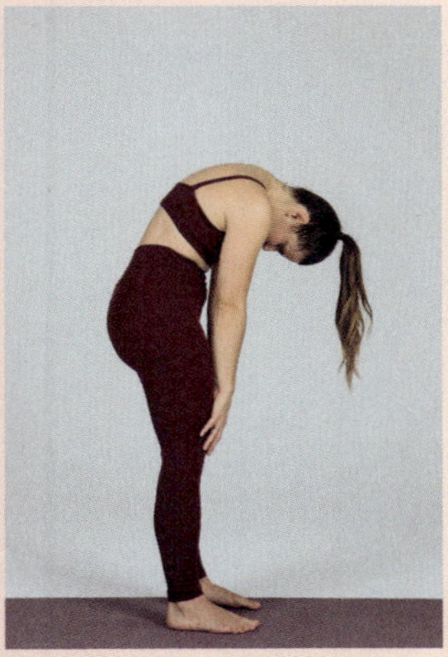

Flexion der gesamten Wirbelsäule

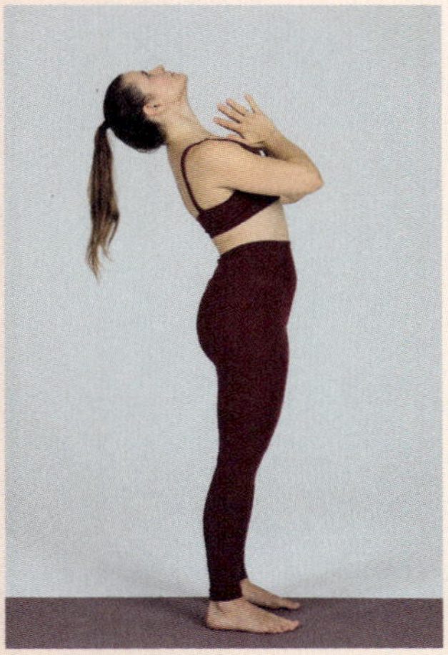

Extension der gesamten Wirbelsäule

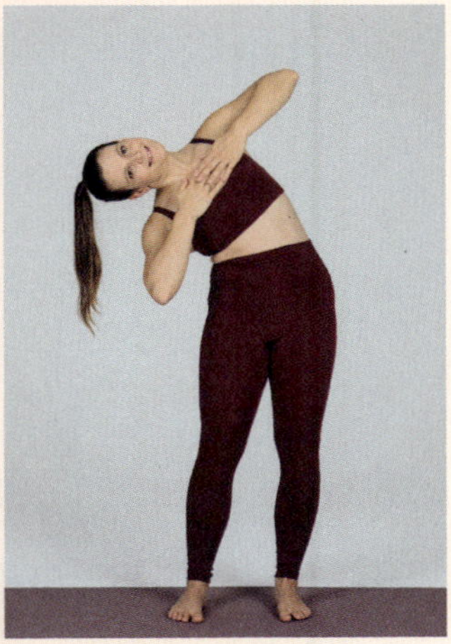

Lateralflexion links

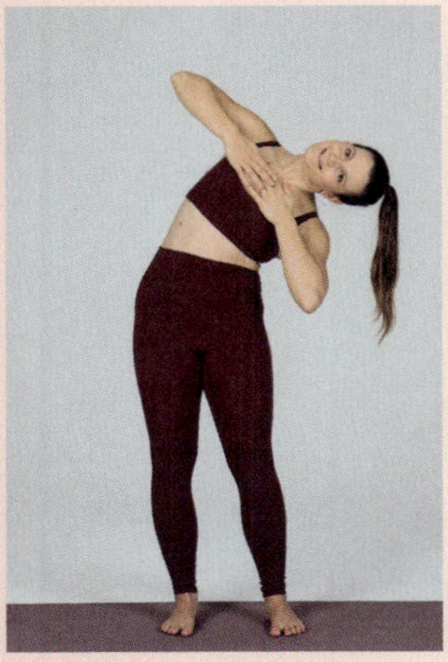

Lateralflexion rechts

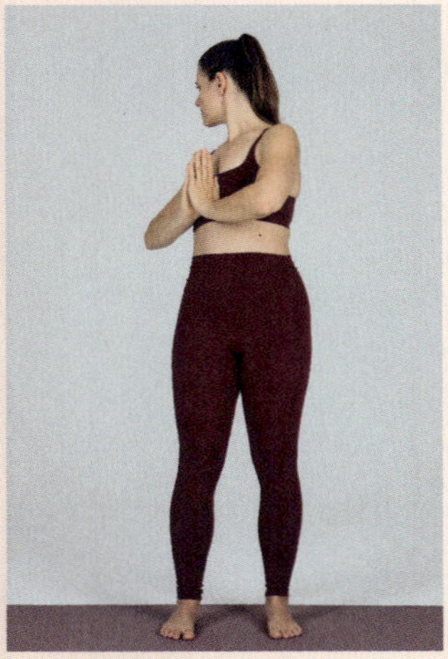

Rotation rechts

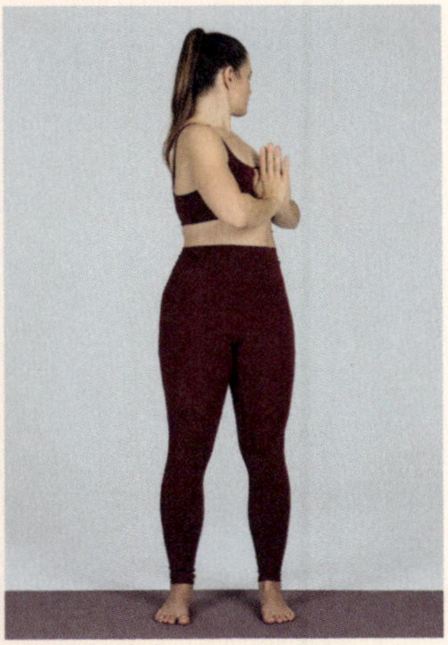

Rotation links

MUSKULATUR DER LENDENWIRBELSÄULE

Die Lendenwirbelsäule ist knöchern vergleichsweise wenig gesichert. Ihre Stabilität entsteht deshalb vor allem durch Muskelarbeit. Entscheidend ist dabei nicht die Kraft eines einzelnen Muskels, sondern das Zusammenspiel mehrerer Muskelgruppen, die Bewegung führen, Last verteilen und Schutz bieten. Im Yoga zeigt sich diese Qualität besonders deutlich. Denn wenn die muskuläre Zusammenarbeit stimmt, fühlt sich Bewegung leicht und getragen an. Wenn sie fehlt, landet Belastung schnell im unteren Rücken.

Bauchwand – Führung von vorn und von der Seite

Die Bauchmuskulatur verbindet Rippen und Becken und gibt der Lendenwirbelsäule ein stabiles Gegengewicht zur Rückseite. Sie besteht aus mehreren Schichten mit unterschiedlichen Aufgaben.

- Der **gerade Bauchmuskel**, auch Sixpackmuskel *(Rectus abdominis)*, unterstützt die Beugung der Wirbelsäule und hilft, das Becken in einer neutralen Position zu halten.
- Die **schrägen Bauchmuskeln** (*Obliquus externus* und *internus*) steuern Rotation und Seitneigung und sind wichtig für diagonale Kraftübertragung, zum Beispiel in Standhaltungen. Die Faszie des *Obliquus externus* liegt übrigens über dem Sixpackmuskel.
- Der **tiefe Bauchmuskel** *(Transversus abdominis)* wirkt wie ein inneres Korsett. Er stabilisiert die Körpermitte rundherum und wird oft eher reaktiv aktiviert, zum Beispiel über die Ausatmung oder beim Heben und Tragen.

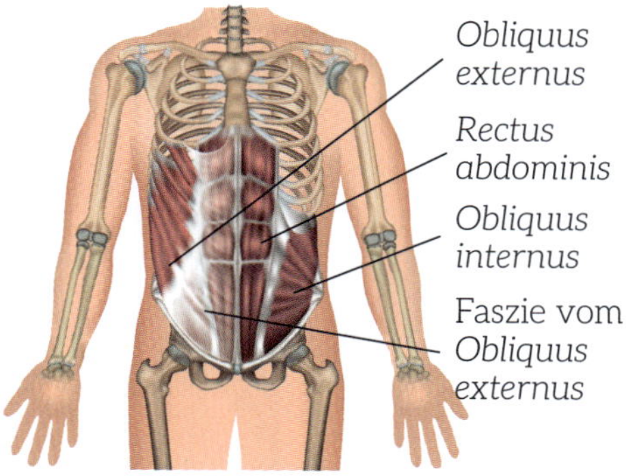

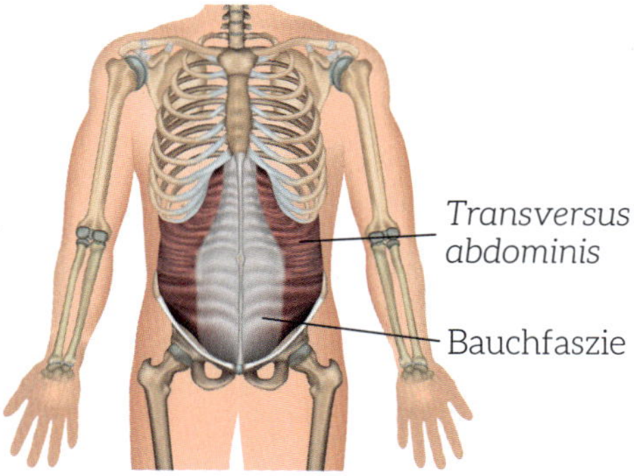

Die Bauchmuskeln bewegen die Wirbelsäule in alle Richtungen – außer in die Extension – und sind als Team auch wichtig für die Stabilität des Zylinders.

Quadratus lumborum – seitliche Stabilität

Der *Quadratus lumborum*, kurz QL, verbindet den Beckenkamm mit der untersten Rippe und der Lendenwirbelsäule. Er stabilisiert den Rücken bei Seitneigung und spielt eine zentrale Rolle bei einseitiger Belastung, zum Beispiel beim Gehen, Tragen oder im Einbeinstand. Ist die Rumpfkontrolle unzureichend, muss der Muskel häufig kompensieren. Dann ist er oft gleichzeitig verspannt und zu schwach.

Im Yoga braucht er sowohl Entlastung als auch gezielte Kräftigung, besonders in Standhaltungen, Seitbeugen und Balance-Asanas.

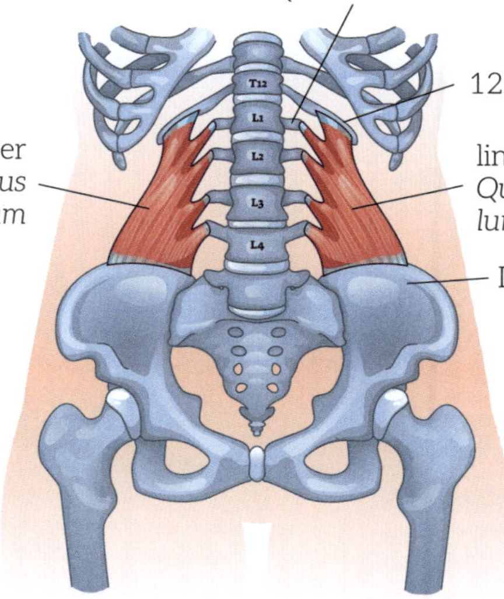

Der Quadratus lumborum *ist wichtig für die Stabilität der Lendenwirbelsäule und bewegt sie besonders in Lateralflexion.*

Rückenstrecker – Kraft für Aufrichtung

Die Rückenstrecker *(Erectores spinae)* verlaufen beidseits der Wirbelsäule und richten den Rumpf auf. In der Lendenwirbelsäule sind sie kräftig ausgeprägt, da sie täglich gegen Schwerkraft und Last arbeiten. Sie sind wichtig für Rückbeugen, aufrechtes Stehen und kraftvolle Übergänge. Werden sie jedoch dominant und arbeiten ohne ausreichende Unterstützung von Bauchwand und tiefen Muskeln, entsteht leicht ein lokaler Knick oder Druck im unteren Rücken.

Tiefe Rückenmuskulatur – segmentale Stabilität

Direkt an den Wirbelsegmenten liegen die *Multifidi* und *Rotatores*. Sie sind der tiefe Teil des *Erector spinae*. Diese tiefen Muskeln verbinden benachbarte Wirbel und sorgen für feine, präzise Stabilisierung. Sie arbeiten meist unbewusst und reagieren auf kleine Bewegungen. Im Yoga sind sie immer dann aktiv, wenn die Wirbelsäule stabil bleibt, während sich Arme oder Beine bewegen, etwa im Vierfüßlerstand, in Planks, in Balancehaltungen oder in Übergängen.

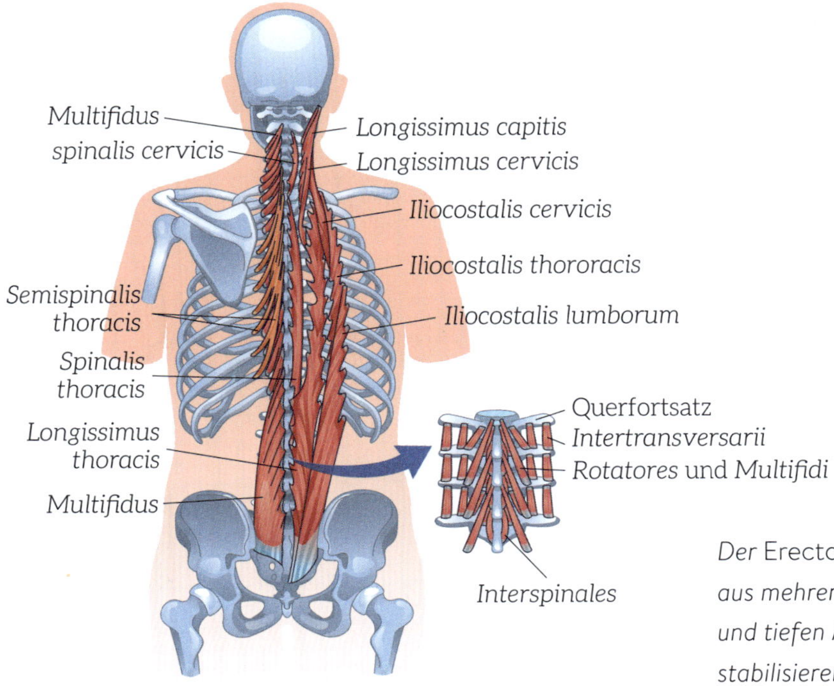

Der Erector spinae *besteht aus mehreren oberflächlichen und tiefen Muskeln. Sie stabilisieren und bewegen den Rücken in Extension.*

Psoas – zentraler Stabilisator der Lendenwirbelsäule

Der *Psoas major* ist der lange Anteil des *Iliopsoas*. Er entspringt weit oben an den Seitenflächen der Wirbelkörper des zwölften Brustwirbels und der Lendenwirbelsäule sowie an den Außenkanten der Bandscheiben und den Querfortsätzen der Lendenwirbelsäule. Von dort zieht er nach unten, durch den Bauchraum, über das Becken hinweg und setzt gemeinsam mit dem *Iliacus* am Oberschenkelknochen an.

Damit ist der Psoas der einzige Muskel, der die Lendenwirbelsäule direkt mit den Beinen verbindet. Genau das macht ihn zu einem der wichtigsten Stabilisatoren der Lendenwirbelsäule. Er hilft, die Wirbelsäule zu sichern, während sich die Hüfte bewegt.

Ist der Psoas gut integriert, kann sich die Hüfte frei beugen und strecken, ohne dass die Lendenwirbelsäule ausweichen muss. Ist er jedoch verkürzt oder dauerhaft angespannt, zieht er das Becken nach vorn und unten. Die Folge ist eine verstärkte Lordose, also ein Hohlkreuz in der Lendenwirbelsäule. In diesem Fall kompensiert der Rücken die fehlende Hüftstreckung.

Im Yoga entstehen Hüftstreckungen und Rückbeugen dann auch weniger aus der Hüfte, sondern verlagern sich in die Lendenwirbelsäule. Das zeigt sich besonders deutlich in Ausfallschritten, Standhaltungen und Rückbeugen: Kann der Psoas nicht loslassen oder stabil mitarbeiten, landet die Bewegung dort, wo sie am leichtesten geht: im unteren Rücken. Genau deshalb spielt der Psoas eine Schlüsselrolle für eine stabile, gut geführte Lendenwirbelsäule.

DAS SOLARPLEXUSCHAKRA (MANIPURA)

Deine Lendenwirbelsäule und dein Core (Rumpf) sind dein inneres Kraftzentrum: Hier organisierst du Aufrichtung, Stabilität, Mut zur Haltung und die Fähigkeit, »bei dir selbst« zu bleiben, wenn du herausgefordert wirst. Das passt zum Solarplexuschakra Manipura: Willenskraft, Identität, Energie, inneres Feuer und Verdauungskraft. Auch Zwerchfell und Rumpfmuskulatur werden diesem Zentrum zugeordnet.

Im Yoga zeigt sich ein balanciertes Manipura nicht als »hartes Bauchbrett«, sondern als klare, tragfähige Mitte: Du kannst Spannung im ganzen Zylinder aufbauen, ohne zu pressen, und loslassen, ohne einzuknicken. Genau diese Dosierung ist die Superpower für eine gesunde Lendenwirbelsäule.

Wenn Manipura aus dem Gleichgewicht ist, kippt es oft in zwei Richtungen: Entweder es gibt zu wenig Feuer – durch Instabilität oder Erschöpfung – oder zu viel, was sich durch Daueranspannung, Getriebenheit und ein festes Zwerchfell äußert. Die Yoga-Praxis bringt dich zurück in die Mitte.

Fokusthema: Muskuläre Stabilität und Mobilität der Lendenwirbelsäule

Du hast deine Lendenwirbelsäule nun anatomisch kennengelernt. Sie ist so gebaut, dass sie bewegen und tragen kann. Gleichzeitig ist sie stark auf das Zusammenspiel mit ihren Nachbarregionen angewiesen. Besonders mit den Hüften, dem Beckenboden und dem Brustkorb.

ZYLINDER UND BECKENAUSRICHTUNG

Deine Körpermitte ähnelt einem Zylinder (siehe auch Seite 120): oben das Zwerchfell, unten der Beckenboden, vorn und seitlich die Bauchmuskeln und hinten die tiefen Rückenmuskeln.

Für die Lendenwirbelsäule ist dieser Zylinder zentral. Denn er entscheidet darüber, ob Bewegung geführt wird oder ob sie einfach dort passiert, wo der geringste Widerstand herrscht. Und genau hier entstehen im Yoga viele typische Rücken-Themen. Damit der Zylinder stabil arbeiten kann, braucht er eine gute knöcherne Basis. Diese Basis ist dein Becken. Ein neutral ausgerichtetes Becken ist dabei kein starres Ideal und muss nicht »gehalten« werden. Es ist eine funktionelle Ausgangsposition, von der aus sich Bewegung gut organisieren lässt (siehe auch Seite 118).

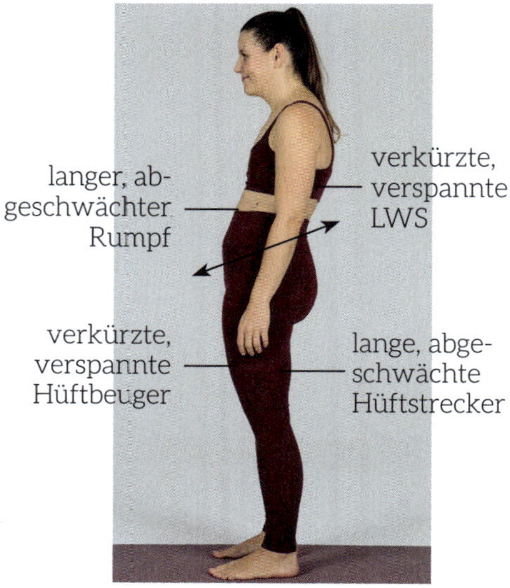

Eine häufige Fehlhaltung: das nach vorn gekippte Becken.

Die allermeisten von uns tendieren dazu, das Becken leicht nach vorn und unten zu kippen. Die Folge ist eine verstärkte Lordose, also ein Hohlkreuz in der Lendenwirbelsäule. Das ist oft das Ergebnis von muskulären Ungleichgewichten. Damit das Becken neutral bleiben kann, brauchen alle beteiligten Muskeln genügend Kraft und Länge:

- **Hüftbeuger (*Psoas* und *Rectus femoris*):** Die Hüftbeuger brauchen ausreichend Länge. Sind sie verkürzt, ziehen sie das Becken nach vorn und verlagern Extension in die Lendenwirbelsäule.
- **Rückenstrecker (*Erector spinae* und *Quadratus lumborum*):** Diese sollten nicht dauerhaft verkürzt oder dominant sein. Sonst entsteht schnell ein Gefühl von »Hängen« im unteren Rücken.
- **Beinrückseite (Hamstrings oder ischiokrurale Muskulatur):** Die Hamstrings brauchen genügend Kraft, um das Becken von hinten mitzuführen und zu stabilisieren.
- **Bauchmuskulatur (vor allem *Rectus abdominis*):** Auch die Bauchmuskulatur benötigt Kraft, um das Becken vorn zu halten und dem Zug der Hüftbeuger etwas entgegenzusetzen.

Erst wenn diese Muskelgruppen im Gleichgewicht sind, kann das Becken seine Rolle als stabile Basis erfüllen. Und erst dann können die tiefen Zylinder-Muskeln ihre eigentliche Arbeit der Stabilisation übernehmen.

BEWEGUNGSMUSTER DER LENDENWIRBELSÄULE

Der Körper ist clever. Bei Bewegung nimmt er oft den Weg des geringsten Widerstands. Wenn ein Bereich steif oder angespannt ist, holt er sich die Bewegung einfach woanders – im Rumpf passiert es besonders schnell, dass die Lendenwirbelsäule übernimmt. Das ist erst mal keine Fehlfunktion, sondern eine sinnvolle Anpassung. Herausfordernd wird es, wenn dieses Muster zum Dauerjob wird. Im Yoga zeigt sich das zum Beispiel in:

- Rückbeugen, die fast ausschließlich aus der LWS kommen
- Seitneigungen, bei denen das Becken ausweicht und die LWS »einsackt«
- Drehhaltungen, die in der LWS und auch dem ISG ausgeführt werden

Die Lösung ist nicht, Bewegung zu vermeiden, sondern ausgewogen zu verlagern. Und genau dabei hilft dir der Zylinder. Denn im Yoga wird Beweglichkeit oft mit Qualität gleichgesetzt: Je tiefer die Asana und je spektakulärer die Form, desto besser. Aber gerade im Bereich deiner Lendenwirbelsäule zeigt sich ziemlich deutlich: Bewegung braucht Führung. Nicht jede mögliche Bewegung ist sinnvoll und nicht jede tief ausgeführte Asana gesund. Und auch hier gilt wieder: Die Wirkung ist das Ziel, nicht die Form. Es geht also um die Relation von Mobilität und Stabilität.

Extension – Rückbeuge statt Rückknick

Anatomisch gesehen kann die Lendenwirbelsäule gut in Extension gehen. In starken Rückbeugen kommen jedoch die Facettengelenke näher zusammen und die Bandscheiben werden hinten stärker komprimiert. Das ist grundsätzlich nicht problematisch, solange die Bewegung gut geführt ist, sich verteilt und dein Alltag und deine Praxis genug Abwechslung enthalten. Für die Lendenwirbelsäule ist deshalb nicht entscheidend, ob du dich zurückbeugst, sondern wie und wo die Rückbeuge entsteht. Ein Rückknick entsteht häufig, wenn mehrere Dinge zusammenkommen:

- Die Hüften lassen wenig Streckung zu.
- Die Brustwirbelsäule ist eher steif.
- Die tiefe Rumpfmuskulatur arbeitet nicht ausreichend mit.

Dann sammelt sich die Bewegung oft in wenigen Segmenten der Lendenwirbelsäule, meist dort, wo es am leichtesten geht. Von außen sieht das tief aus, innen fühlt es sich aber eher nach »Knick« oder Druck im Kreuz an, weil einzelne Strukturen mehr Arbeit abbekommen, als sie müssten.

Ein Bogen hingegen verteilt die Rückbeuge über Hüfte, Lendenwirbelsäule und Brustwirbelsäule. Der Zylinder hält die Mitte stabil, während die Wirbelsäule in die Länge wächst, statt lokal einzusacken. Rückbeugen sollten mit bewusst aktiver Verbindung zwischen Rippen und Becken ausgeführt werden, an Brustraum und Hüfte darf mehr Extension stattfinden.

Rotation – wo sie stattfinden darf und wo lieber nicht

Auch die Rotation ist eine natürliche Bewegung deiner Wirbelsäule, aber sie ist ungleich verteilt: Die Brustwirbelsäule ist fürs Drehen gemacht, die Lendenwirbelsäule hat nur einen kleinen Rotationsspielraum.

Wenn deine Lendenwirbelsäule und oft auch dein Iliosakralgelenk in einer Drehung mit übernehmen, ist das erst mal nichts Dramatisches. Es bedeutet einfach: Die Bewegung verteilt sich anders, als es ideal wäre, und diese Bereiche bekommen etwas mehr Arbeit ab. Spürbarer wird das oft, wenn zur Rotation noch Beugung oder Rückbeuge dazukommt. Passiert diese Kombi immer wieder im Yoga, aber auch unbewusst im Alltag und ohne gute Führung, kann sich das über die Zeit als Ziehen, Reizung oder ein Gefühl von Instabilität zeigen. Solche Muster können langfristig auch zur Überlastung von Gelenken und Bandscheiben beitragen. Im Yoga passiert das häufig in den folgenden Haltungen:

- **im Dreibeinigen Hund** oder beim **Beinheben**, wenn der ganze Zylinder inklusive Becken eigentlich stabil bleiben sollte und die Bewegung rein aus der Hüfte kommen sollte
- **bei Drehhaltungen** wie Nadelöhr oder Drehsitz, wenn die Rotation eher unten »abgeholt« wird, statt aus der Brustwirbelsäule zu entstehen
- **bei schnellen Übergängen**, wenn Schwung mehr übernimmt als Kontrolle

Die gute Nachricht: Du kannst das Muster ziemlich gut beeinflussen. Konzentriere dich erst auf Länge, dann auf Rotation. Drehe bewusst mehr aus der Brustwirbelsäule und halte den gesamten Rumpf unten stabil.

Flexion – Stabilität beim Beugen

Flexion, also das Beugen der Wirbelsäule, hat im Zusammenhang mit Rückenschmerzen einen eher schlechten Ruf. Vor allem in Situationen, in denen Beugung mit Drehung, Last oder Tempo zusammenkommt, treten Beschwerden häufiger auf. Das führt schnell zur Annahme, Flexion sei grundsätzlich problematisch. Anatomisch gesehen stimmt das so nicht. Denn die Wirbelsäule ist dafür gemacht, dich in alle Richtungen zu bewegen – auch in Flexion. Im Alltag nutzen wir die Beugung ständig: beim Sitzen, Bücken, Anheben oder Spielen auf dem Boden. Entscheidend ist daher weniger, ob Flexion passiert, sondern wie sie ausgeführt wird und in welchem Kontext.

Für die Yoga-Praxis lohnt es sich zu unterscheiden, ob Belastbarkeit trainiert und auch in runderen Positionen Kraft entwickelt werden soll oder ob der Fokus auf Entlastung, Stabilität und Länge liegt. Beides kann sinnvoll sein, und beides hat ein ganz anderes Ziel.

Runde Positionen können sinnvoll sein, wenn sie bewusst langsam eingenommen werden, gern mit zusätzlicher Rotation. So lernen Gelenke, Bandscheiben und Faszien, auch in gebeugten Positionen Kraft zu übertragen. Das zweite Ziel – für die meisten Yoga-Praktizierenden am wichtigsten – ist ein langer Rücken. Eine gut organisierte Mitte entlastet auch empfindliche Strukturen und ermöglicht Kontrolle, besonders bei Beschwerden oder in frühen Aufbauphasen.

Der Zylinder unterstützt beide Ansätze. Er hilft dir, Flexion bewusst zu dosieren, Bewegung zu führen und zwischen Stabilität und Mobilität zu unterscheiden, statt in ein automatisches Muster zu fallen. Für deine generelle Yoga-Praxis gilt aber eher der zweite Punkt. Stabilität ist meistens das Grundziel.

Lateralflexion – Länge mit Führung

Auch die Seitneigung ist eine natürliche Bewegung der Lendenwirbelsäule. Und auch hier gilt: Sie soll sich wie ein Bogen anfühlen, nicht wie ein Knick. Mit guter Führung entsteht Länge in Muskeln und Faszien deiner Flanke, Raum zwischen Rippen und Becken und ein stabiler Rücken. Fehlt diese Führung, kippt der Rumpf eher zur Seite, und die feinen Facettengelenke übernehmen die Last.

Im Sitzen fällt das vielen leichter, weil der Boden für Stabilität sorgt und die Distanz zur Unterlage kleiner ist. Du kannst dich besser organisieren, den Zylinder leichter in deinem Lateralflexions-Bogen aktivieren und dich dosierter in die Form bewegen. Im Stand wird die Seitneigung anspruchsvoller und genau deshalb lohnt sich hier eine klare Strategie: In Asanas wie Trikonasana hältst du den Rumpf eher neutral und holst die Beweglichkeit mehr aus der Hüfte. So kräftigst du deinen Zylinder, statt die Last nach unten in Facettengelenke und Bandscheiben weiterzuleiten.

Beschwerdebilder

Beschwerden im unteren Rücken entstehen selten durch eine einzelne Bewegung oder eine »falsche« Asana. Meist entwickeln sie sich schleichend, wenn Belastung, Bewegungsvielfalt und muskuläre Führung nicht mehr gut zusammenspielen. Fehlt Stabilität dort, wo sie gebraucht wird, oder wird Bewegung immer wieder aus der Lendenwirbelsäule abgeholt, reagiert das System empfindlich.

Im Yoga begegnen uns vor allem zwei Beschwerdebilder immer wieder. Sie unterscheiden sich in ihrem Ursprung, treffen sich jedoch in der Aufbauphase oft in einer sehr ähnlichen Strategie.

HEXENSCHUSS UND FACETTENGELENK-REIZUNG

Beim sogenannten Hexenschuss kommen die Schmerzen meist aus einer akuten Schutzreaktion. Muskeln rund um die Wirbelsäule spannen sich reflexartig an, um Bewegung zu verhindern. Häufig sind dabei die Facettengelenke gereizt oder durch erhöhte Spannung »blockiert«.

In den allermeisten Fällen liegt keine echte Verschiebung oder strukturelle Schädigung vor, sondern ein Zusammenspiel aus Überlastung, ungünstiger Bewegungskombination und muskulärer Schutzspannung. Auslöser können sein:

- ruckartige Bewegungen
- ungewohnte Belastung
- Rotation unter Last
- starke Rückbeugen ohne ausreichende Führung

So fühlt sich das oft an: Der Schmerz tritt oft plötzlich auf, manchmal beim Aufrichten, Drehen oder Bücken. Er kann stechend, ziehend oder blockierend sein.

Viele Betroffene beschreiben ein Gefühl von »Festgefahrensein« oder Instabilität. Bewegung ist deutlich eingeschränkt, häufig begleitet von Angst, etwas »kaputtgemacht« zu haben.

Yoga bei Hexenschuss

In der Akutphase geht es um Beruhigung des Nervensystems und ein Gefühl von Sicherheit und Vertrauen zu deinem Körper.

WAS DU IN DER AKUTPHASE TUN KANNST

Dos	Don'ts
• Rückenlage mit aufgestellten Beinen oder Unterschenkeln auf Stuhl • Seitenlage mit Kissenunterstützung • kleine, schmerzfreie Bewegungen • ruhige, verlängerte Atmung • sanfte Dehnung an den Schmerz heran • Lösen der Muskulatur (der *Quadratus lumborum* ist häufig mitbeteiligt) • Bewegung in Form von kurzen Spaziergängen und sanften Übungen • Unterstützung durch Wärme oder Schmerzmittel	• forciert in den Schmerz hineinbewegen oder dehnen • in Panik verfallen und davon ausgehen, dass der Rücken geschädigt ist • nur im Bett liegen oder lange sitzen

WAS DU IN DER AUFBAUPHASE TUN KANNST

Sobald die akute Schutzspannung nachlässt, beginnt die eigentliche Arbeit. Ziel ist es, Vertrauen in die Bewegung zurückzugewinnen und die stabilisierende Muskulatur gezielt aufzubauen. Genau hier trifft sich die Strategie mit vielen anderen Rückenthemen: Stabilität vor Tiefe, Qualität vor Form.

BANDSCHEIBENBESCHWERDEN

Bandscheiben reagieren sensibel auf Belastung, Bewegung und Flüssigkeitshaushalt. Sie brauchen wechselnden Druck, um gut versorgt zu bleiben. Zu wenig Bewegung kann ihre Ernährung genauso beeinträchtigen wie dauerhafte, einseitige Überlastung.

Bei Bandscheibenbeschwerden kann der äußere Faserring an Stabilität verlieren, der innere Kern sich verlagern und umliegendes Gewebe irritieren. Wird dabei ein Nerv gereizt, können Schmerzen ins Gesäß oder Bein ausstrahlen. Bandscheibenveränderungen entstehen meist über längere Zeit. Eine einzelne Bewegung ist dann zwar der Auslöser, aber nicht die zugrunde liegende Ursache.

So fühlt sich das oft an: Die Beschwerden können sehr unterschiedlich sein. Manche Menschen spüren einen tiefen Rückenschmerz, andere ein Ziehen ins Bein, Kribbeln oder Taubheit. Husten oder Niesen kann unangenehm sein. Vorbeugen oder Rückbeugen werden je nach Situation unterschiedlich empfunden.

Yoga bei Bandscheibenproblemen

Auch hier steht Entlastung im Vordergrund. Zusätzlich zu den beim Hexenschuss genannten Punkten gelten die folgenden Maßnahmen bei Bandscheibenbeschwerden oder einem Bandscheibenvorfall.

WAS DU IN DER AKUTPHASE TUN KANNST

Dos	Don'ts
• entlastende Rückenlage • kleine, kontrollierte Bewegungen • sanfte Extension: Mini-Kobras • neutrale Stabilisation • Pausen und Atemfokus • Kraftverlust in den Beinen oder Füßen ernst nehmen	• langes Sitzen oder Stehen. Gehen oder Liegen ist besser. • Flexion kombiniert mit Rotation in der Akutphase • in Panik verfallen und denken, der Rücken ist kaputt

WAS DU IN DER AUFBAUPHASE TUN KANNST

Bereits in der Akutphase ähneln sich die Strategien bei Hexenschuss und Bandscheibenbeschwerden. Es geht darum, das zu bewegen, was geht, und das Nervensystem zu beruhigen. Ein großer Unterschied ist: Beim Hexenschuss helfen häufig myofasziale Techniken, unter anderem am *Quadratus lumborum*, beim Bandscheibenvorfall sind häufig Mini-Ausführungen der Kobra-Position eine Geheimzutat. In der Aufbauphase geht es dann wie bei allen Rückenthemen darum, das System wieder belastbar zu machen.

Dos	Don'ts
• Bewegung in alle Richtungen dosiert integrieren • Stabilität aus der Mitte aufbauen • Hüfte und Brustwirbelsäule bewusst einbeziehen • Belastung langsam steigern	• Asana-Formen erzwingen • dich in immer denselben Mustern bewegen • Ermüdung ignorieren

Medizinische Abklärung ist nötig bei zunehmenden Lähmungserscheinungen, deutlichem Kraftverlust, Taubheit im Genital- oder Analbereich, Problemen mit der Blasen- oder Darmkontrolle sowie starken Schmerzen ohne Besserung über mehrere Tage.

Asanas und Übungen für den unteren Rücken und den Core

Die folgenden Übungen bauen insbesondere Stabilität in deinem Rumpf auf, damit deine Lendenwirbelsäule nicht alles allein tragen muss. Du kombinierst Lösen mit tiefer Zylinderarbeit (*Transversus abdominis*, Beckenboden, Zwerchfell und *Multifidi*) und baust dann Kraft rund um deinen Rumpf auf. Die Lendenwirbelsäule wird entlastet, indem du Bewegung aus Hüfte und Brustkorb holst, und in ihrer neutralen Kurve stabil gehalten.

Quadratus lumborum lösen

Der *Quadratus lumborum* stabilisiert und bewegt deine Lendenwirbelsäule gleichzeitig. Seine tiefen Fasern setzen direkt an den Querfortsätzen der Lendenwirbelsäule an. Wenn er dauerhaft zu viel Tonus hält oder auch Triggerpunkte hat, kann er ein häufiger Treiber für Rückenschmerz sein. Er kann dich außerdem in ein Hohlkreuz ziehen oder ein Beckenschiefstand-Muster verstärken. Wenn du ihn löst, schaffst du Raum, damit dein Zylinder danach wieder effizienter stabilisieren kann.

1. Greife mit beiden Händen um deine Taille. Finde mit deinen Daumen den oberen Rand deiner Beckenschaufel. Von dort aus tastest du dich nach hinten. Der erste »Hügel«, den du spürst, sollte dein *Quadratus lumborum* sein und näher bei der Wirbelsäule der *Erector spinae*. Bleibe am untersten Rand des *Quadratus lumborum*, dort wo er am Beckenkamm ansetzt. Du kannst sanft massieren oder Triggerpunkte (siehe Seite 95) lösen.
2. Taste dich dann dem Muskel entlang weiter hoch Richtung unterster Rippe und löse auch dort verspannte Stellen. Atme ruhig in deine Flanken. Mit jeder Ausatmung lässt du den Bauch und die seitliche Taille weicher werden. Bleibe drei bis fünf Atemzüge pro Punkt.

Hinweis: Du kannst auch einen Ball nutzen und in Rückenlage auf dem Boden oder im Stand an der Wand üben.

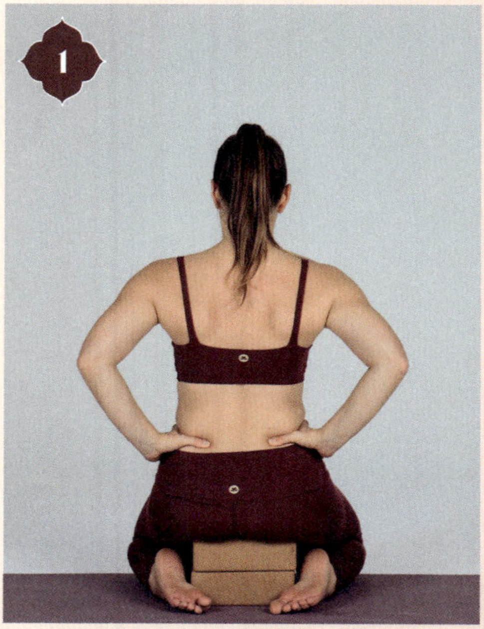

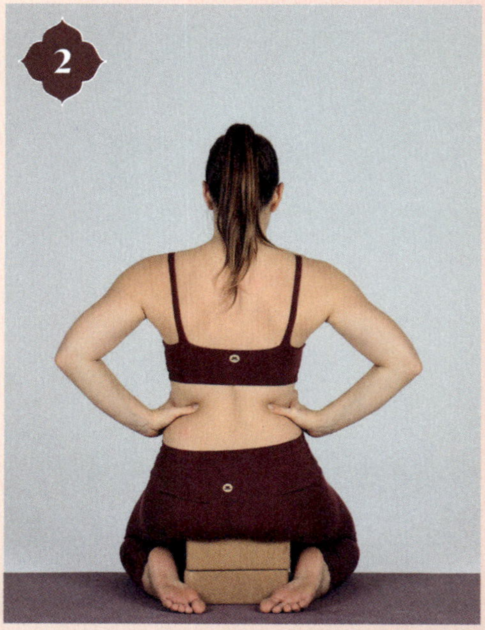

Käfer (Dead Bug)

Der Käfer ist eine der besten Basisübungen, um die Verbindung deines Zylinders zwischen Rippen und Becken zu stärken. Denn dein Rücken bleibt in einer neutralen Position stabil, während deine Arme und Beine als Hebel arbeiten. Gleichzeitig bekommst du etwas Länge in deinen Hüftbeugern. Genau das ist alltagsnah: Stabilität in der Mitte, Bewegung in den Extremitäten.

1. Lege dich in Rückenlage. Hebe die Knie beide über die Hüfte, deine Lendenwirbelsäule bleibt neutral: Sie bildet eine leichte Kurve, also weder ein Hohlkreuz, noch wird sie flach gepresst. Dann gibst du mit beiden Händen einen Druck auf das linke Knie und mit dem Knie gegen die Hände. Dein gesamter Zylinder arbeitet isometrisch, um diesem Druck standhalten zu können.
2. Behalte den Druck mit der rechten Hand bei, während du deinen linken Arm und das rechte Bein nach oben streckst.
3. Lasse dann Arm und Bein langsam Richtung Boden sinken, aber nur so weit, wie du die neutrale Lendenwirbelsäule, die Spannung im Zylinder und die Atmung halten kannst. Wiederhole dies zehnmal und wechsle dann die Seite.

Hinweis: Wenn Hand und Knie nicht gut zueinanderfinden, dann nimm einen Block dazwischen. Für weniger Intensität übe weniger tief oder beuge das Knie.

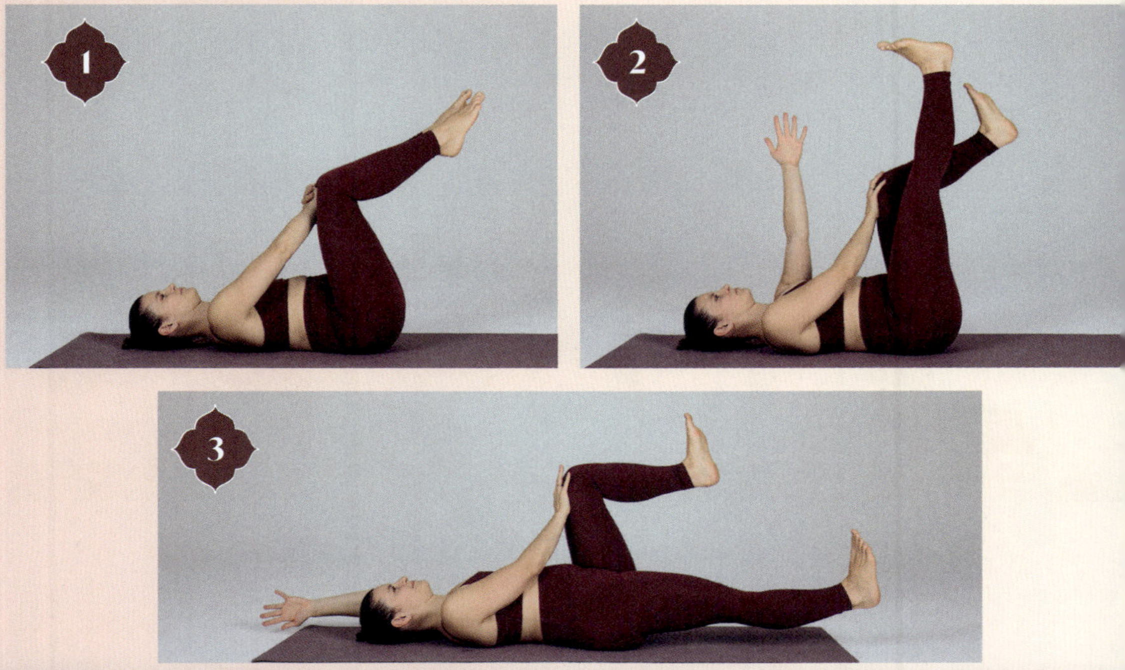

Babyplank

Hier lernst du, die gleiche Zylinderstabilität wie im Dead Bug unter mehr Last zu halten. Das ist weniger schwierig als die »große« Plank-Haltung. Und der Twist fordert zusätzlich Kraft von deinen schrägen Bauchmuskeln.

1. Starte im Vierfüßlerstand und stelle deine Zehen auf. Deine Hände sind unter den Schultern. Hebe beide Knie wenige Zentimeter an. Finde eine neutrale Wirbelsäulenposition. Aktiviere sanft deinen Zylinder: Beckenboden und tiefe Rumpfmuskeln spannen sich an wie ein Korsett, ohne dass du den Atem blockierst. Halte drei bis fünf Atemzüge.
2. Lasse dann dein Gesäß wenige Zentimeter Richtung rechte Matte sinken. Komme aus der Kraft deines Zylinders zurück zur Mitte, dann wiederhole die Übung auf der linken Seite. Bewege dich kontrolliert und langsam.

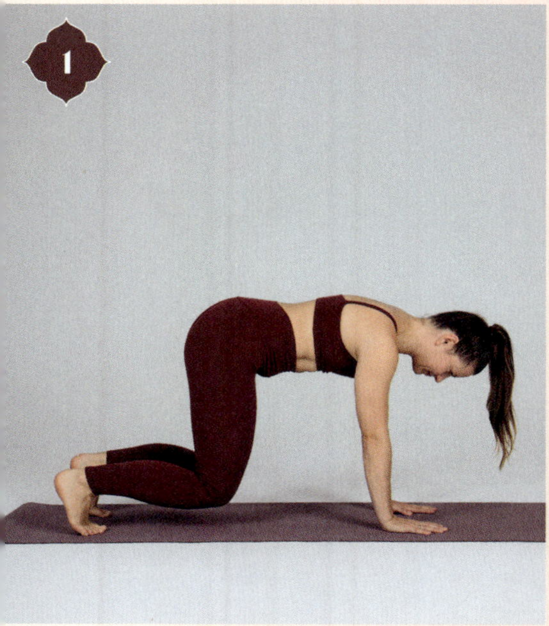

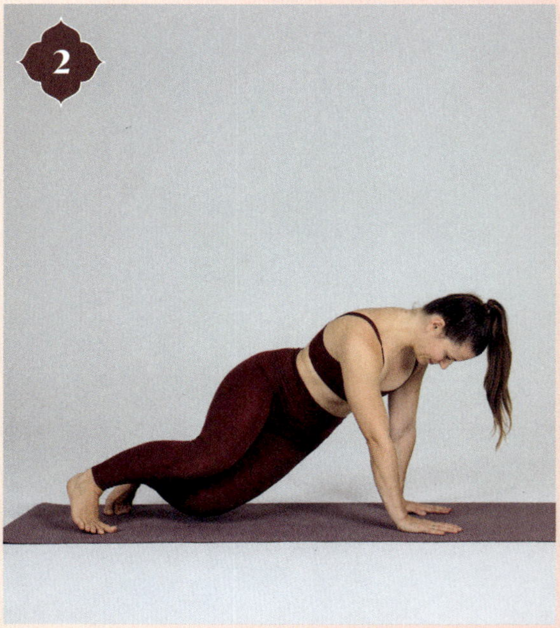

Diagonale Katze (Vyaghrasana)

Das Ziel dieser Asana ist nicht die Höhe, sondern die Kontrolle: Das Becken und die Lendenwirbelsäule bleiben möglichst ruhig, die Bewegung kommt aus deiner Hüfte und Schulter. Dadurch, dass du deine Stützfläche verkleinerst, brauchst du viel Stabilität in der Rotation und in der Extension sowie gleichzeitig Kraft in den Hüft-Extensoren.

1. Starte wieder im stabilen Vierfüßlerstand, dein Zylinder ist sanft aktiv. Strecke dann dein rechtes Bein nach hinten aus. Fokussiere dich darauf, dass dein Becken neutral bleibt. Du machst weder ein Hohlkreuz noch eine Rotation.
2. Hebe dann das rechte Bein ab, dein Becken bleibt parallel zum Boden.
3. Als weitere Steigerung hebe auch deinen linken Arm ab. Die diagonale Stabilität wird weiter herausgefordert.
4. Ziehe das rechte Knie beim Ausatmen Richtung Nase und Ellenbogen. Jetzt darf die Wirbelsäule in eine Beugung kommen. In der Einatmung nimm wieder eine der vorherigen Haltungen ein. Wiederhole sechs- bis zehnmal, dann wechsle die Seite.

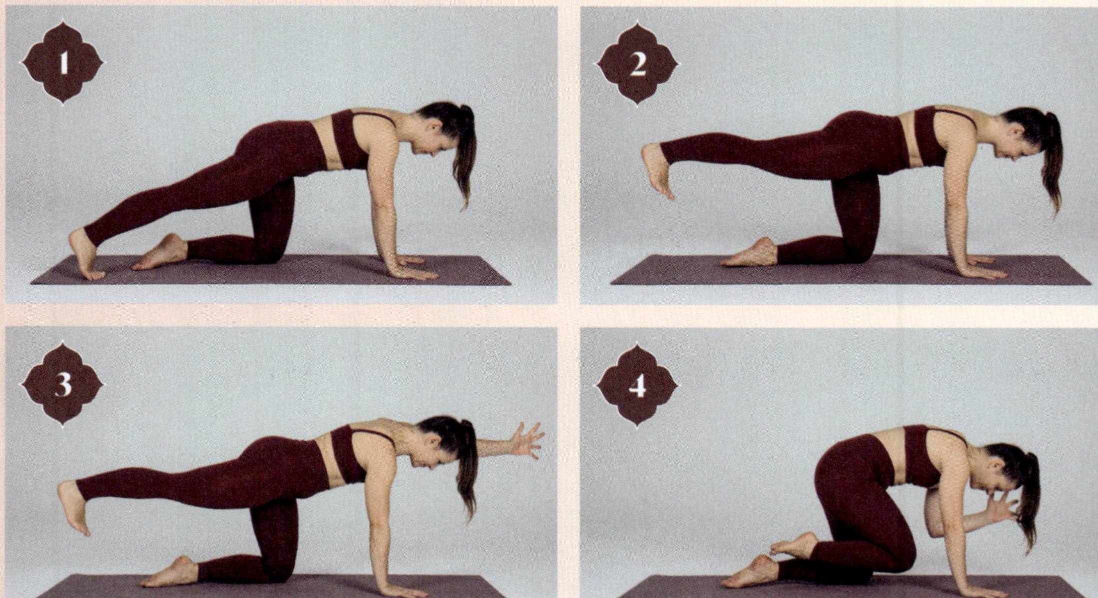

Side Plank (Vasisthasana)

Der Seitstütz stärkt deine seitliche Zylinderwand: die schrägen Bauchmuskeln, den *Quadratus lumborum*, aber auch die Hüftabduktoren. Mit einer zusätzlichen Rotation forderst du die Stabilität in der Rotation. Finde deine Variante, in der du stabil bleiben kannst, die dich aber dennoch herausfordert.

1. Lege dich in die Seitenlage. Dein Knie ist auf der Matte abgelegt. Deine Hand befindet sich unter der Schulter. Der Ellenbogen ist nicht überstreckt, deine Schultern sind aktiv. Ziehe dein »Charmebein« zu deinem Brustbein hoch, die Rippen senken sich aktiv in Richtung Becken. Dein gesamter Zylinder ist aktiv, dein Körper bildet eine klare Linie. Alternativ strecke in der Ausgangsposition das untere Knie.
2. Beginne dann mit einer Rotation. Mache einen großen Bogen mit deiner oberen Hand nach unten. Schultern und Rumpf bleiben stabil. In der alternativen Variante bleibt das untere Knie gestreckt.
3. Öffne dann die Rotation nach oben hinten. Wiederhole das drei- bis fünfmal in deinem Atemrhythmus. Ausatmen: Twist schließen, Einatmen: Twist öffnen. In der alternativen Variante bleibt das untere Knie weiterhin gestreckt.

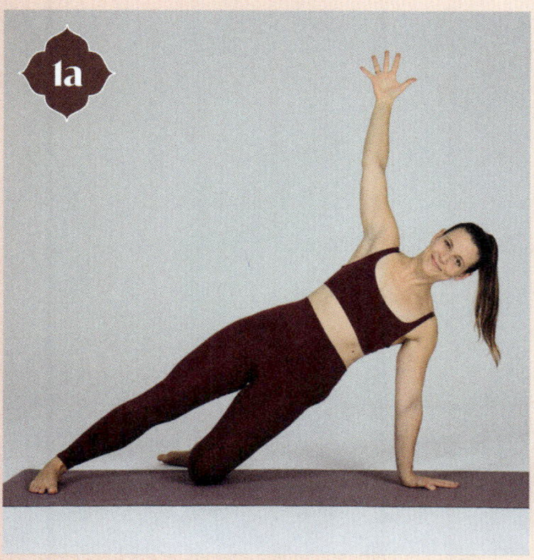
1a
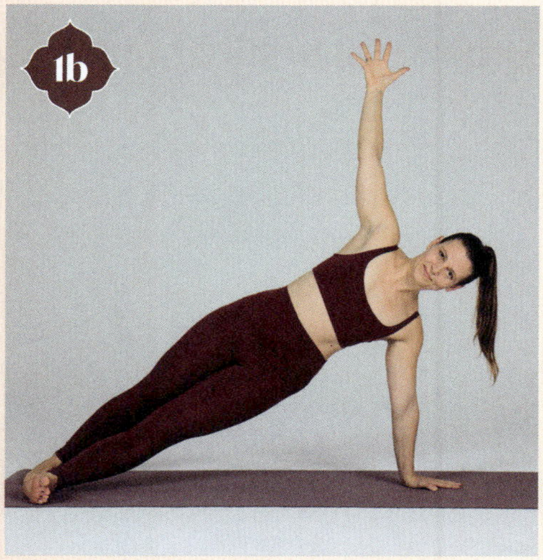
1b
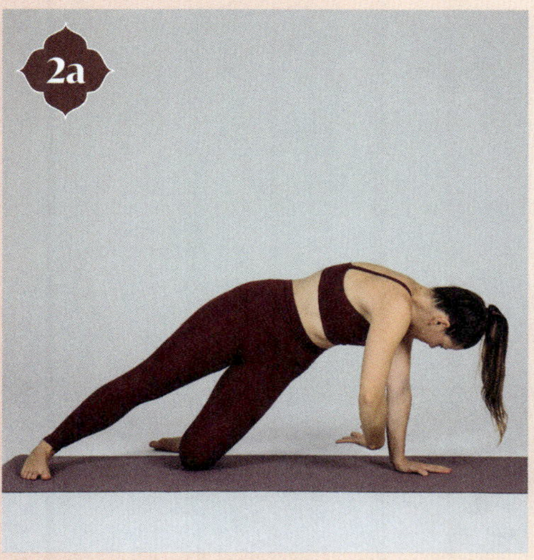
2a
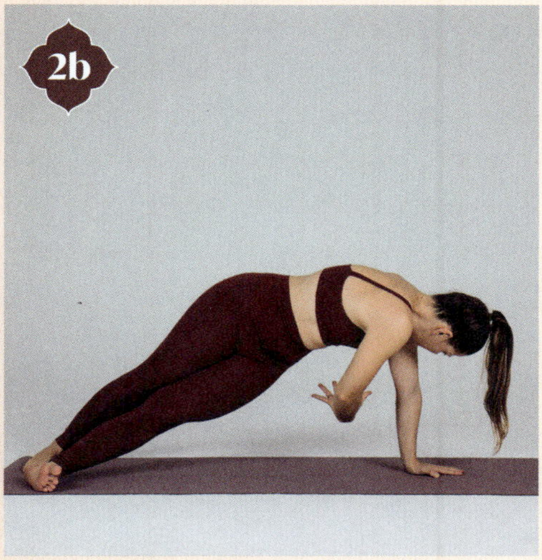
2b
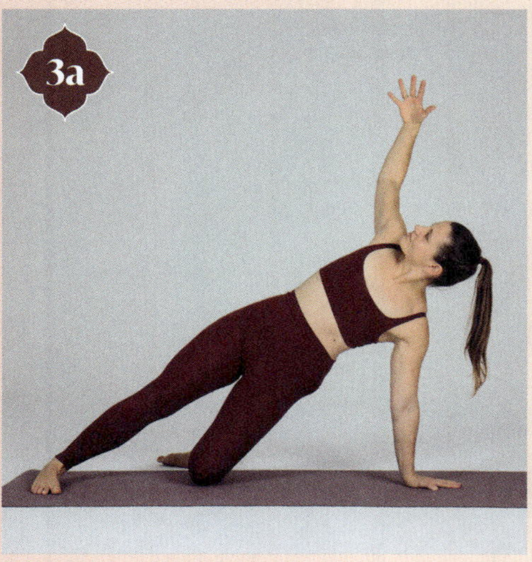
3a
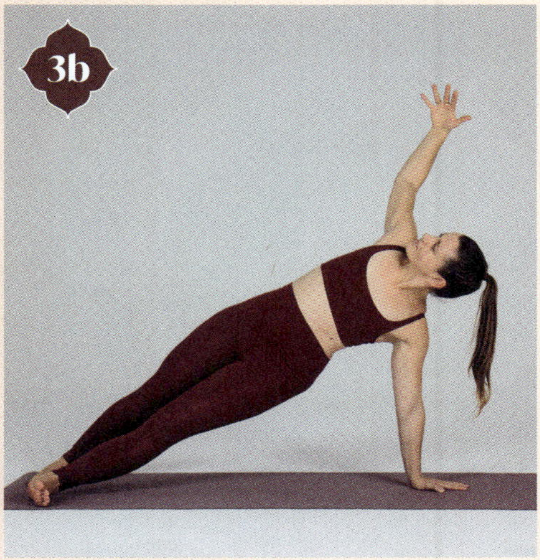
3b

Sphinx (Salamba Bhujangasana)

Bei der Kobra geht es um eine gleichmäßige Streckung: Die Bewegung entsteht – so weit wie für dich möglich – in der Brustwirbelsäule und durch die Hüftstreckung. Dein *Gluteus maximus* darf dabei als Hüft-Extensor aktiv mithelfen – Gesäß anspannen ist hier also ausdrücklich erwünscht. Gleichzeitig bleibt deine Mitte als Zylinder organisiert, so entsteht ein langer Bogen aus Kraft. Vermeide einen Knick an der beweglichsten Stelle der Lendenwirbelsäule. Und ja: In der frühen Phase nach einem Bandscheibenvorfall kann eine sanft dosierte Extension (ähnlich der Kobra) für manche Menschen entlastend sein.

1. Lege dich in die Bauchlage und platziere deine Ellenbogen unter deinen Schultern. Mache zunächst in der Sphinx die Brustwirbelsäule lang, Hüfte und Lendenwirbelsäule sind stabil. Dein Nacken bleibt ebenfalls in einem langen Bogen.
2. Strecke dann deine Arme und achte darauf, dass deine Lendenwirbelsäule bogenförmig bleibt, ohne einen Knick zu machen.
3. Eine andere Möglichkeit ist, die Baby-Kobra aktiv zu halten. Hebe dafür die Hände vom Boden ab und halte dich aus der Kraft, besonders deines *Erector spinae*.

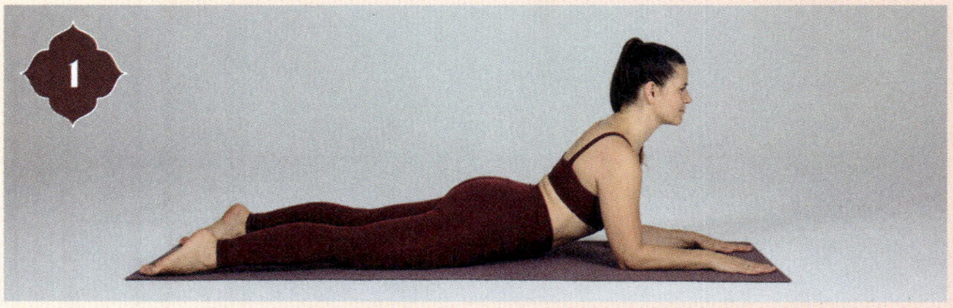

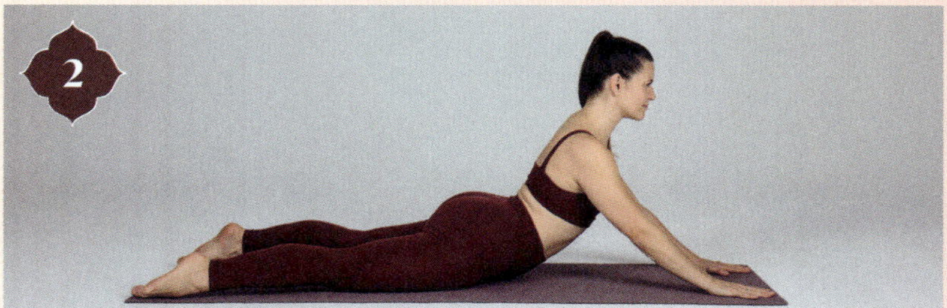

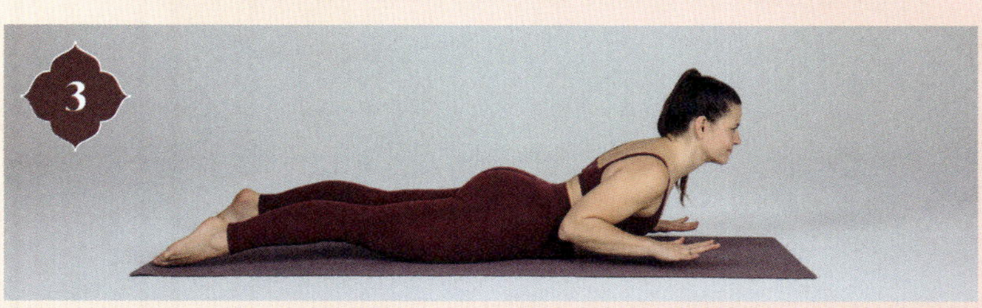

Superhuman (Salabhasana)

Ganz ähnlich wie in der aktiven Kobra hebst du dich auch hier aus der Kraft deiner Rückenstrecker hoch. Zusätzlich hebst du die Beine, was auch viel Kraft aus deinen Hüftstreckern wie *Gluteus maximus* und Hamstrings fordert. Diese Kraft der Hüftstrecker ist wichtig, damit sich dein Becken im Stand gut aufrichten kann.

Starte in der Bauchlage. Aktiviere sanft Bauch und Beckenboden, sodass der Rücken getragen ist. Strecke die Arme nach hinten aus. Dann hebe Arme und Beine vom Boden ab. Werde ganz lang und halte auch deinen Nacken lang.

Hinweis: Wenn du es etwas fordernder magst, strecke dich diagonal weiter in die Länge. Mache den rechten Arm und das linke Bein lang, dann wechsle die Seiten. Das fordert zusätzlich Rotationskontrolle.

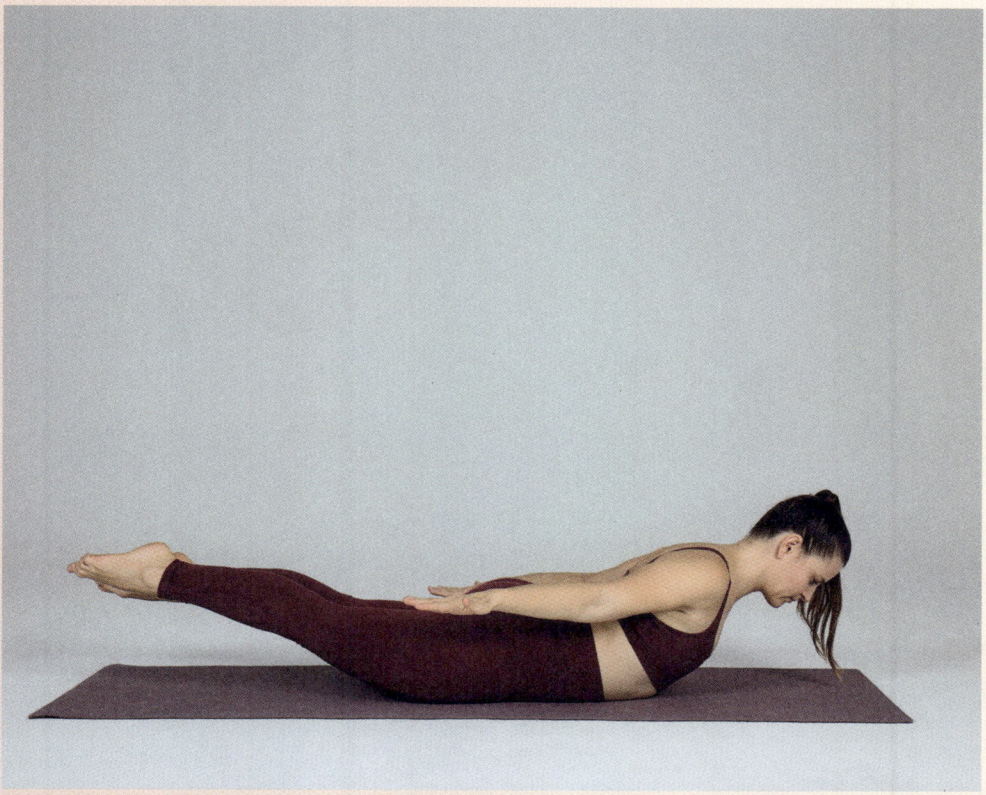

Walking Dog

Hier integrierst du Zylinderstabilität in dynamische Stützarbeit: Dein Rumpf bleibt organisiert, während Hüften und Beine arbeiten. Je nachdem, wohin du das Knie führst, verändert sich der Trainingsfokus:

- Gerade nach vorn kräftigt vor allem *Psoas* und die geraden Bauchmuskeln,
- nach außen kommen Abduktoren und Außenrotatoren dazu,
- nach innen trainierst du besonders die Rotationskontrolle über die schrägen Bauchmuskeln *(Obliquii)* und Adduktoren der Hüfte.

1. Starte im Herabschauenden Hund. Die Knie dürfen gebeugt sein. Mache die Wirbelsäule lang.
2. Strecke dann ein Bein lang nach hinten oben aus in den Dreibeinigen Hund. Achte darauf, dass dein Becken möglichst neutral bleibt und die Bewegung aus deiner Hüfte kommt, nicht aus der Lendenwirbelsäule oder dem Iliosakralgelenk.
3. Ziehe das Knie des gestreckten Beins kontrolliert gerade nach vorn Richtung Brust und dann wieder zurück in den Dreibeinigen Hund.
4. Bewege das Bein diagonal nach außen, Richtung äußerer Ellenbogen.
5. Ziehe das Bein diagonal nach innen Richtung innerer Ellenbogen.

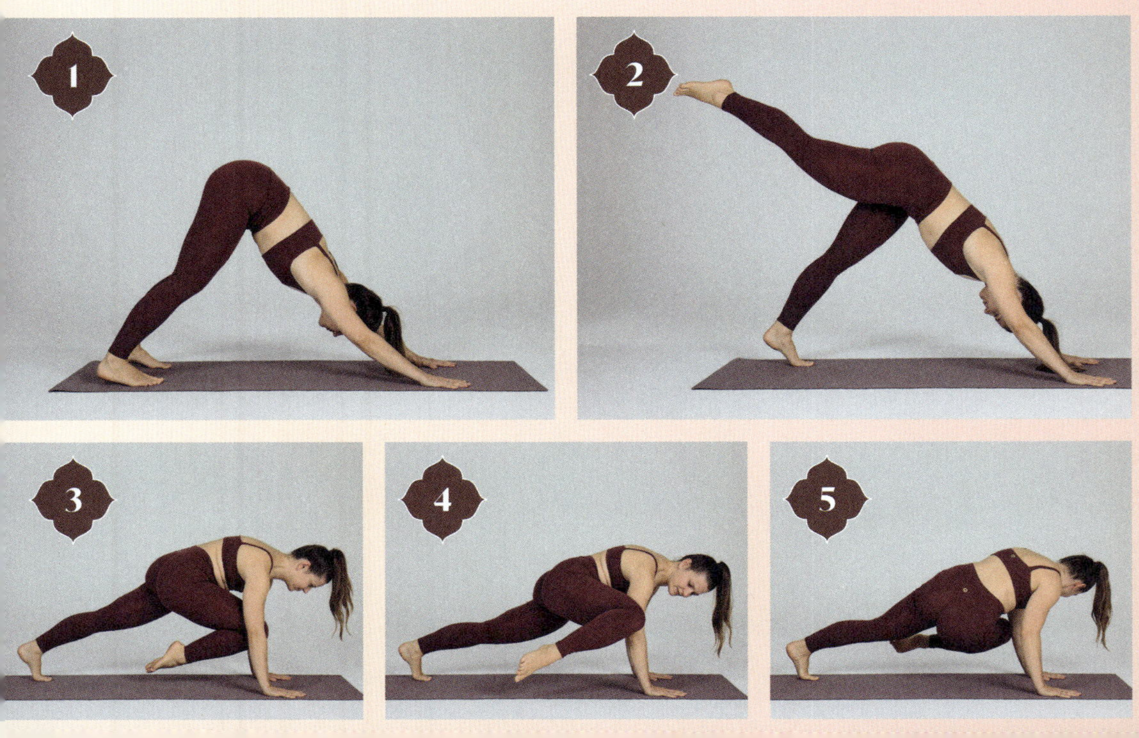

Dreieck (Trikonasana)

In Trikonasana geht es nicht darum, die Hand zum Boden zu bekommen. Das ist die Form. Sondern darum, den Zylinder in der Seitneigung lang und stabil zu halten. Das ist die Wirkung. Die Hüfte liefert die Beweglichkeit, der Rumpf die Stabilität. Wenn die Hüfte nicht genug Beweglichkeit hergibt, »holt« sich der Körper die Tiefe oft aus der Lendenwirbelsäule und dem ISG, häufig als Knick oder Rotation. Genau das gilt es hier zu vermeiden.

1. Mache einen Ausfallschritt zur Seite. Ein Fuß zeigt nach vorn, der andere etwa 90 Grad nach außen. Deine Beine sind aktiv, das Becken ist aufrecht, der Zylinder aktiviert. Führe den Oberkörper aus der Hüfte nach vorn, deine Wirbelsäule bleibt lang.
2. Lege deine Hand auf deinem Ober- oder Unterschenkel ab (wo du Länge halten kannst) und neige dich leicht zur Seite. Der Zylinder bleibt aktiv. Vermeide in die Lendenwirbelsäule »hineinzuhängen«. Strecke den anderen Arm nach oben.
3. Strecke die Hand Richtung Boden, aber erzwinge es nicht. Vermeide es, das Knie zu überstrecken oder in der LWS abzuknicken beziehungsweise in eine Rotation auszuweichen. Wenn du Länge und Stabilität im Rumpf verlierst, lehne die Hand weniger tief nach unten.

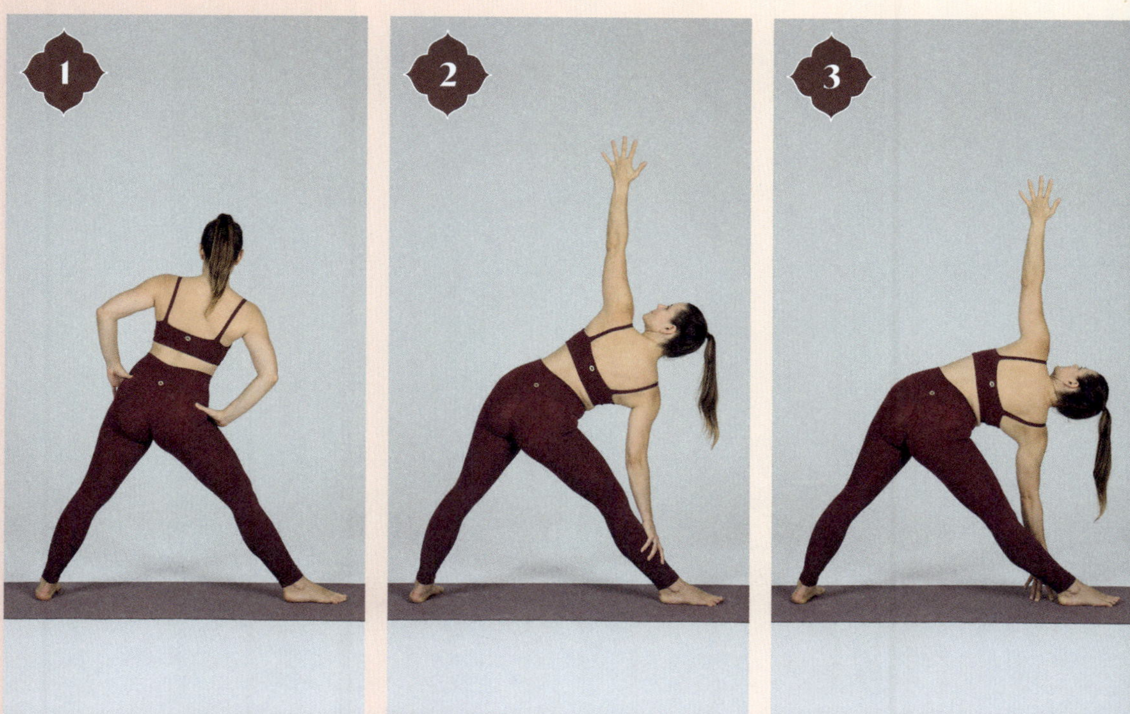

Boot (Navasana)

Bei der Boot-Haltung geht es nicht darum, wie weit die Beine ausgestreckt sind. Entscheidend ist auch hier die Wirkung. Deine Rippen bleiben über dem Becken, der Zylinder bleibt stabilisiert und du hältst die Spannung ohne Pressen. Wenn dir die Länge in der Beinrückseite fehlt oder der Rücken rund wird, beuge die Knie oder halte die Hände an die Oberschenkel, damit du wieder stabil und aufrecht bist.

1. Setze dich mit angezogenen Knien aufrecht hin. Deine Sitzbeinhöcker sind geerdet, das Brustbein ist weich angehoben.
2. Hebe beide Beine an, die Knie bleiben zuerst gebeugt. Halte die Schienbeine parallel zum Boden und die Arme nach vorn.
3. Mache zuerst den Rücken lang und lasse dann deine Beine los.
4. Halte die Wirbelsäule lang. Der Bauch ist aktiv, die Atmung frei. Strecke dann ein Bein nach vorn.
5. Wenn du es schaffst, strecke beide Beine aus.

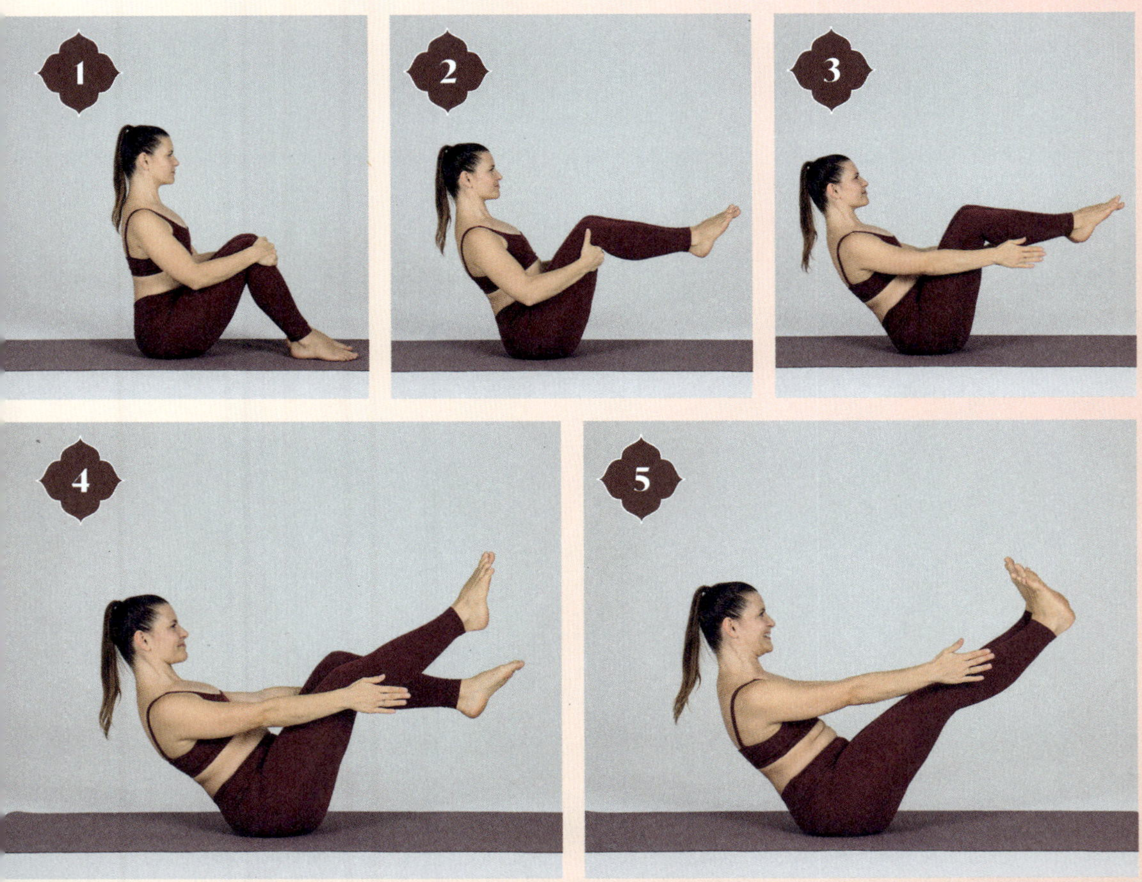

Twist in der Rückenlage

Der Twist bringt vor allem Bewegung in die Brustwirbelsäule und eine sanfte Dehnung in Gesäß und Flanke. Wenn der Twist zu stark ist, lege ein Kissen unter das Knie: So wird der Hebel kleiner, die Rotation landet weniger im Iliosakralgelenk und in der Lendenwirbelsäule, und dein Nervensystem bekommt schneller das Signal »sicher«.

1. Lege dich in die Rückenlage. Ziehe ein Bein zu dir heran. Spüre die Länge über das Gesäß und in der Lendenwirbelsäule.
2. Lasse das Bein dann sanft auf die gegenüberliegende Seite sinken und lege dein Knie auf der Matte ab.
3. Wenn das Knie nicht entspannt Richtung Boden sinkt oder du Druck im Iliosakralgelenk oder in der Lendenwirbelsäule spürst, stütze das Knie mit einem Kissen.

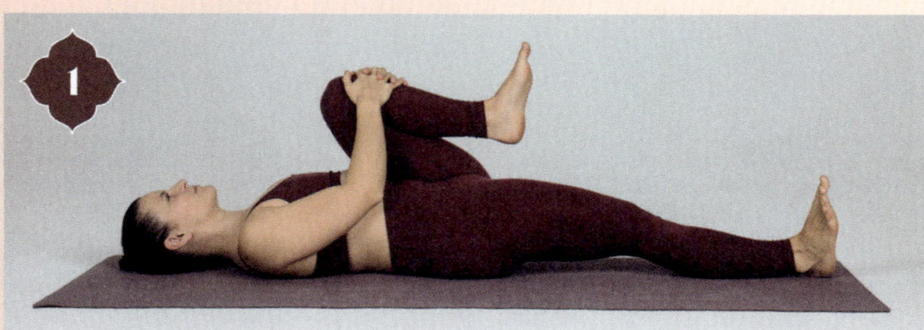

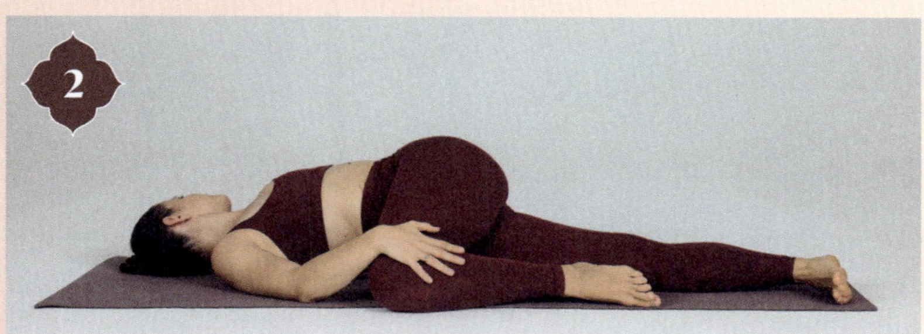

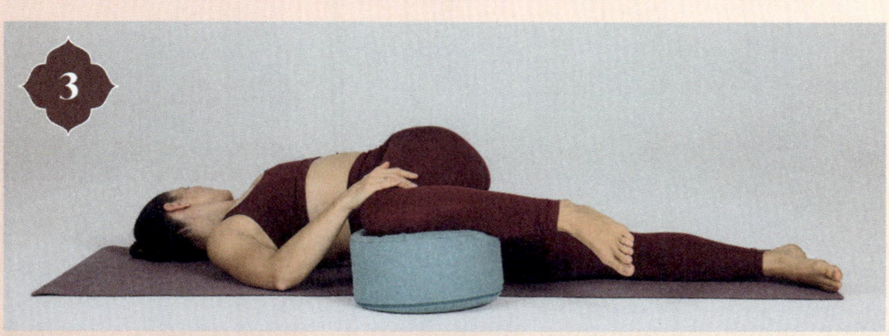

Anatomie-Yoga-Flow für die Lendenwirbelsäule

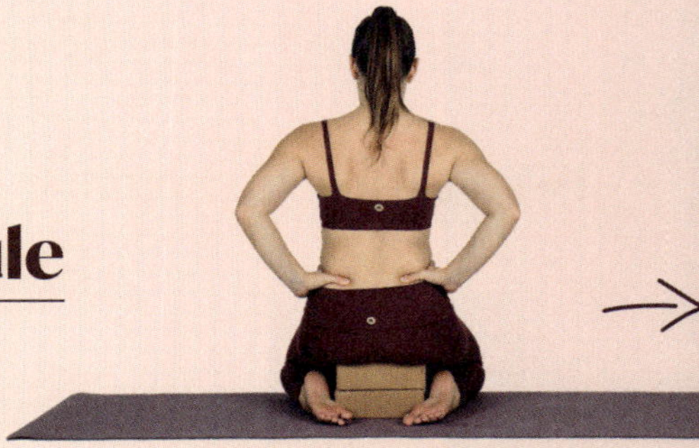

1. *QUADRATUS LUMBORUM* LÖSEN
(Seite 154)

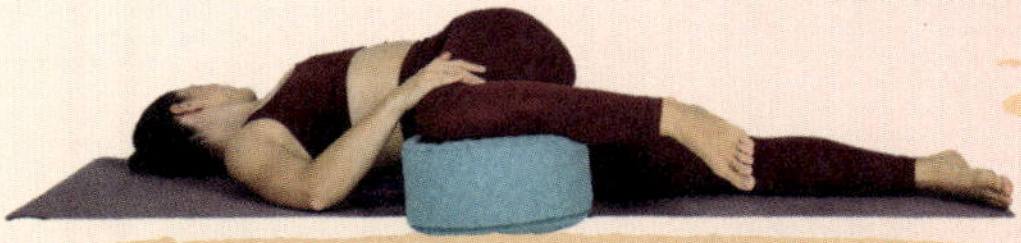

11. TWIST IN DER RÜCKENLAGE
(Seite 165)

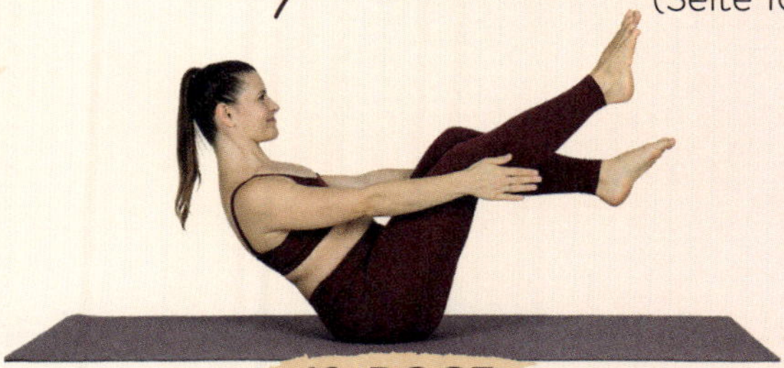

10. BOOT
(Seite 164)

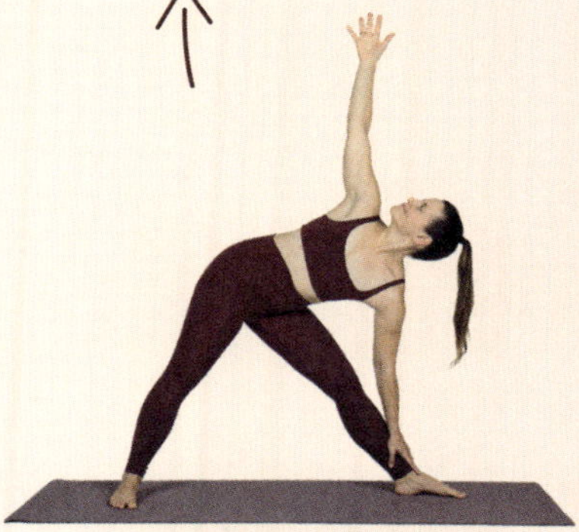

9. DREIECK
(Seite 163)

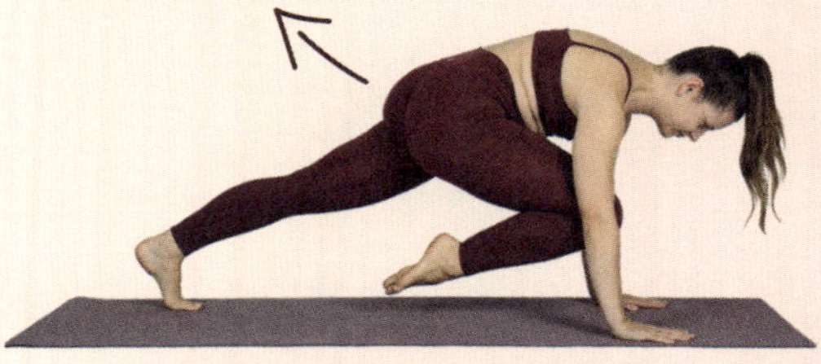

8. WALKING DOG
(Seite 162)

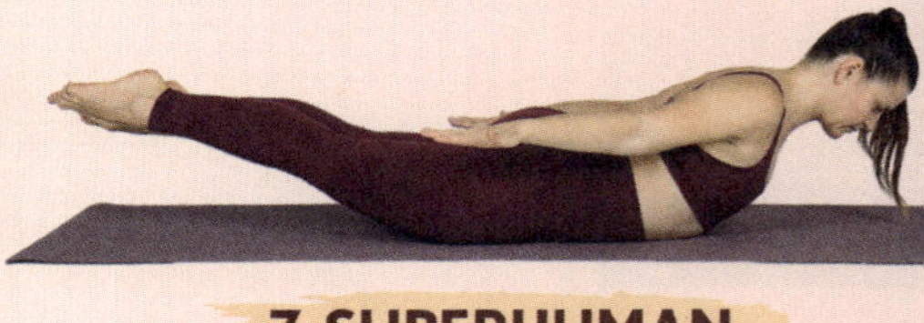

7. SUPERHUMAN
(Seite 161)

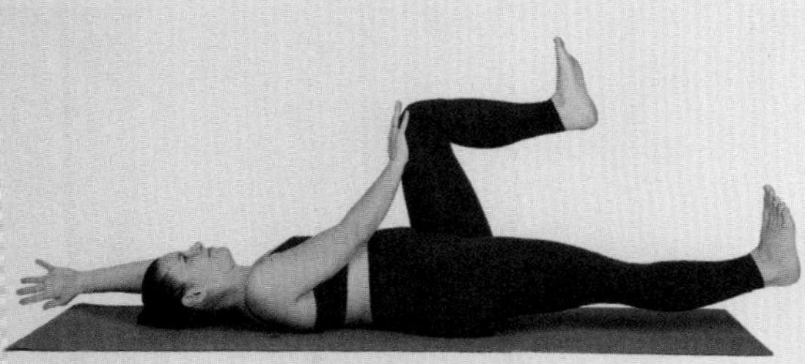

2. KÄFER
(Seite 155)

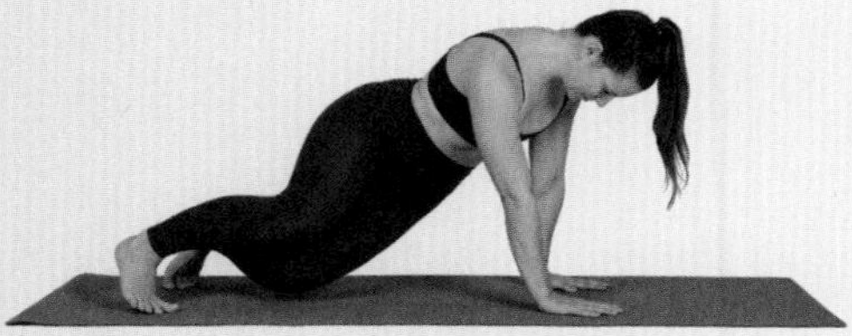

3. BABYPLANK
(Seite 156)

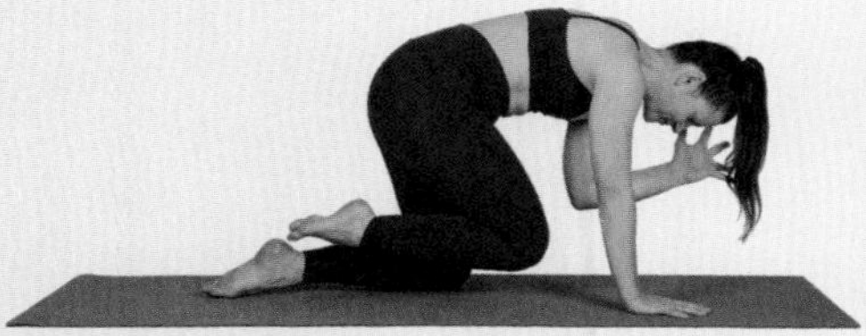

4. DIAGONALE KATZE
(Seite 157)

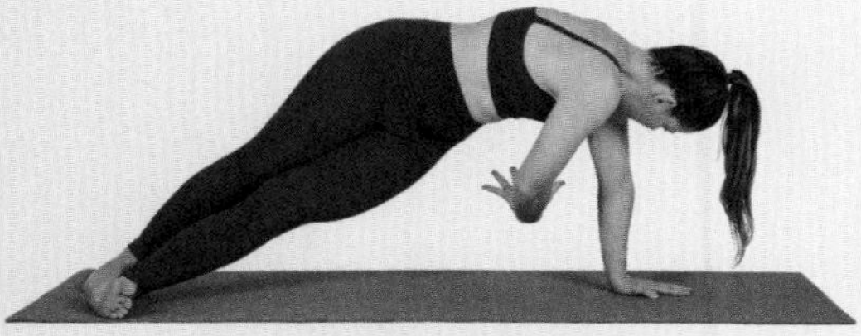

5. SIDE PLANK
(Seite 158)

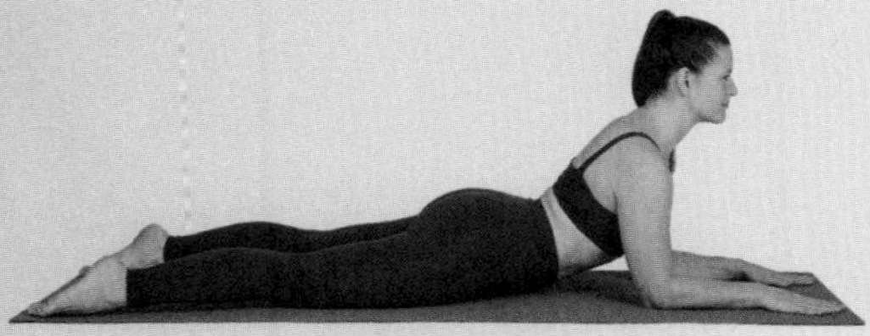

6. SPHINX
(Seite 160)

DER BRUSTKORB

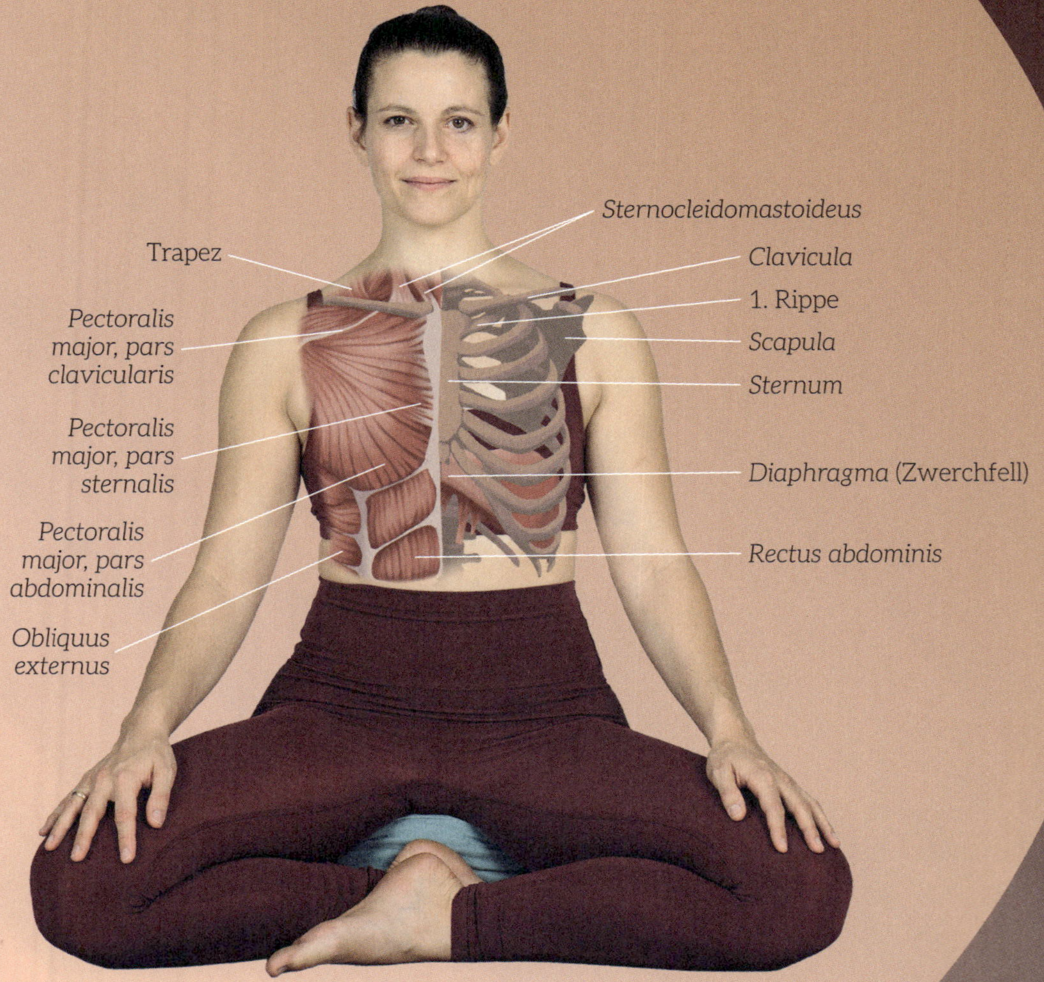

VERBINDUNG VON HALTUNG UND ATMUNG

Die Brustwirbelsäule (BWS) bildet den mittleren Abschnitt deiner Wirbelsäule. Dieser Bereich schützt lebenswichtige Organe wie Herz und Lunge und ist gleichzeitig so gebaut, dass er sich bewegen kann. Denn ohne Bewegung gäbe es keine freie Atmung.

Die Haltung deiner Brustwirbelsäule beeinflusst deinen gesamten Körper. Ist die Brustwirbelsäule stark gerundet, muss der Nacken oft überstrecken, damit der Blick nach vorn gehalten werden kann. Der untere Rücken gleicht dann aus, indem er mehr Spannung aufbaut. Auch die Stellung deiner Schultern hängt direkt mit der Ausrichtung deines Brustkorbs zusammen, denn die Schulterblätter liegen auf den Rippen und bewegen sich mit ihnen.

In diesem Kapitel geht es darum, den Brustkorb nicht nur als schützenden »Rippenkäfig«, sondern als lebendigen Atemraum zu verstehen. Eine bewegliche Brustwirbelsäule, flexible Rippen und eine freie Atmung beeinflussen nicht nur deine Haltung, sondern auch dein inneres Erleben. Sie prägen, wie offen oder zusammengezogen du dich fühlst, wie leicht du atmest und wie gut sich Bewegung im ganzen Körper verteilt.

Anatomie des Brustkorbs

Dein Brustkorb ist keine feste Rüstung, sondern ein bewegliches System aus Wirbeln, Rippen und kleinen Gelenken. Bei jeder Ein- und Ausatmung gleiten sie minimal mit und schaffen Raum. Genau diese feine Mechanik schauen wir uns jetzt an.

KNOCHEN UND GELENKE DER BRUSTWIRBELSÄULE

Die Brustwirbelsäule besteht aus zwölf Wirbeln und deren Bandscheiben. Zusammen mit den zwölf Rippenpaaren und dem Brustbein bildet die Brustwirbelsäule den Brustkorb, auch *Thorax* genannt.

Jede Rippe ist über kleine Gelenke mit der Wirbelsäule verbunden. Diese sogenannten Rippengelenke besitzen eine Gelenkkapsel und Gelenkknorpel. Sie sind nicht dafür gemacht, große Bewegungen auszuführen, aber sie müssen bei jeder Atembewegung fein mitgleiten können. Werden diese Gelenke wenig bewegt, können sie steifer werden und damit die Atembewegung einschränken.

Die Rippen lassen sich in drei Gruppen einteilen:

- **Echte Rippen (Rippen 1–7):** Die oberen Rippen sind über einen eigenen Knorpel direkt mit dem Brustbein verbunden.
- **Unechte Rippen (Rippen 8–10):** Sie sind indirekt über einen gemeinsamen Knorpelbogen mit dem Brustbein verbunden.
- **Freie Rippen (Rippen 11–12):** Die letzten beiden Rippen haben vorn keine Verbindung zum Brustbein und enden frei im Muskel- und Fasziengewebe.

Der knorpelige Anteil der Rippen macht den Brustkorb elastisch. Diese Elastizität spürst du besonders gut bei dynamischen Atemtechniken: Nach einer kraftvollen Ausatmung federt der Brustkorb von selbst zurück und lässt Luft wieder einströmen.

Das Brustbein kannst du dir wie eine Krawatte vorstellen: oben das *Manubrium* als »Knoten«, darunter der längere Körper des Brustbeins. An ihm setzen viele Muskeln an, die Einfluss auf Haltung und Atmung haben.

BEWEGUNGEN DES BRUSTKORBS

Die Brustwirbelsäule kann sich, wie die gesamte Wirbelsäule, in die sechs Richtungen bewegen:

- Beugen (Flexion)
- Strecken (Extension)
- Seitneigen rechts und links (Lateralflexion)
- Drehen in beide Richtungen (Rotation)

Biomechanisch ist sie in allen Richtungen fast gleich beweglich, wenn nicht beweglicher als die Lendenwirbelsäule (Seite 147 bis 150). Trotzdem empfinden viele Menschen ihre Brustwirbelsäule als steif.

Der Grund dafür liegt im Alltag: Viel Sitzen, Arbeiten in vorgebeugter Haltung, Stress und monotone Bewegungen führen dazu, dass die Brustwirbelsäule vor allem in der Beugung genutzt wird. Rotation und Streckung kommen zu kurz. Zusätzlich können Muskeln, Faszien und Gelenkkapseln im Brustkorb verkleben oder verkürzen. Der Brustkorb wird allmählich starrer – ein echter »Rippenkäfig«.

Für eine freie Atmung und eine gesunde Haltung ist es deshalb zentral, die Beweglichkeit im *Thorax* bewusst zu pflegen. Besonders wichtig sind:

- Streckung der Brustwirbelsäule
- Rotation der Brustwirbelsäule
- eine feine Mitbewegung der Rippen

Vom Bereich um Brustwirbel 7 und 8 aus (etwa auf Höhe des BH-Verschlusses) darf sich der Brustkorb nach vorn oben öffnen, wenn du dich aufrichtest oder einatmest.

DIE ATEMBEWEGUNG DER RIPPEN

Bei der Atmung bewegen sich die Rippen dreidimensional, also in alle Richtungen: Diese Bewegungen vergrößern bei der Einatmung den Raum für die Lunge und verkleinern ihn bei der Ausatmung wieder. Je beweglicher Rippen und Brustwirbelsäule sind, desto müheloser kann sich dieser Rhythmus entfalten.

Die Lunge ist ein unglaublich lebendiges Organ, auch wenn sie keine eigene Muskulatur besitzt, mit der sie sich aktiv aufpumpen könnte. Sie folgt den Bewegungen deines Brustkorbs und dem Spiel des Zwerchfells. Die eingeatmete Luft gelangt über die Atemwege bis in die fein verzweigten Lungenbläschen, die Alveolen.

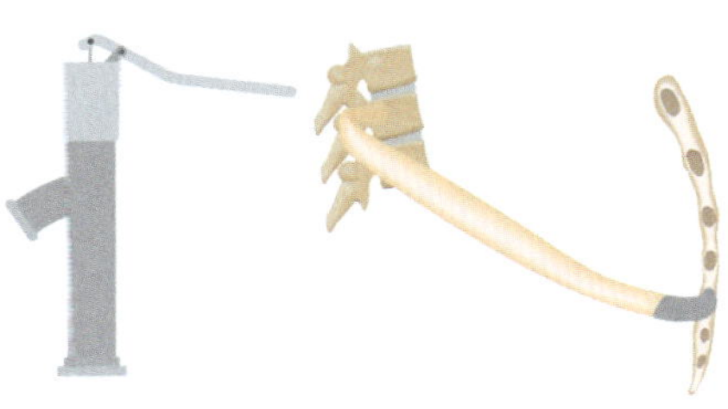

Bei der Einatmung heben sich die vorderen Rippen und das Brustbein leicht nach vorn oben wie ein Pumpgriff.

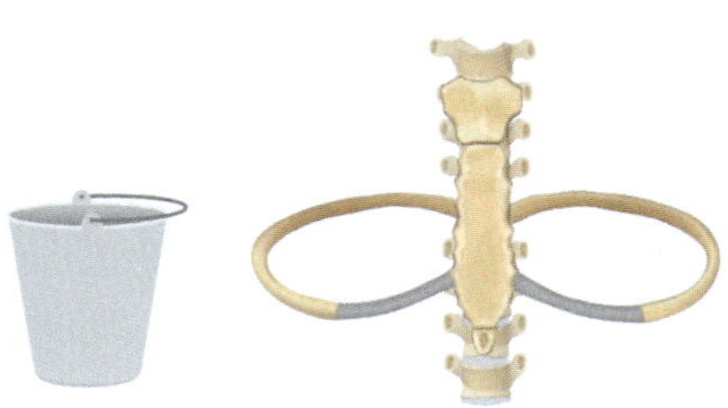

Gleichzeitig bewegen sich die seitlichen Rippen nach außen wie der Henkel eines Eimers.

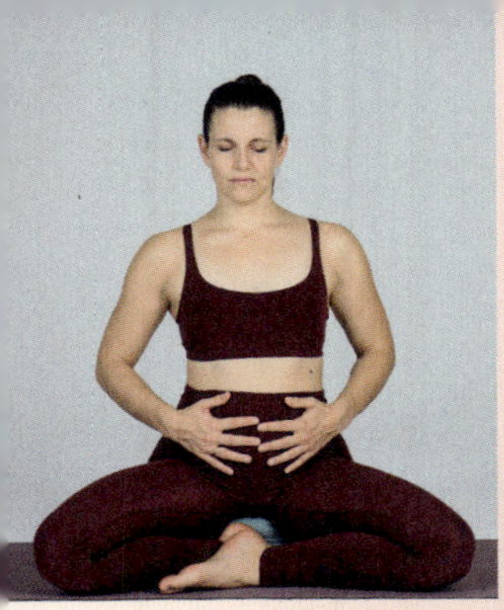

Abdominal

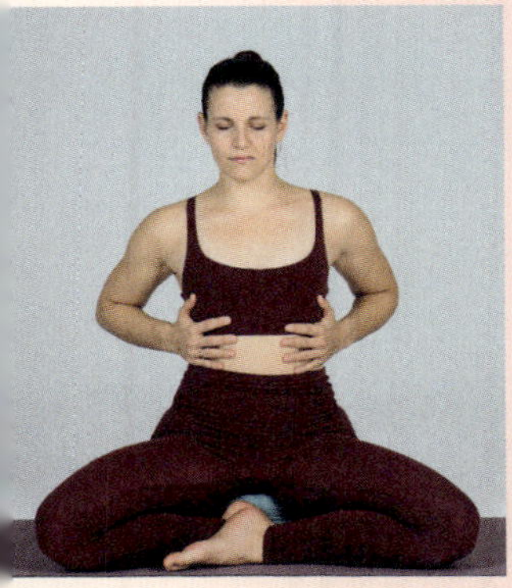

Kostal

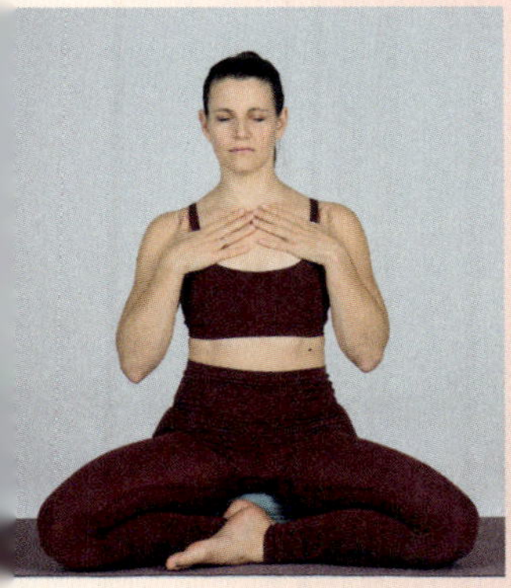

Sternal

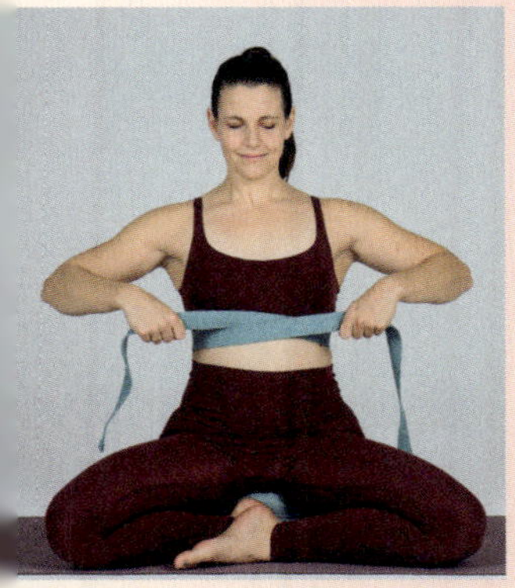

360-Grad-Atmung

Dort findet der eigentliche Gasaustausch statt: Sauerstoff wird ins Blut aufgenommen, Kohlendioxid wird abgegeben. Je ruhiger und tiefer du atmest, desto mehr Zeit hat dein Körper für diesen Austausch. Eine freie, dreidimensionale Bewegung des Brustkorbs unterstützt die Lunge dabei, sich in alle Richtungen auszudehnen. Einschränkungen in der Brustwirbelsäule oder ein Zwerchfell mit hohem Tonus wirken sich deshalb direkt auf die Atemqualität aus. Die Atemräume lassen sich folgendermaßen einteilen:

- **Abdominal:** Die Atmung bewegt sich nach unten und vorn in den Bauchraum, gesteuert vor allem durch das Zwerchfell.
- **Kostal:** Die Atmung weitet die Rippen zur Seite, nach hinten und nach vorn, unterstützt durch die Zwischenrippenmuskulatur.
- **Sternal:** Die Atmung hebt sich nach vorn oben Richtung Brustbein. Hier helfen unter anderem Nacken- und Schultermuskeln mit, das sind die Atemhilfsmuskeln.
- **360-Grad-Atmung:** Eine gesunde Atmung schließt auch die Bewegung nach hinten mit ein, so entsteht eine 360-Grad-Atmung. Im Yoga kannst du das zum Beispiel mit einem Gurt spüren.

MUSKULATUR DER BRUSTWIRBELSÄULE

Die Brustwirbelsäule liegt im Spannungsfeld zwischen Haltung und Atmung. Ihre Beweglichkeit und Stabilität entsteht durch das Zusammenspiel von aufrichtenden, rotierenden und atmungsbezogenen Muskeln. Im Brustkorb liegt der Fokus vor allem auf Raum und Aufrichtung, im Yoga sprechen wir von der Herzöffnung. Und dafür ist besonders die Extension, aber auch die Rotation relevant, ebenso wie ein freier Brustkorb, denn so können wir tief atmen. Dafür dürfen die Muskeln nicht beengend sein, sondern sollen Beweglichkeit im Brustkorb ermöglichen.

- **Rotationsmuskeln:** Die tiefen *Rotatores* (siehe Seite 144, bei *Erector spinae* dargestellt) verlaufen schräg zwischen den Wirbeln und ermöglichen feine Rotationen. Unterstützt werden sie von den schrägen Bauchmuskeln *(Obliquii)* (siehe Seite 142), die kraftvolle Rotationen erzeugen und den Brustkorb nach unten hin verankern, damit Drehbewegungen stabil und gut verteilt bleiben.
- **Extensionsmuskeln:** Der *Erector spinae* (siehe Seite 144) richtet die Wirbelsäule auf. In der Brustwirbelsäule hilft er, aus der Rundung heraus Länge zu finden und den Brustkorb aufzurichten.
- **Atemmuskulatur:** Bei ruhiger, effizienter Atmung trägt vor allem das Zwerchfell die Arbeit. Es arbeitet eng mit den Zwischenrippenmuskeln zusammen, die den Brustkorb bei der Einatmung weiten und bei der Ausatmung wieder senken. Zusätzlich gibt es Atemhilfsmuskeln wie *Scaleni, Sternocleidomastoideus, Pectoralis minor* und weitere. Sie unterstützen die Atmung bei erhöhter Belastung.

Bei Stress, anhaltender Spannung, Lungenerkrankungen oder auch bei einer nach vorn geneigten Haltung springen Atemhilfsmuskeln vermehrt ein. Sind sie dauerhaft überaktiv oder verkürzt, kann das die Atmung einengen. Ein typischer Kandidat ist der *Pectoralis minor*: Er beeinflusst nicht nur die Schulterposition, sondern kann auch die Beweglichkeit des Brustkorbs und damit die Atmung deutlich einschränken. Yoga setzt hier gezielt an, indem es Beweglichkeit im Brustkorb fördert, Atemräume öffnet und den Grundtonus senkt.

Das Zwerchfell

Das Zwerchfell *(Diaphragma)* ist der Hauptatemmuskel und eine kuppelförmige Muskelplatte zwischen Brust und Bauchraum. Es arbeitet wie der Deckel deines inneren Zylinders und ist eng mit Bauchwand und Beckenboden verbunden. Beim Einatmen zieht es sich zusammen und senkt sich ab, der Brustkorb weitet sich, und die Luft strömt ein. Beim Ausatmen entspannt es sich und steigt wieder nach oben.

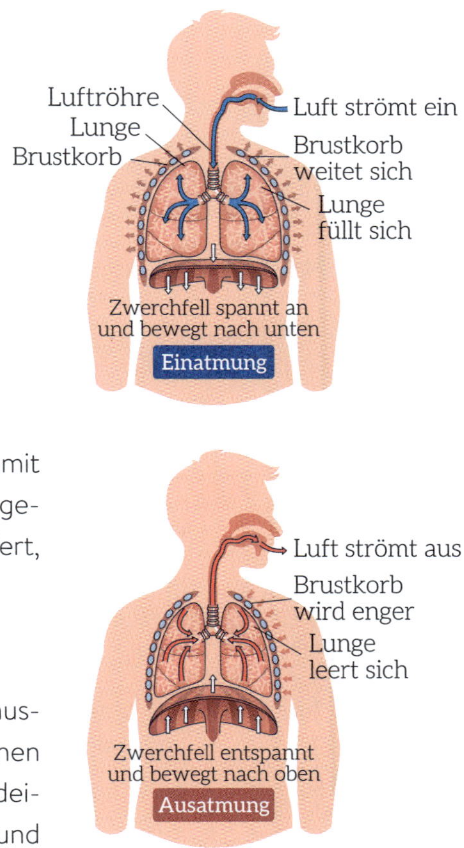

Bei der Einatmung flacht das Zwerchfell ab, bei der Ausatmung entspannt es sich.

DAS HERZCHAKRA (ANAHATA)

Dein Brustkorb ist Schutzraum und Bewegungsraum zugleich: Er schützt Herz und Lunge und bewegt sich bei jeder Atmung. Genau diese Kombination aus Halt und Weite spiegelt die Qualität des Herzchakras Anahata wider. Denn du musst deinen eigenen Raum halten, bevor du daraus schöpfen und für andere da sein kannst. Energetisch steht es für Verbindung, Vertrauen, Mitgefühl und auch die Selbstliebe. Körperlich wird es oft mit dem Bereich von Herz, Lunge und Kreislauf in Verbindung gebracht.

Die Atmung ist hier eine direkte Brücke: Sie ist körperlich messbar und gleichzeitig fein genug, um dein inneres Erleben sofort zu beeinflussen. Wenn Anahata im Gleichgewicht ist, fühlt sich das häufig ganz konkret an: mehr Raum im Brustkorb, weichere Rippen, ein fließender Atem. Im Yoga geht es dann weniger um »noch mehr Rückbeuge«, sondern um echte Beweglichkeit in der Brustwirbelsäule und einen ruhigen Atem, der dich von innen aufrichtet.

Und manchmal läuft es auch andersrum: Wenn es sich emotional eng anfühlt, können schon ein paar bewusste Atemzüge mit Raum in alle Richtungen den Brustkorb wieder weiter werden lassen und damit auch dein Herz.

Fokusthema: Der Brustkorb als Atemraum

Manchmal fühlt sich der Brustkorb weit, offen und beweglich an. In anderen Momenten eher eng, starr oder zusammengefallen. Diese Unterschiede haben weniger mit »guter« oder »schlechter« Haltung zu tun, sondern mit Beweglichkeit, Atemverhalten und innerer Spannung.

Im Yoga können wir dem Körper wieder mehr Optionen geben. Der Brustkorb spielt dabei eine zentrale Rolle: Er verbindet Wirbelsäule, Atmung und Nervensystem.

BEWEGLICHKEIT VON BRUSTWIRBELSÄULE UND RIPPEN

Die Brustwirbelsäule ist biomechanisch für Bewegung gemacht. Sie kann sich beugen, strecken, rotieren und seitneigen. Besonders wichtig für eine freie Haltung und Atmung sind jedoch Streckung (Extension) und Rotation.

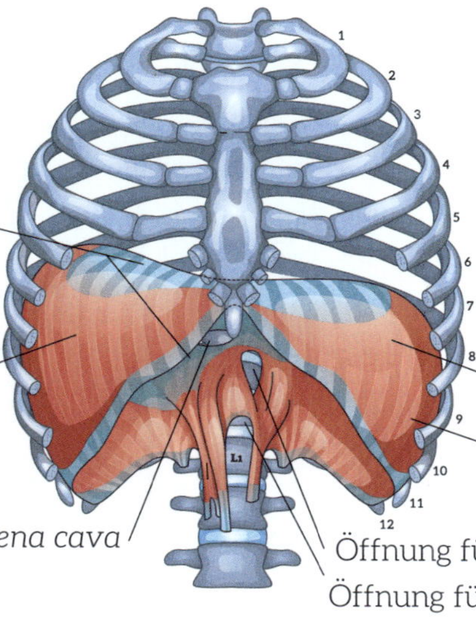

Das Zwerchfell spannt sich wie eine innere Kuppel zwischen Brustkorb und Bauchraum auf.

Im Alltag nutzen wir diese Bewegungen oft zu wenig. Viel Sitzen, Arbeiten am Bildschirm oder nach vorn geneigte Tätigkeiten führen dazu, dass die Brustwirbelsäule vor allem in Beugung bleibt. Mit der Zeit wird sie weniger beweglich oder sogar steif. Muskeln, Faszien und Gelenkkapseln verlieren an Elastizität, die Rippen bewegen sich weniger mit.

Der Körper ist sehr effizient. Er bewegt sich bevorzugt dort, wo der geringste Widerstand ist, und »holt« sich bei wenig beweglicher Brustwirbelsäule die Bewegung aus anderen Bereichen:

- aus der Lendenwirbelsäule oder dem Iliosakralgelenk, wo eigentlich wenig Rotation vorgesehen ist.
- aus den Schultern, die dann kompensieren und überlastet sind.
- aus der Halswirbelsäule, die häufig überstreckt wird.

Eine bewegliche Brustwirbelsäule ermöglicht es, den Brustkorb aufzurichten, ohne Spannung aufzubauen. Sie schafft die Grundlage für eine freie Atmung, einen offenen Herzraum und entlastet die angrenzenden Bereiche.

DAS ZWERCHFELL ALS DECKEL DES ZYLINDERS

Das Zwerchfell ist der wichtigste Atemmuskel und gleichzeitig ein zentraler Bestandteil deiner Rumpfstabilität. Du kannst es dir wie einen kuppelförmigen Deckel vorstellen, der den Bauchraum nach oben abschließt.

Das Zwerchfell ist Teil eines Systems und verbunden (siehe auch Seite 120):

- nach unten mit dem Beckenboden
- nach vorn und zur Seite mit den Bauchmuskeln
- nach hinten mit den tiefen Rückenmuskeln

Gemeinsam regulieren diese Strukturen den Druck im Rumpf. Ist das Zwerchfell beweglich und gut koordiniert, unterstützt es nicht nur die Atmung, sondern auch die Stabilität in Alltag und Bewegung. Ein dauerhaft angespanntes Zwerchfell kann diese Funktionen einschränken. Die Atmung wird flacher, die Rippen bewegen sich weniger, der Brustkorb verliert an Elastizität. Häufig entsteht dabei ein Gefühl von Enge im Oberbauch oder Brustraum. Dieses Ungleichgewicht kann auch deinen Beckenboden und Rücken spürbar beeinflussen.

Im Yoga arbeiten wir deshalb nicht nur mit Atemtechniken, sondern auch mit Mobilisation und Entspannung des Zwerchfells.

WAHRNEHMUNGSÜBUNG

Setze dich aufrecht hin. Runde als Erstes bewusst deinen oberen Rücken, lasse das Brustbein sinken und die Schultern leicht nach vorn fallen. Atme einige Atemzüge in dieser Haltung. Spüre, wie viel (oder wenig) Raum dir für die Atmung zur Verfügung steht.

Richte dich dann langsam wieder auf. Lasse dein Brustbein sanft nach vorn oben steigen, ohne ins Hohlkreuz zu fallen. Deine Schulterblätter sinken nach hinten unten, dein Nacken bleibt lang, dein Brustkorb hebt sich aus der Mitte heraus. Vergleiche:

- Wie verändert sich dein Atem?
- Wie fühlt sich dein Brustkorb an?
- Nimmst du mehr Weite wahr?

Diese einfache Wahrnehmung zeigt dir sehr direkt, wie stark Haltung, Beweglichkeit und Atmung miteinander verbunden sind.

Beschwerdebilder

Die Brustwirbelsäule hat natürlicherweise eine leichte Rundung nach hinten, eine sogenannte Kyphose. Diese Form ermöglicht es, gemeinsam mit der Lordose in der Lendenwirbelsäule und der Halswirbelsäule, der gesamten Wirbelsäule, Lasten aufzunehmen, Bewegungen zu verteilen und somit auch die Atmung zu unterstützen.

Probleme entstehen meist nicht durch die Form an sich, sondern dann, wenn die Beweglichkeit fehlt oder sich Haltungsmuster verfestigen. In der Praxis begegnen uns dabei im Bereich der Brustwirbelsäule vor allem zwei Extreme: der ausgeprägte Rundrücken und der sehr flache, stark aufgerichtete Brustkorb.

DER RUNDRÜCKEN – HYPERKYPHOSE

Bei einer verstärkten Kyphose ist die Rundung der Brustwirbelsäule deutlicher ausgeprägt. Die Schultern fallen oft nach vorn, das Brustbein sinkt ab und der Kopf schiebt sich nach vorn in einer sogenannten Protraktion. Mögliche Auswirkungen:

- eingeschränkte Atembeweglichkeit, besonders im oberen und seitlichen Brustkorb
- erhöhte Spannung im Nacken und in der Halswirbelsäule
- vermehrte Belastung der Lendenwirbelsäule, die häufig ins Hohlkreuz ausweicht
- subjektiv ein Gefühl von Enge oder »Zusammenfallen«

Auf muskulärer Ebene zeigt sich häufig:

- eine Verkürzung im vorderen Bereich, zum Beispiel im kleinen und großen Brustmuskel (*Pectoralis major* und *minor*)
- eine reduzierte Aktivität der aufrichtenden Muskulatur hinten an der Brustwirbelsäule (*Erector spinae*, Trapez)
- eine Überlastung und Verspannung der Zwischen-Schulterblatt-Muskulatur (Rhomboiden, Trapezmuskel)

Ziel im Yoga ist es, Beweglichkeit in die Streckung und Rotation zu bringen und gleichzeitig eine stabile Basis im Rumpf zu schaffen. Außerdem soll vorn mehr Raum geschaffen und hinten mehr Kraft aufgebaut werden. Eine gute

Aufrichtung entsteht dann nicht aus Spannung, sondern aus der Bewegungsfreiheit heraus. Eine konkrete Strategie kann sein:

- Lösen des Tonus von *Pectoralis minor* und Zwerchfell
- Mobilisation der Brustwirbelsäule in Extension und Rotation
- Dehnen im vorderen Bereich
- Kraftaufbau hinten in den aufrichtenden Muskeln
- Kraftaufbau im gesamten Rumpf

DER FLACHRÜCKEN (VERMINDERTE KYPHOSE)

Auf den ersten Blick wirkt ein flacher Brustkorb oft als aufrechte Haltung. Tatsächlich fehlt hier jedoch die natürliche Rundung, die für eine gleichmäßige Lastverteilung wichtig ist. Mögliche Auswirkungen sind:

- Verspannungen zwischen den Schulterblättern
- eingeschränkte Atembewegung, besonders nach hinten

Typisch ist, dass viele Muskeln dauerhaft aktiv sind, um eine Position zu »halten«. Besonders die Muskulatur zwischen den Schulterblättern arbeitet oft zu viel. Das kann sich stabil anfühlen, kostet aber Energie. Im Yoga geht es hier darum, Spannung loszulassen, ohne die Aufrichtung zu verlieren. Der Brustkorb darf weich werden, die Muskeln entspannen, die Rippen dürfen sich bewegen, und die Atmung darf wieder fließen.

Wichtig für beide Haltungsvarianten

Jeder Körper ist individuell, und Haltung ist immer auch Ausdruck von Gewohnheiten und innerem Zustand. In der Praxis ist deshalb entscheidend:

- Beweglichkeit dort fördern, wo sie fehlt.
- Spannung dort lösen, wo der Tonus hoch ist oder sogar Triggerpunkte sind.
- Stabilität dort aufbauen, wo zu viel Bewegung oder Spannung herrscht.
- Kraft im gesamten Rumpf und Schulterbereich aufbauen.
- Den Brustkorb wieder als dynamischen Raum erleben, nicht als starre Form.

Yoga bietet dafür ein ideales Übungsfeld, weil es Wahrnehmung, Bewegung und Atem miteinander verbindet.

STRESS UND INNERE UNRUHE

Stress wird extrem individuell erlebt – und trotzdem gibt es viele gemeinsame Muster. Oft ist es nicht ein einzelnes Ereignis, sondern ein Zustand, in dem das System zu lange durch den Sympathikus beeinflusst wird. Der Körper ist dann auf Leistung, Wachheit und Reaktion eingestellt. Der Gegenpol dazu ist der Parasympathikus. Sein Hauptnerv, der Vagus, steht für Regeneration, Verdauung und innere Ruhe.

Wenn Stress länger anhält, steigt der Tonus im ganzen Körper. Und genau dann melden sich oft die persönlichen Schwachstellen wieder. Das kann bei dir der Nacken, der untere Rücken, die Hüfte oder dein Kiefer sein. Der Brustkorb spielt dabei häufig eine zentrale Rolle, weil er direkt mit Atmung, Haltung und Nervensystem zusammenhängt.

Stress zeigt sich im Brustkorb oft nicht als klassischer Schmerz, sondern als Mischung aus Enge, Unruhe und Atemveränderung. Typisch sind zum Beispiel:

- ein flacher oder schneller Atem, manchmal wie ein unbewusstes Hochziehen in die oberen Atemräume
- das Gefühl, nicht richtig durchatmen zu können, obwohl genug Luft da ist
- ein Brustkorb, der sich starr oder fest anfühlt, wie ein »Rippenkäfig«
- Spannung in Schultern, Nacken oder zwischen den Schulterblättern
- ein körperliches »Unter-Strom-Stehen«, auch in Ruhe oder im Liegen
- das Gefühl, dass kleine Auslöser sofort große Reaktionen im Körper auslösen
- Der Körper kann nicht mehr gut zwischen Aktivität und Regeneration wechseln.

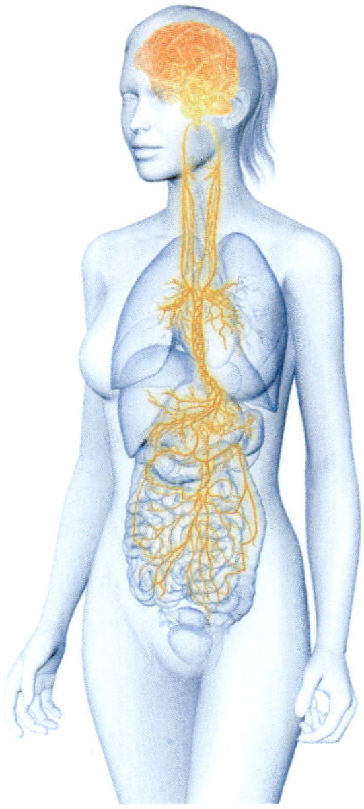

Der Vagus ist der längste Hirnnerv.

WAHRNEHMUNGSÜBUNG

Setze dich bequem hin oder lege dich auf den Rücken. Lasse deinen Atem zunächst einige Atemzüge lang ganz natürlich fließen. Beobachte, wie sich dein Brustkorb bewegt, ohne etwas zu verändern.

Beginne dann, deine Ausatmung sanft zu verlängern. Nicht maximal, sondern so, dass sie sich noch angenehm anfühlt. Nach der Ausatmung lasse eine kleine Pause entstehen, bevor die nächste Einatmung von selbst wieder einsetzt. Beobachte:

- Wie fühlt sich dein Körper vor der Übung an?
- Wie verändert sich dein innerer Zustand nach einigen Atemzügen?
- Nimmst du mehr Ruhe, Schwere oder Weite wahr?

Diese einfache Praxis wirkt regulierend, weil sie den Parasympathikus und damit auch den Vagusnerv anspricht. Sie braucht keinen speziellen Atemrhythmus. Allein das bewusste Wahrnehmen von Ausatmung und Pause kann dein Nervensystem beruhigen.

Die Atmung

Die Atmung ist eine besondere Schnittstelle im Körper. Sie funktioniert automatisch, kann aber auch bewusst beeinflusst werden. Genau deshalb spielt sie eine zentrale Rolle für die Regulation des Nervensystems.

Unter Stress wird die Atmung oft schneller und flacher. Der Brustkorb bewegt sich weniger, das Zwerchfell arbeitet häufig in einem höheren Spannungszustand und die Atemhilfsmuskeln im Nacken und Schulterbereich springen vermehrt ein. Das ist eine Abwärtsspirale, denn weniger Bewegung im Brustkorb führt zu weniger ruhiger Atmung und weniger ruhige Atmung fördert wiederum den Stressmodus.

Yoga bei Stress

Der Vagusnerv ist der wichtigste Nerv des parasympathischen Nervensystems. Er reagiert sensibel auf den Atemrhythmus, insbesondere auf eine ruhige, verlängerte Ausatmung. Auch kleine Atempausen nach der Ausatmung können Signale von Sicherheit und Ruhe an das System senden.

Ein beweglicher Brustkorb erleichtert diese Art der Atmung. Wenn sich die Rippen frei bewegen und das Zwerchfell gut arbeiten kann, wird der Atem ruhiger und tiefer, ohne dass du ihn erzwingen musst.

WIE DU DEINEN ATEM BERUHIGEN KANNST

Dos	Don'ts
• die Ausatmung betonen und das Einatmen von selbst kommen lassen • sanfte, wiederholte Bewegungen für Brustkorb und Brustwirbelsäule statt lange kraftvolle Haltungen • Twists und Herzöffner so, dass die Brustwirbelsäule bewegt wird und Lendenwirbelsäule sowie Nacken stabil bleiben • regelmäßig kurze Atem- und Wahrnehmungspausen, lieber häufig und kurz als selten und intensiv • nicht gegen den Körper arbeiten, sondern ihn zurück zu Beweglichkeit und Sicherheit einladen	• unter Druck oder für Leistung üben • forciert den Atem anhalten oder lange Atempausen machen, wenn du dich dadurch eher enger oder unruhiger fühlst • Rückbeugen rein aus der Lendenwirbelsäule ausführen, wenn der Brustkorb gerade steif ist

Asanas und Übungen für den Brustkorb

Ein beweglicher Brustkorb entsteht nicht durch extremes Dehnen, sondern durch gezielte Mobilisation, bewusste Atmung und gute Wahrnehmung. In den folgenden Übungen gibst du deiner Brustwirbelsäule wieder mehr Spielraum in alle Richtungen und du schaffst Raum fürs Zwerchfell.

Zwerchfell lösen

Das Zwerchfell ist dein Hauptatemmuskel und gleichzeitig wie ein weicher Deckel auf deinem Bauchraum. Wenn es dauerhaft unter Spannung steht, wird der Atem oft flach und der Brustkorb fühlt sich eng an. Hier geht es um Nachgeben: Mit jeder Ausatmung darf der Rippenbogen weicher werden, damit die Einatmung danach wieder leichter kommt.

Setze dich aufrecht hin oder lege dich in eine entspannte Rückenlage. Lege die Finger beider Hände unter die Rippenbögen und lasse dich hineinsinken. Übe mit dem Daumenballen einen Gegendruck aus. Spüre die Innenseite deiner Rippen, dort wo dein Zwerchfell ansetzt. Mit jeder Ausatmung lasse mehr Spannung los und sinke tiefer. Bleibe sechs bis zehn Atemzüge und wechsle dann die Stelle.

Hinweis: Wenn dir übel wird oder du mehr Spannung aufbaust, übe weniger Druck aus und atme ganz bewusst. Diese Übung ist nicht geeignet, wenn du schwanger bist oder Osteoporose hast.

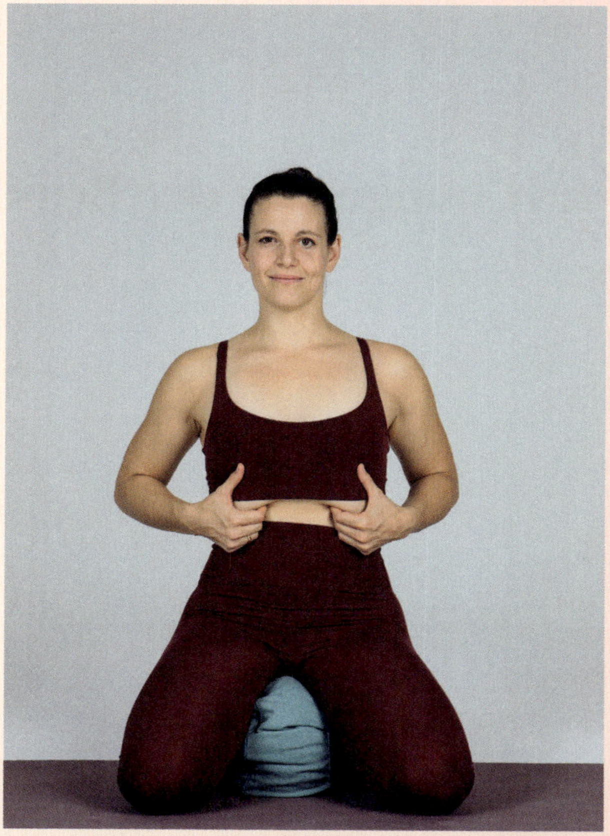

Katze-Kuh mit Fokus auf die Brustwirbelsäule

Die Katze-Kuh-Bewegung ist nur dann für deine Brustwirbelsäule wertvoll, wenn die Bewegung wirklich in der Brustwirbelsäule ankommt. Viele üben automatisch aus der Lendenwirbelsäule heraus oder knicken im Nacken ab. Bewege den Brustkorb, das Becken bleibt dabei relativ ruhig.

1. Starte im Vierfüßlerstand. Die Hände stehen unter den Schultern, die Knie unter den Hüften, der Zylinder ist aktiv. Atme ein: Das Brustbein gleitet nach vorn. Lasse den Raum zwischen deinen Schlüsselbeinen weit werden, die Schulterblätter bleiben relativ entspannt auf dem Brustkorb liegen. Lege den Fokus für die Extension auf deine Brustwirbelsäule, Lendenwirbelsäule und Halswirbelsäule dürfen sich leicht mitbewegen.
2. Atme aus: Runde gezielt den Brustkorb nach hinten oben, so als würdest du die Rippen zwischen den Schulterblättern weit machen.

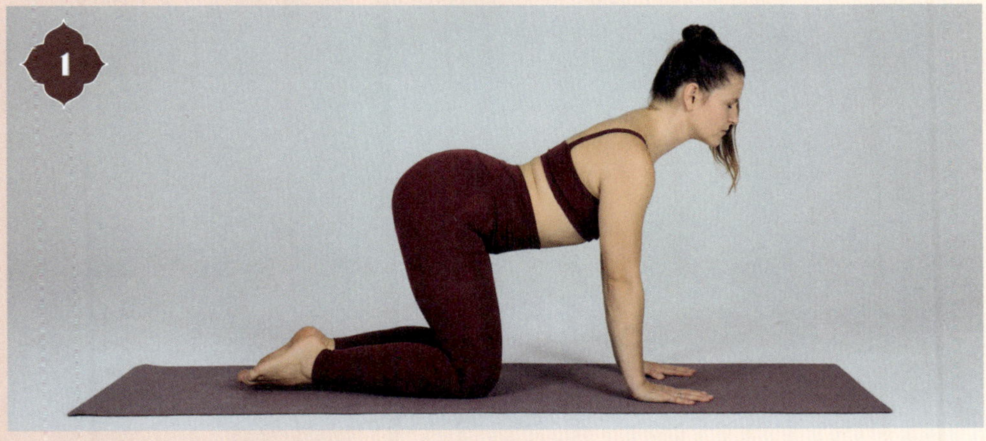

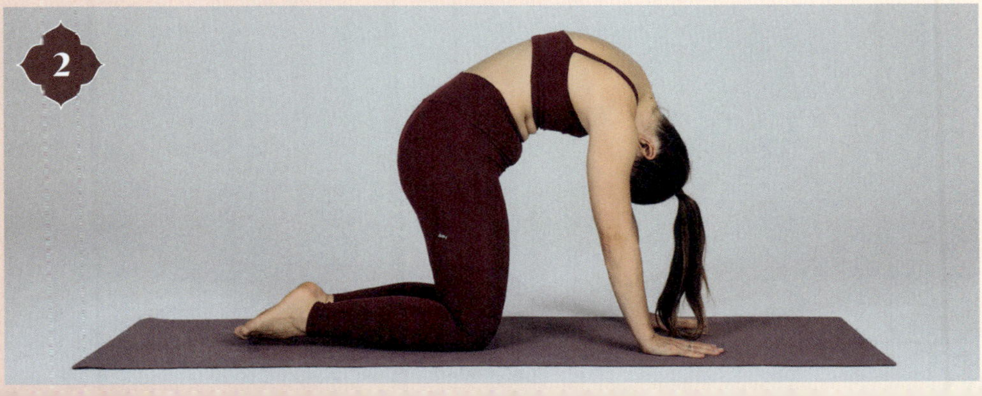

Puppy Pose mit Lateralflexion (Uttana Shishosana)

Diese Haltung öffnet die seitlichen Atemräume zwischen Rippen und Becken. Seitneigung hilft dir, nicht nur vorn zu atmen, sondern auch in die Flanken und in den Rücken.

1. Aus dem Vierfüßlerstand wandern die Hände nach vorn, das Becken bleibt über den Knien. Beim Einatmen mache dich lang – vom Becken bis zum Scheitel.
2. Beim Ausatmen wandere mit beiden Händen leicht nach rechts, spüre die Dehnung links im Brustkorb. Atme fünf bis acht Atemzüge in die Dehnung.
3. Wiederhole die Übung auf der linken Seite.

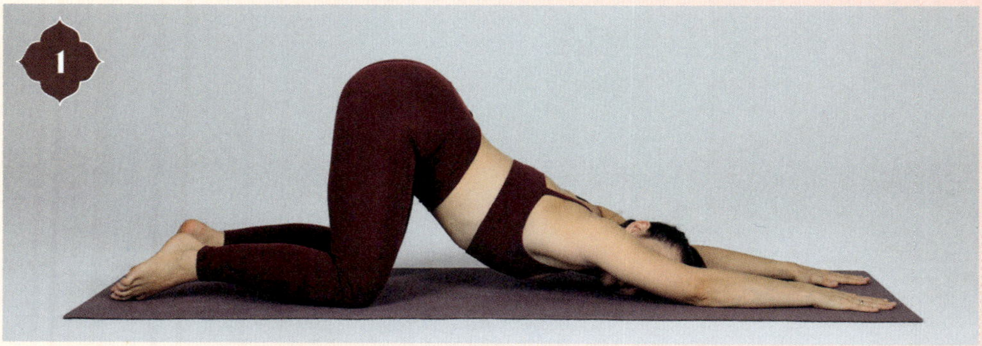

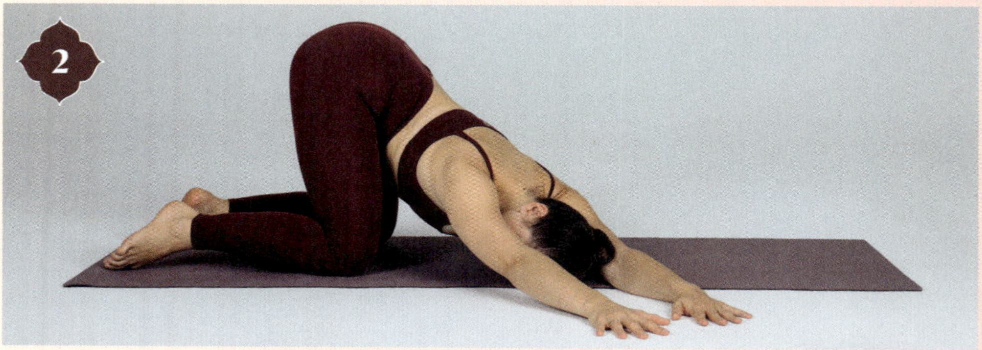

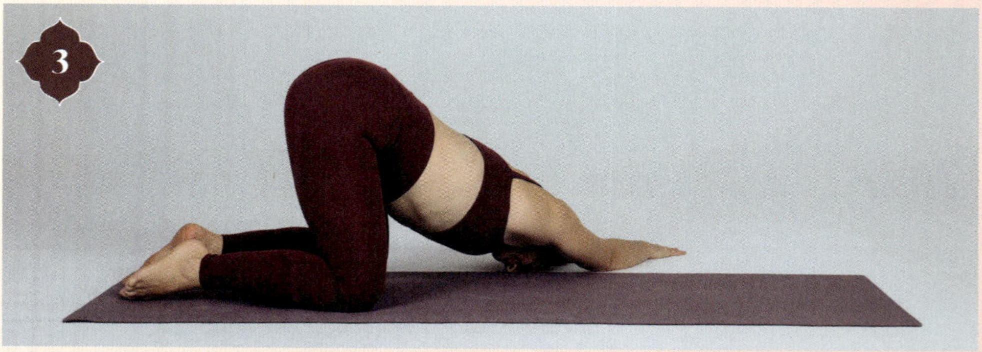

Nadelöhr im Vierfüßlerstand

Das Nadelöhr ist ein Brustwirbelsäule-Twist-Klassiker. Dein Aha-Moment: Du rotierst nicht aus der Schulter oder Lendenwirbelsäule, sondern aus dem Brustkorb heraus. Dadurch werden Nacken und Schultern oft freier, der Atem fühlt sich offener an.

1. Starte im Vierfüßlerstand, mit stabiler Basis. Öffne dich zur rechten Seite. Lege deine rechte Hand auf die Rippen und begleite deine Rotation im Brustkorb. Dein Becken bleibt stabil.
2. Strecke die Hand nach oben aus. Achte darauf, das Becken nicht mitzudrehen oder in die Schulter zu »hängen«.
3. Lege die Hand wieder an den Brustkorb.
4. Fädle beim Ausatmen den Arm unter dem Brustkorb hindurch. Wenn du den Handrücken auf die Matte ablegst, achte darauf, dass die Rotation nicht aus Iliosakralgelenk und Lendenwirbelsäule kommt, sondern aus der Brustwirbelsäule. Wiederhole diese Abfolge einige Male in deinem Atemrhythmus.

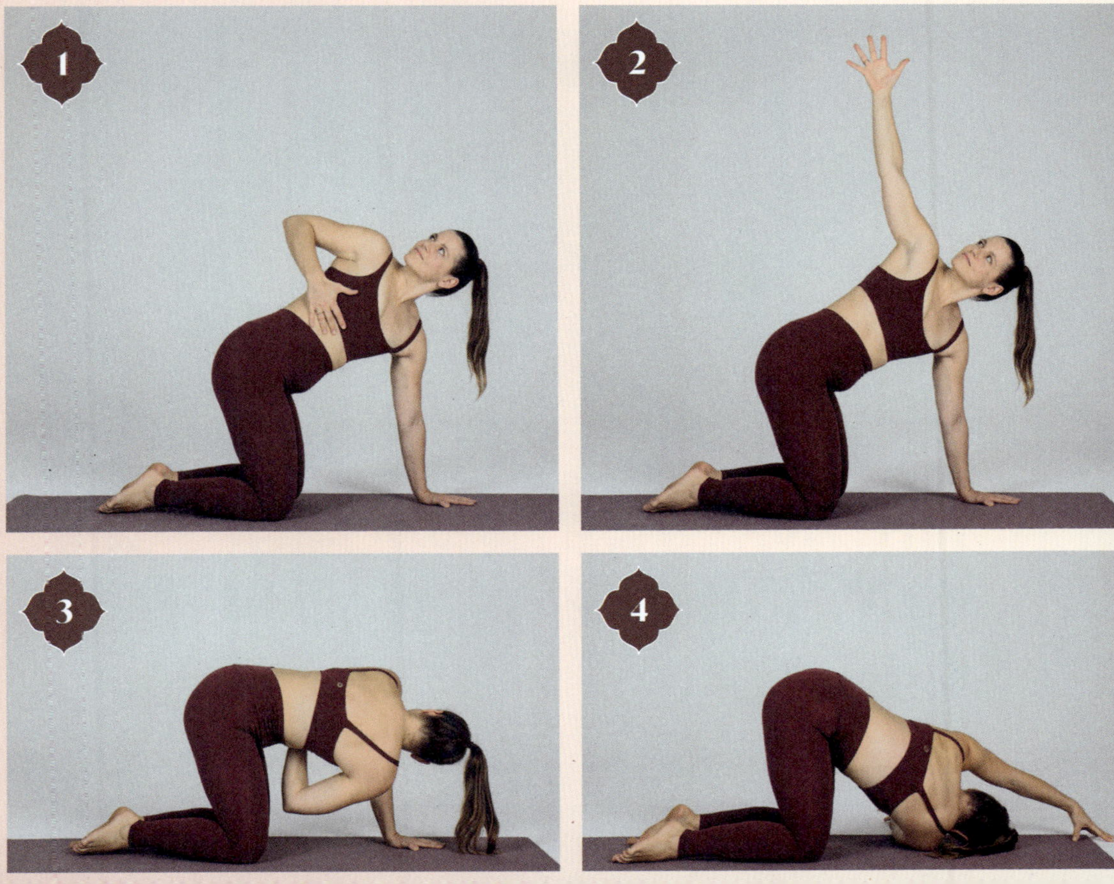

Low Lunge mit Rotation

Hier übst du Rotation alltagsnah: stabiler Unterkörper, beweglicher Brustkorb. Dein Becken bleibt organisiert, dein Brustkorb dreht.

1. Mache einen tiefen Ausfallschritt. Dein rechtes Knie liegt auf dem Boden, dein Becken ist aufgerichtet, dein Bauch sanft aktiv. Mache beim Einatmen die Wirbelsäule lang.
2. Rotiere den Oberkörper beim Ausatmen nach rechts. Behalte die Länge der Brustwirbelsäule und des ganzen Brustkorbs bei.
3. Kehre beim Einatmen zurück zur Mitte. Rotiere den Oberkörper nach links. Wiederhole vier bis sechs Atemzüge, dann wechsle die Seite.

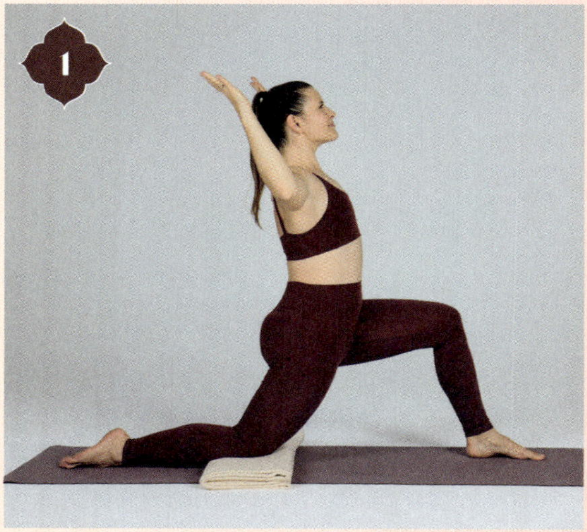

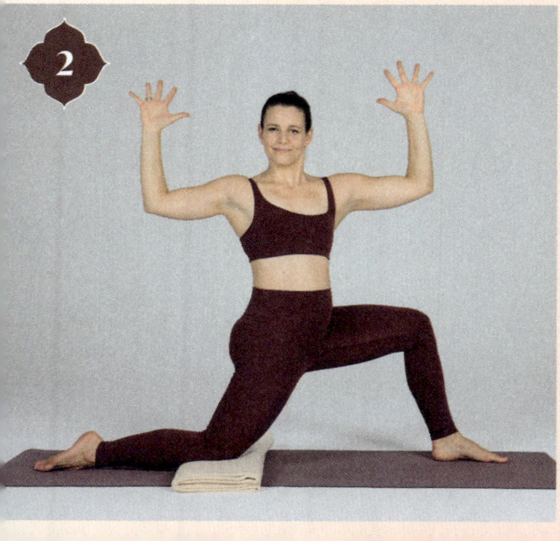

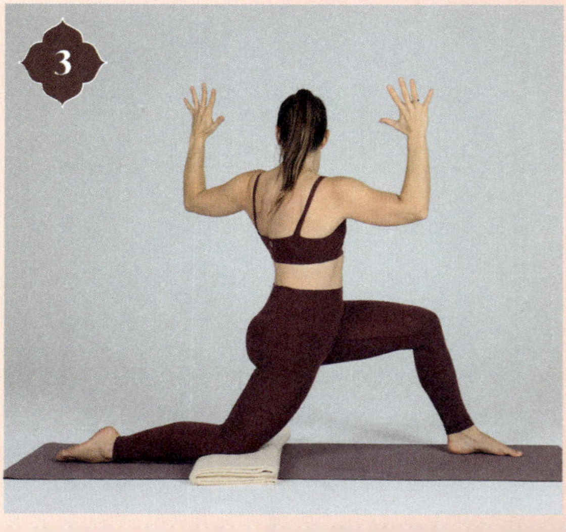

Drehsitz (Ardha Matsyendrasana)

Der Drehsitz ist eine ruhige, präzise Rotation. Er ist ideal, um Brustwirbelsäulen-Beweglichkeit mit tiefer Atmung zu kombinieren.

1. Setze dich aufrecht hin, finde einen stabilen Kontakt über deine Sitzbeine und mache deine ganze Wirbelsäule lang. Winkle dann dein rechtes Bein an und lege den Fuß über das gestreckte andere Bein.
2. Behalte deine Länge im Rücken bei und lege deine Arme ab. Die Arme unterstützen, aber sie bewirken die Rotation nicht. Richte dich nochmals bewusst auf und rotiere aus der Brustwirbelsäule heraus, die Schultern bleiben entspannt.
3. Winkle das gestreckte Bein an.

Hinweis: Wenn du den Fokus auf die Brustwirbelsäulenrotation legen möchtest, kannst du dich auf ein Kissen oder Ähnliches setzen oder nur mit dem gestreckten Bein üben. Wenn du das Bein anwinkelst, kippt vielleicht dein Becken. Diese Version gibt dir mehr Dehnung im Gesäß – was auch ein Ziel sein kann.

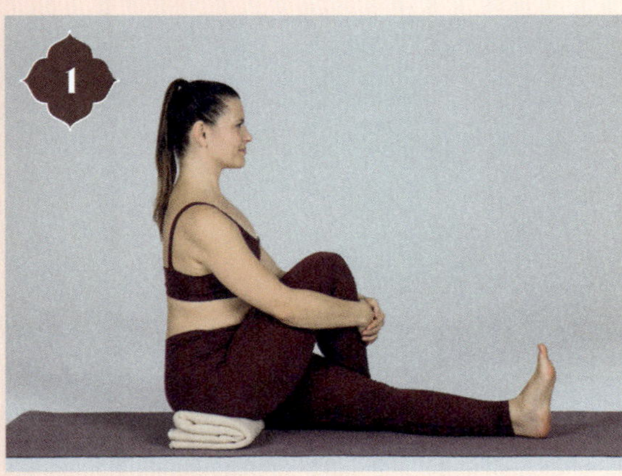

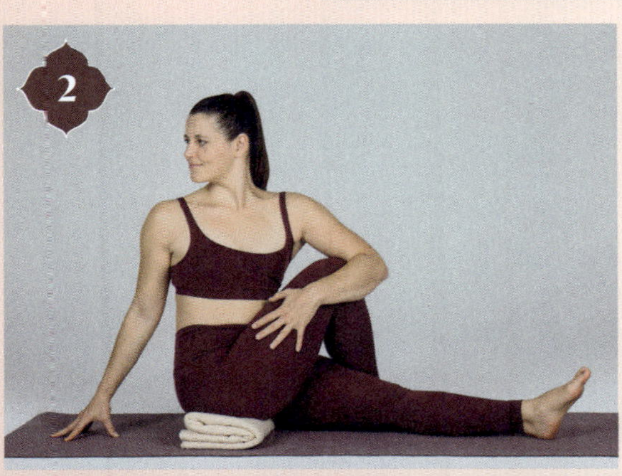

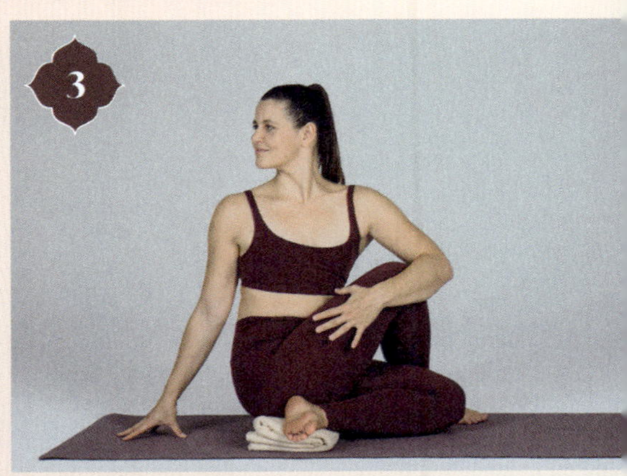

Regenbogen und Schallplatte

Hier integrierst du deinen seitlichen Atemraum mit einer entspannenden Rotation. Du öffnest die Rippen wie einen Fächer, damit sich deine Brustwirbelsäule wieder in Seitneigung und Rotation bewegen darf. Der Fokus liegt nicht auf der maximal möglichen Form, sondern darauf, ob du in die gedehnte Seite hineinatmen und danach wieder ruhig zur Mitte zurückfinden kannst.

1. Lege dich in die Seitenlage. Die Knie sind angewinkelt und liegen übereinander. Strecke beide Arme auf Schulterhöhe nach vorn.
2. **Regenbogen:** Beim Einatmen bringe den oberen Arm in einem weiten Bogen nach oben und hinten. Das Brustbein dreht sich mit, das Becken bleibt ruhig. Beim Ausatmen kehre wieder zurück in die Ausgangsposition.
3. **Schallplatte:** Beim Einatmen führe den oberen Arm tief und gleitend am Boden entlang nach oben und dann nach hinten, als ob dein Finger die Nadel einer Schallplatte wäre. Ausatmend kehre auf dem gleichen Weg wieder zurück. Spüre, wie dein *Thorax* rotiert und sich die Flanke lang macht.
4. Bleibe in beiden Varianten am Ende kurz in der geöffneten Position und nimm zwei bis drei Atemzüge in die gedehnte Seite. Dann kehre kontrolliert wieder zurück. Wiederhole jeweils drei- bis fünfmal, dann wechsle die Seite.

Hinweis: Wenn die Schulter die Bewegung nicht zulässt, mache den Bogen kleiner oder lasse die Hand auf den Rippen. Dafür hast du mehr Atemraum. Lege gerne eine Decke unter deinen Kopf.

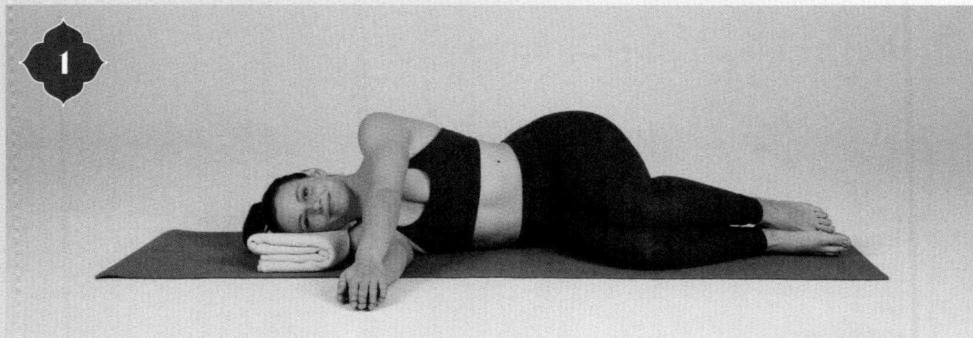
1

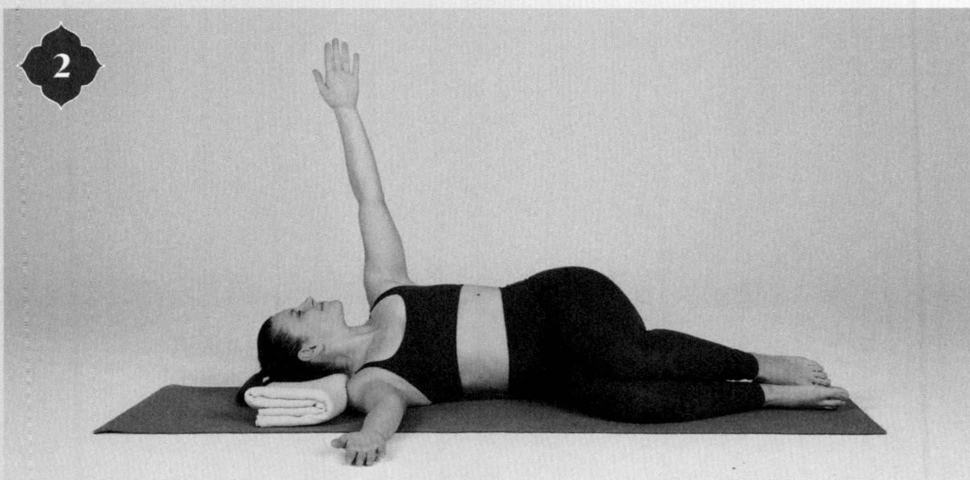
2

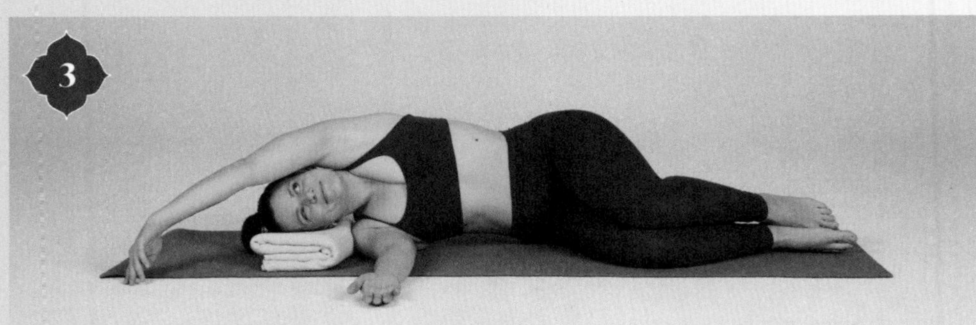
3

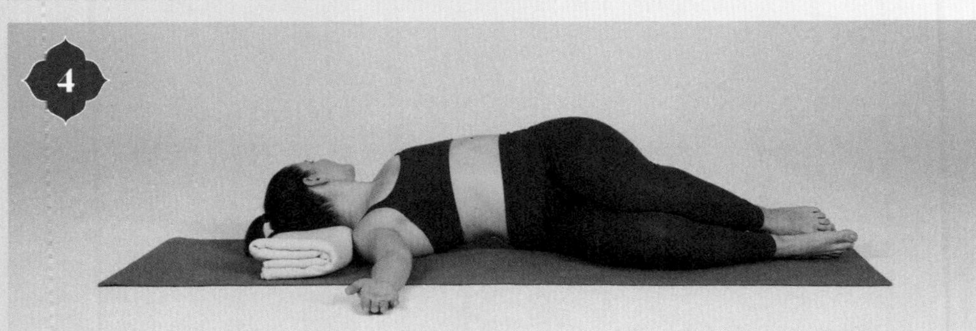
4

Schulterbrücke (Setu Bandhasana)

Die Schulterbrücke gibt dir Kraft und Beweglichkeit in der Extension der Brustwirbelsäule. Die Hüften strecken sich mit, der Brustkorb wird weit, dein Zylinder bleibt als langer Bogen stabil und der Nacken weich.

1. Starte in der Rückenlage. Stelle deine Füße hüftbreit auf. Rolle dann Wirbel für Wirbel hoch. Dein gesamter Zylinder bleibt stabil.
2. Beim Einatmen hebe deine Arme bis über den Kopf und lege sie am Boden ab. Lasse sie gerne in Y-Form. Das weitet die Brustwirbelsäule noch mehr. Dein Nacken bleibt lang und ist nicht gestaucht.
3. Beim Ausatmen löse Wirbel für Wirbel und komme mit deinem Gesäß wieder zur Matte herunter. Strecke die Arme dabei Richtung Decke. Wiederhole diesen Ablauf acht bis zehn Atemzüge lang.

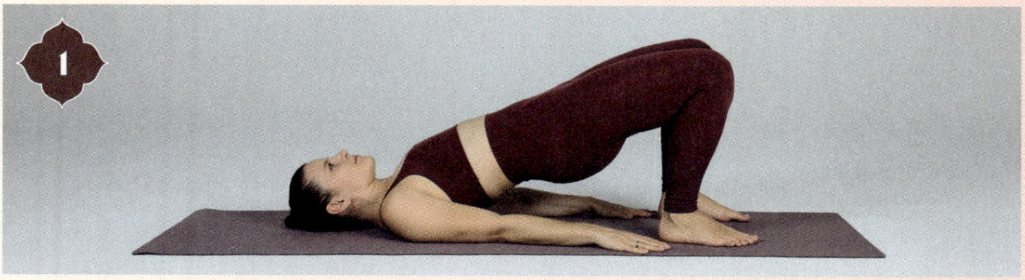

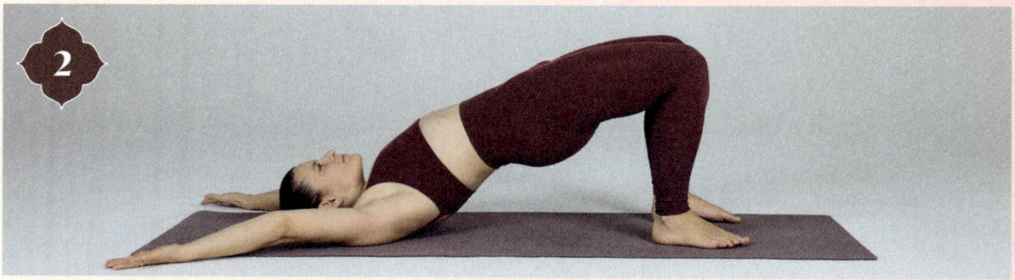

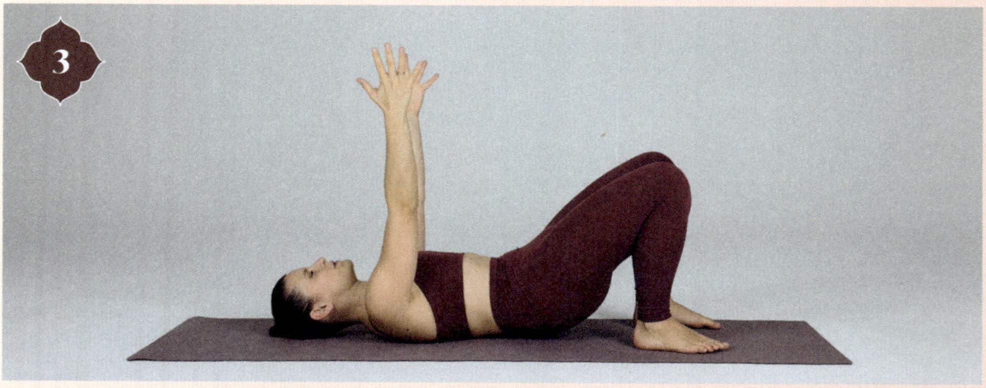

Bauchlage

Diese Bauchlage ist wie ein kleines Savasana (Schlussentspannung) auf dem Bauch. Du musst nichts tun. Lasse einfach die Schwerkraft wirken und spüre, wie dein Atem den Bauch sanft gegen die Matte bewegt und sich nach hinten in deine Rippen ausweitet. Das beruhigt, erdet und gibt deinem Zwerchfell einen klaren Atemkontakt.

Lege dich in eine bequeme Bauchlage. Die Stirn ruht auf den Händen oder auf einem flachen Kissen. Die Beine sind locker, das Gesäß weich. Spüre die Matte unter deinem Bauch und Becken. Atme ruhig durch die Nase ein und aus. Beobachte, wie sich dein Atemraum beim Einatmen bewegt und bei der Ausatmung wieder nachgibt. Bleibe ein bis drei Minuten in dieser Position. Wenn es stimmig ist, verlängere die Ausatmung ein wenig.

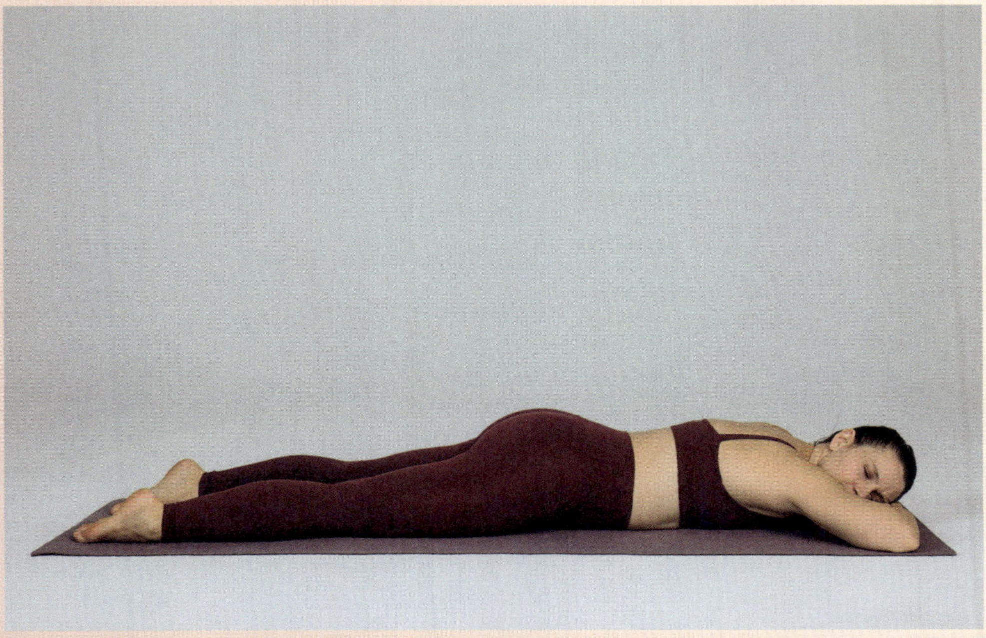

Anatomie-Yoga-Flow für Brustkorb und Atmung

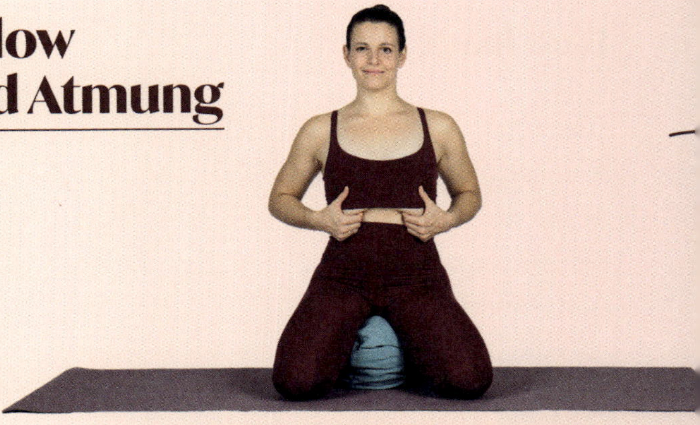

1. ZWERCHFELL LÖSEN
(Seite 182)

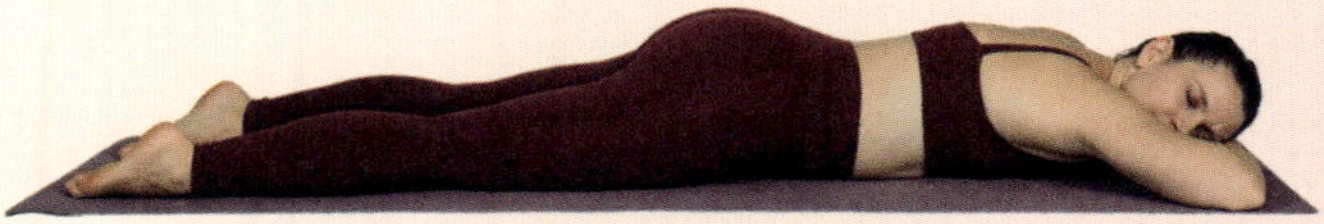

8. BAUCHLAGE
(Seite 191)

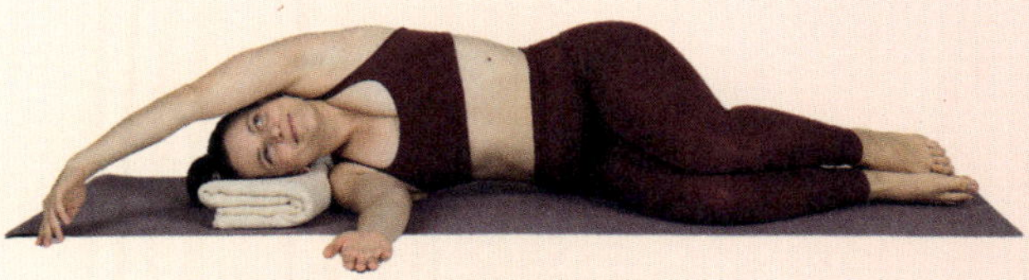

7. REGENBOGEN UND SCHALLPLATTE
(Seite 188)

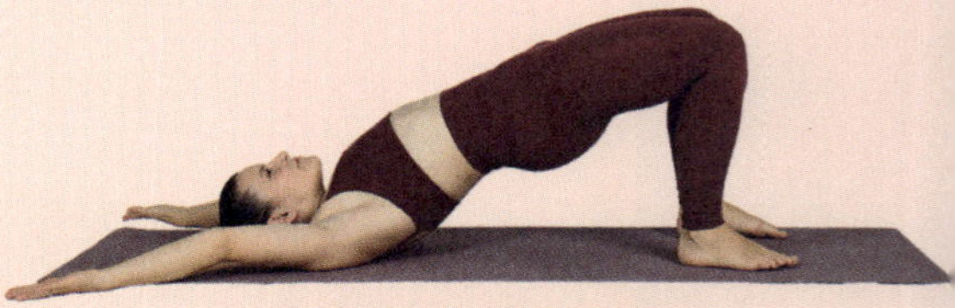

6. SCHULTERBRÜCKE
(Seite 190)

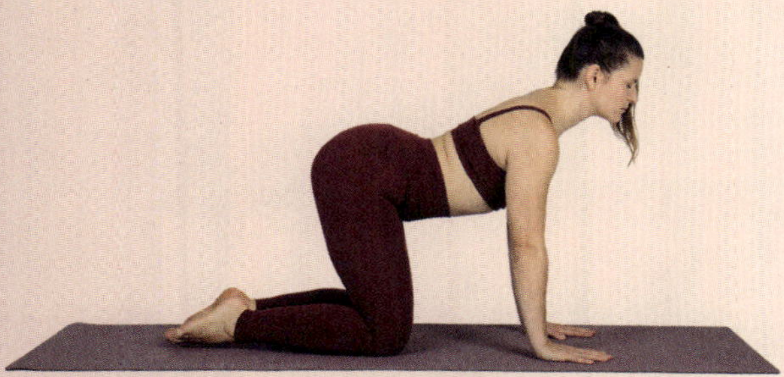

2. KATZE-KUH MIT FOKUS AUF DIE BRUSTWIRBELSÄULE
(Seite 183)

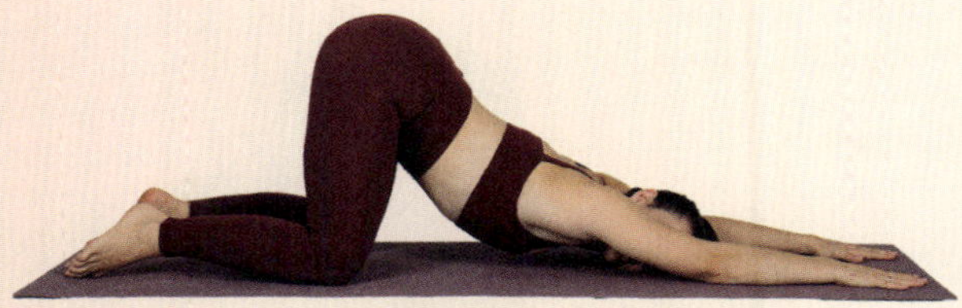

3. PUPPY POSE MIT LATERALFLEXION
(Seite 184)

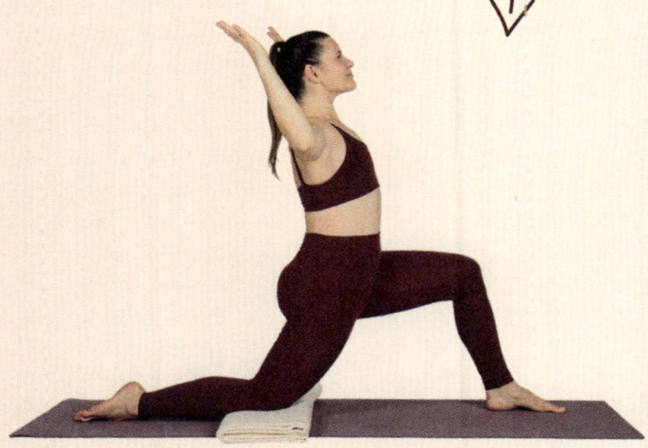

4. LOW LUNGE MIT ROTATION
(Seite 186)

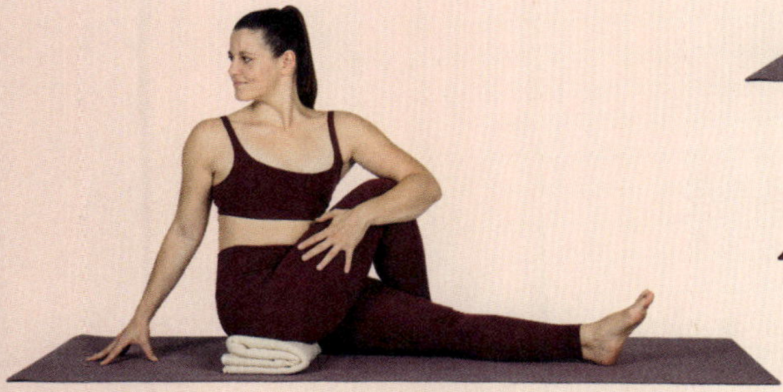

5. DREHSITZ
(Seite 187)

DIE SCHULTERN

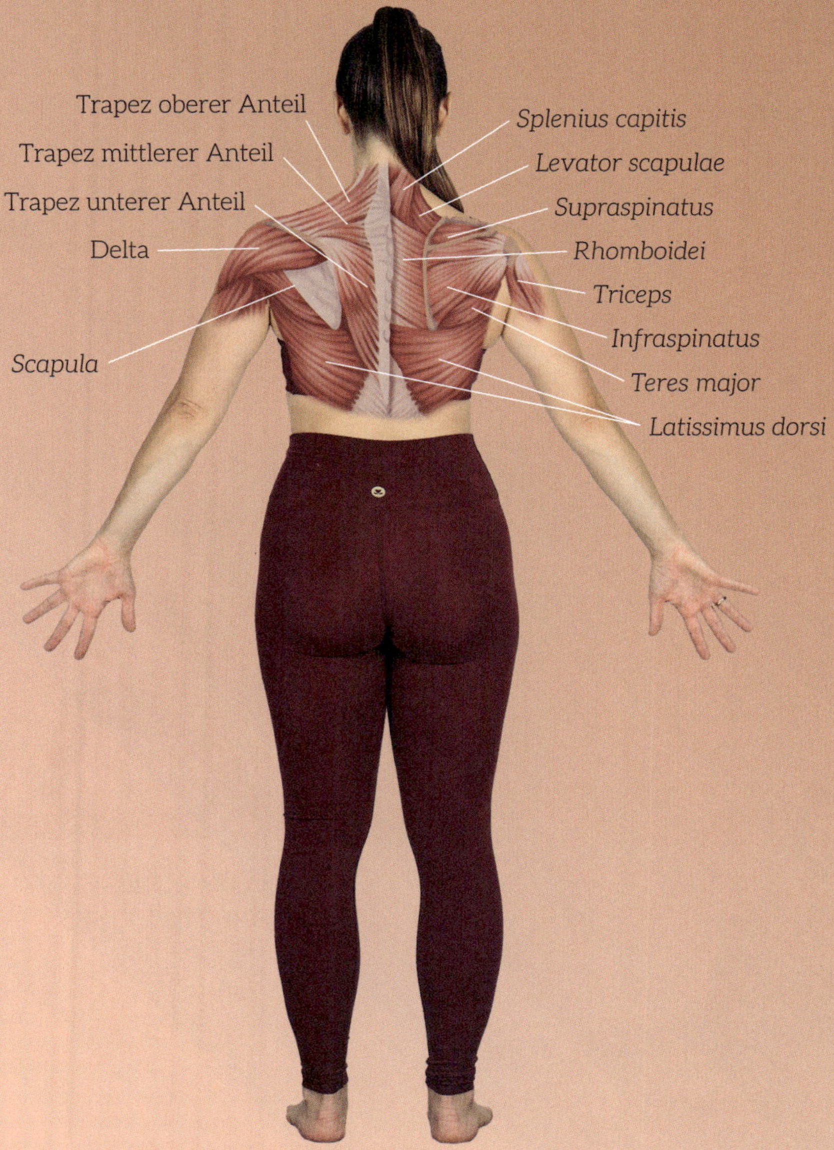

STABILITÄT UND BEWEGUNGSFREIHEIT

Die Schulter ist ein Bewegungswunder. Kein anderes Gelenk erlaubt so viele Richtungen, Kombinationen und Freiheitsgrade – sie ermöglicht zahlreiche Handlungen, vom Haarebinden bis zum Kindtragen, vom Handstand bis zum Umarmen.

Diese Freiheit entsteht, weil die Schulter nicht nur aus einem Gelenk besteht. Der Kopf des Oberarmknochens sitzt auf einer sehr kleinen Gelenkfläche am Schulterblatt. Und das Schulterblatt hat keine feste knöcherne Verbindung zum Brustkorb, es gleitet frei über den *Thorax*. Das gibt Bewegung, aber es braucht auch etwas im Gegenzug: gute Koordination, starke Muskelschlingen und eine Rotatorenmanschette, die fein zentriert.

Im Folgenden schauen wir uns an, wie dein Schultergürtel aufgebaut ist, welche Bewegungen du wirklich unterscheiden solltest, welche Muskeln Stabilität geben und wie du das im Yoga so nutzt, dass deine Schultern gleichzeitig frei und sicher bleiben.

Anatomie der Schulter

Es ist faszinierend, wie weit sich die Schulter bewegen kann. Sie ermöglicht dir sogar diesen verrenkten Move, wenn du dich zwischen den Schulterblättern eincremen willst. Diese Beweglichkeit kommt von einem cleveren Zusammenspiel im Schulterkomplex: Drei Knochen und der Brustkorb bilden gemeinsam ein System, das maximal frei und trotzdem verbunden ist. Von oben betrachtet schließt sich daraus ein Ring, deshalb sprechen wir auch vom Schultergürtel.

KNOCHEN DER SCHULTER

Die Schulter besteht aus drei Knochen und dem Brustkorb, worauf die Schulter gleitet: Schulterblatt *(Scapula)*, Schlüsselbein *(Clavicula)* und Oberarmknochen *(Humerus)*. Zusammen bilden sie den Schultergürtel, ein Ring, der Bewegung möglich macht und Kraft weiterleitet.

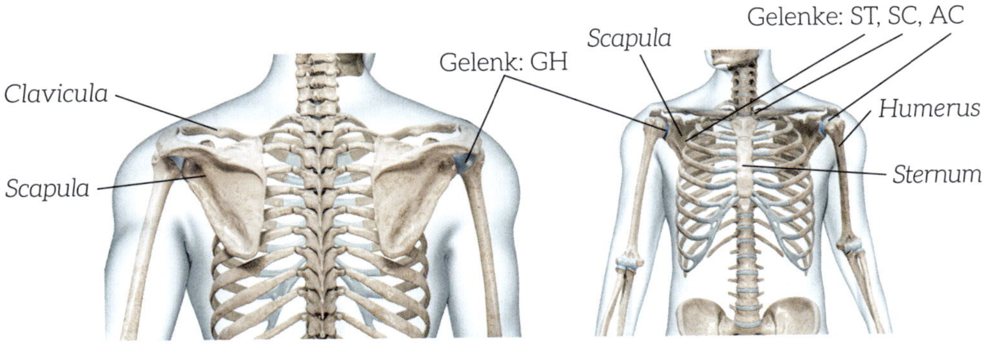

Die Knochen und Gelenke des Schultergürtels bilden gemeinsam ein bewegliches System, über das der Arm mit dem Rumpf verbunden ist.

Das Schulterblatt

Die *Scapula* ist ein flacher Knochen, der auf dem Brustkorb aufliegt und auf ihm gleitet. Es gibt keine direkte knöcherne Gelenkverbindung zum *Thorax*. Die Verbindung wird fast vollständig muskulär geführt. Genau deshalb ist die Schulter so beweglich und gleichzeitig so sensibel für Abweichungen in der Koordination.

Wichtige Orientierungspunkte am Schulterblatt sind:

- ***Margo medialis:*** Der innere Rand zeigt dir, ob das Schulterblatt flach am Brustkorb liegt oder absteht.
- ***Spina scapulae:*** Die Schultergräte ist gut tastbar, oberhalb liegt der *Supraspinatus*, darunter der *Infraspinatus*.
- ***Acromion:*** Das Schulterdach überdacht den Gelenkraum.
- ***Processus coracoideus:*** Der Rabenschnabelfortsatz ist Ansatz unter anderem für den *Pectoralis minor*.

Schlüsselbein, Brustbein und Oberarmknochen

Die *Clavicula* ist s-förmig gebogen und verbindet Brustbein und Schultergürtel. Dadurch entsteht Raum für Bewegung im Schultergelenk.

Für die Schulter ist das Brustbein *(Sternum)* ein wichtiger Bezugspunkt für die Aufrichtung. Denn mit ihm verändert sich auch die Ausgangsposition der Schulter.

Der relativ große *Humerus*kopf des Oberarmknochens sitzt auf der kleinen Gelenkpfanne der *Scapula*. Das sorgt für Beweglichkeit, verlangt aber eine präzise muskuläre Zentrierung.

GELENKE DER SCHULTER

Diese vier Gelenke bewegen als Ganzes den Schultergürtel:

- **Glenohumeralgelenk – GH:** das eigentliche Schultergelenk zwischen *Humerus*kopf und Gelenkpfanne der *Scapula*. Die Gelenkkapsel ist weit, damit Bewegung in alle Richtungen möglich ist. Ist die Kapsel entzündet oder verklebt, wird Bewegung deutlich eingeschränkt – ein klassisches Beispiel ist die Frozen Shoulder.
- **Skapulothorakale Verbindung – ST:** kein echtes Gelenk mit Kapsel und Knorpel, sondern ein Gleitlager der *Scapula* auf dem *Thorax*, geführt durch Muskelschlingen. Für Yoga und Armbewegungen ist es funktionell eines der wichtigsten »Gelenke«.
- **Acromioclaviculargelenk – AC:** die Verbindung zwischen *Acromion* und Schlüsselbein. Die Bewegungen sind klein, aber entscheidend für feines Mitführen der Schulter beim Armheben und in Stützhaltungen.
- **Sternoclaviculargelenk – SC:** Verbindung zwischen Schlüsselbein und Brustbein. Es ist die einzige knöcherne Verbindung des Schultergürtels zum Rumpf. Auch hier sind die Bewegungen klein, aber funktionell zentral.

MUSKELN DER SCHULTER FUNKTIONELL BETRACHTET

Die Schulter ist knöchern nur wenig geführt. Die Gelenkpfanne ist klein, das Schulterblatt liegt frei auf dem Brustkorb. Damit Bewegung trotzdem sicher, kraftvoll und schmerzfrei bleibt, ist vor allem eines nötig: eine gut koordinierte Muskelarbeit. Zwei Muskel-Teams sind dabei zentral: die Muskelschlingen, die das Schulterblatt am *Thorax* führen, und die Rotatorenmanschette, die den Oberarmkopf im Gelenk zentriert.

BEWEGUNGSRICHTUNGEN VON SCHULTER UND SCHULTERGÜRTEL

Die Schulter bewegt sich selten isoliert. Meist laufen Glenohumeralgelenk-Bewegung und *Scapula*-Bewegung gemeinsam ab.

Bewegung	Kurz erklärt	Yoga-Beispiel	
Flexion	Arme nach vorn oben heben	Krieger 1, Stuhl	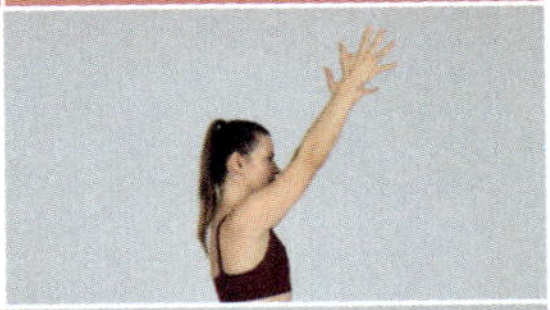
Extension	Arm nach hinten strecken	Heuschrecke, Kamel	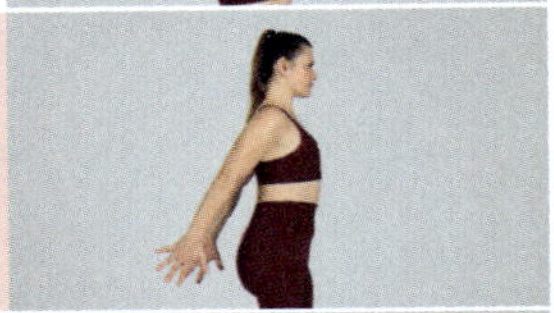
Abduktion	Arm seitlich anheben	Krieger 2	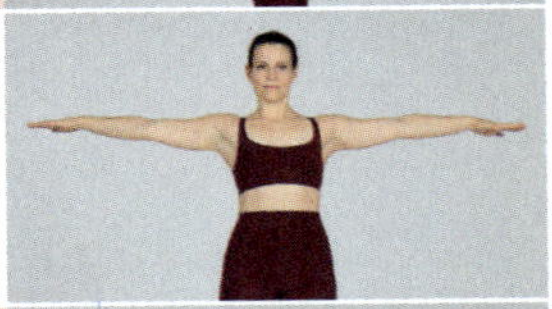
Adduktion	Arm zur Mitte bringen	Adlerarme	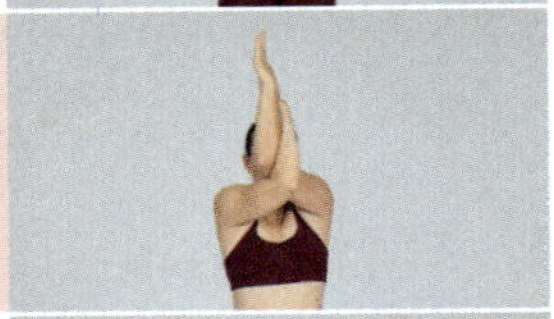
Außenrotation	Oberarm nach außen drehen (unten oder auf 90-Grad-Höhe)	Kaktusarme	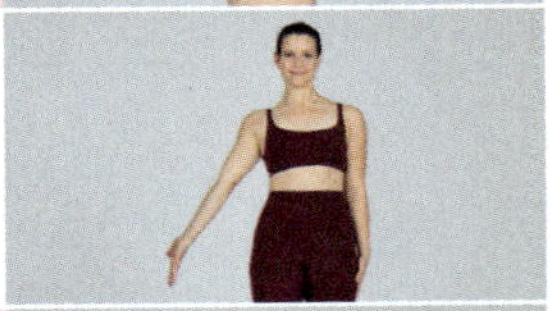
Innenrotation	Oberarm nach innen drehen	unterer Arm im Kuhgesicht	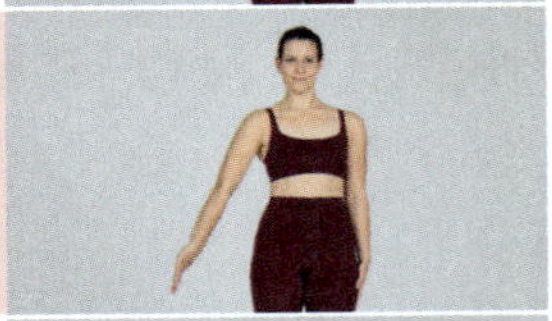
Horizontale Abduktion	Arm auf Schulterhöhe nach hinten öffnen	Herzöffnung, Kaktusarme	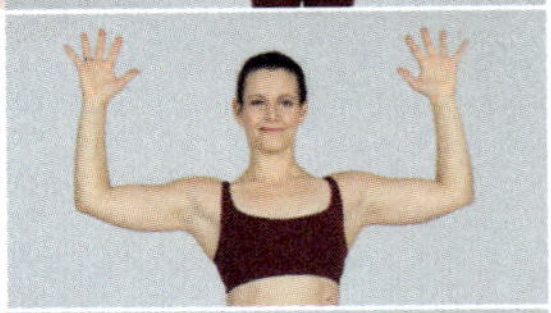
Horizontale Adduktion	Arm auf Schulterhöhe nach vorn strecken	Adlerarme, Umarmen	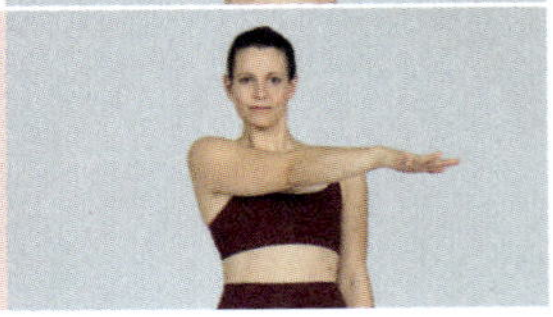

Bewegungen im Glenohumeralgelenk (Arm)

Bewegung	Kurz erklärt	Yoga-Beispiel	
Elevation	Schulterblatt nach oben ziehen	Schulterrollen	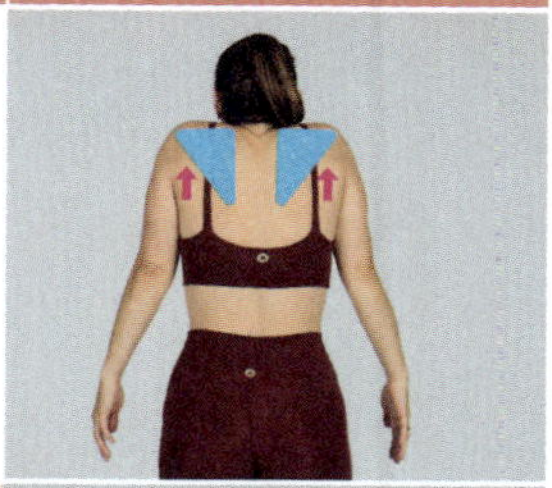
Depression	Schulterblatt nach unten gleiten lassen	Tadasana, sanftes Sinkenlassen	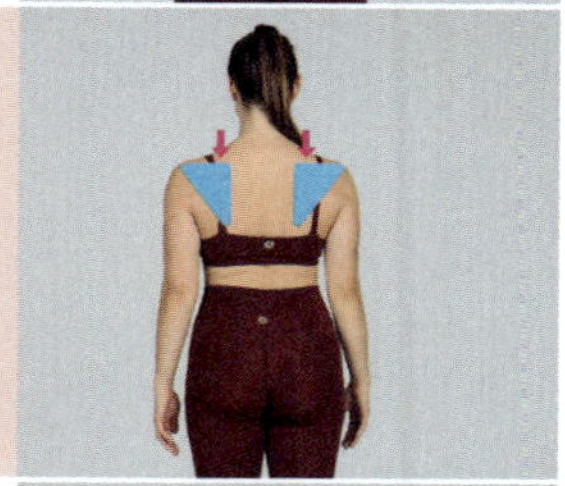
Protraktion	Schulterblatt seitlich nach vorn schieben	Plank, aktives Wegdrücken	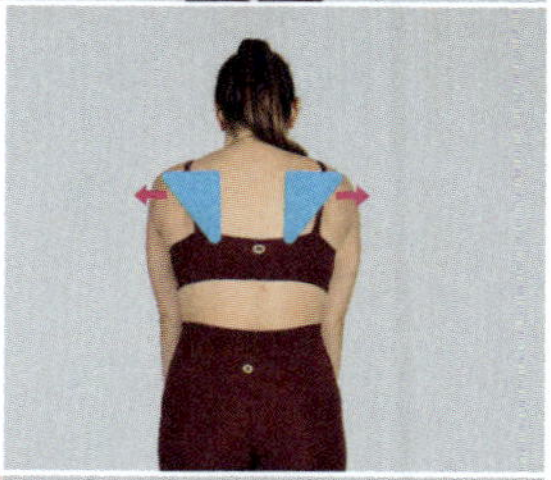
Retraktion	Schulterblatt nach hinten zur Wirbelsäule rotieren	Herzöffnung, »Treffen« der Schulterblätter	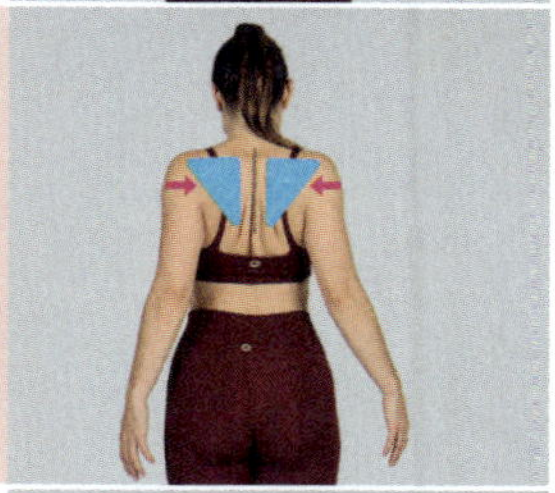
Aufwärts-rotation	unteren Winkel des Schulterblatts nach außen oben drehen	Heben der Arme	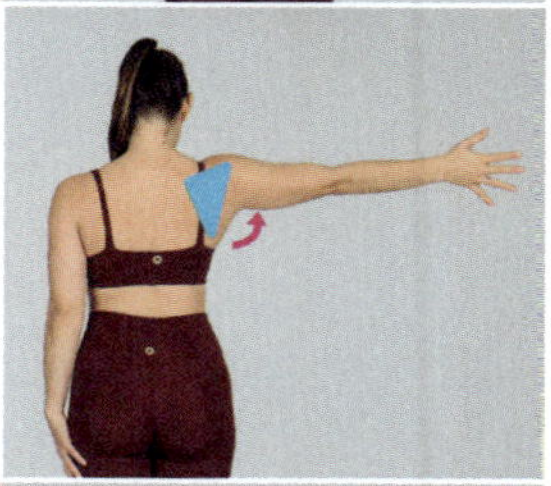
Abwärts-rotation	unteren Winkel des Schulterblatts nach innen unten drehen	Senken der Arme	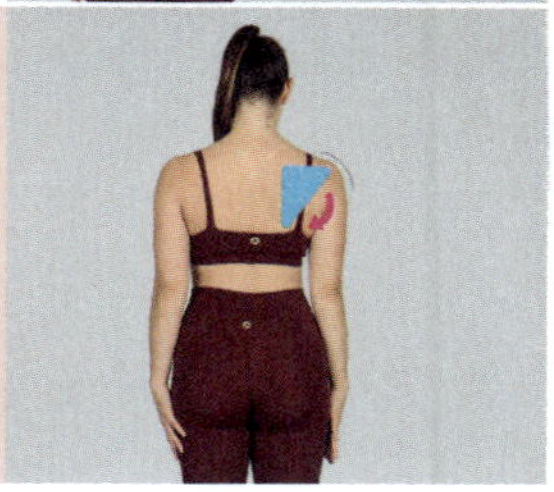

Bewegungen der Scapula (Schulterblatt)

Muskelschlingen der Schulter

Das Schulterblatt ist nicht direkt mit dem Brustkorb verknöchert. Es wird über mehrere Muskelketten geführt, die man funktionell als Muskelschlingen bezeichnet. Sie halten die *Scapula* am *Thorax*, ermöglichen Gleitbewegung und steuern ihre Ausrichtung beim Armheben und im Stütz. Diese Muskeln bilden diese Muskelschlingen:

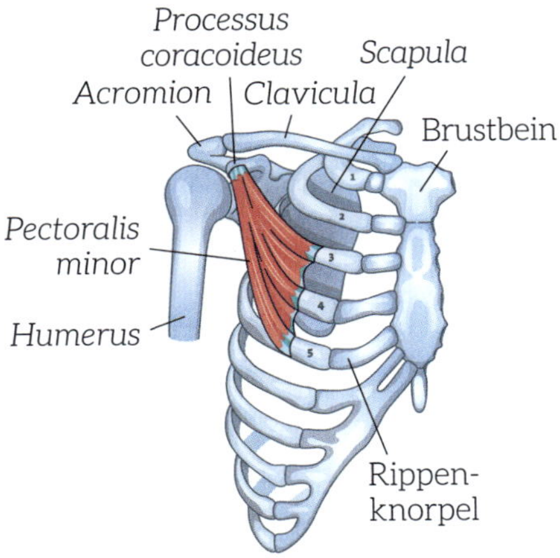

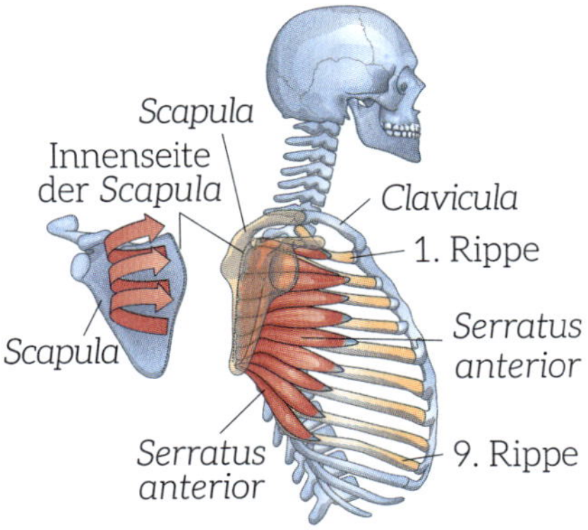

Die Muskelschlingen halten das Schulterblatt am Brustkorb, ermöglichen seine Gleitbewegung und steuern seine Ausrichtung beim Armheben und in Stützhaltungen.

- ***Trapezius* (Trapezmuskel):** Der großflächige Muskel verläuft vom Kopf über den Nacken und oberen Rücken zu den Schulterblättern. Je nach Anteil hebt, senkt, stabilisiert oder rotiert er die *Scapula*. Im Alltag ist er typischerweise oben oft verspannt und unten zu wenig aktiv. Im Yoga ist er wichtig für Aufrichtung, Armheben und Stabilität der Schulterblätter im Stütz.
- ***Rhomboidei* (Rautenmuskeln):** Die Rautenmuskeln verlaufen zwischen Wirbelsäule und innerem Schulterblattrand. Sie ziehen die *Scapula* nach hinten innen und stabilisieren sie nah am Rumpf. Häufig sind sie gleichzeitig verkürzt und kraftarm bei ständiger Protraktion des gesamten Schultergürtels. Im Yoga sind sie wichtig für kontrollierte Öffnung und Rückführung der Schulterblätter.
- ***Serratus anterior* (Sägenmuskel):** Dieser Muskel verläuft zackenförmig über die Rippen und verbindet Rumpf und *Scapula*. Er zieht die Schulterblätter nach vorn und rotiert sie aufwärts. Er hat eine zentrale Bedeutung für das Armheben über Kopf und alle Stützhaltungen. Ist er zu schwach, verliert das Schulterblatt den Kontakt zum *Thorax*.
- ***Pectoralis minor* (kleiner Brustmuskel):** Der kleine Brustmuskel zieht vom Rabenschnabelfortsatz zu den oberen Rippen. Er kippt die *Scapula* nach vorn unten. Ist er dominant oder verkürzt, wird der Raum unter dem

Schulterdach und auch der Atemraum enger. Er ist relevant für Haltung, Herzöffnung und Schulterbeschwerden.

- ***Levator scapulae* (Schulterblattheber):** Dieser Muskel verbindet den oberen Schulterblattwinkel und die Halswirbelsäule. Er hebt die *Scapula* und begleitet die Seitneigung des Kopfes. Häufig ist er überaktiv bei Stress und hochgezogenen Schultern.

Die Rotatorenmanschette

Die Muskeln der Rotatorenmanschette bilden gemeinsam eine Sehnenplatte und führen den Oberarmkopf im Gelenohumeralgelenk. Ihre Aufgabe ist Zentrierung, nicht maximale Kraft.

- ***Supraspinatus:*** Er initiiert die Abduktion und verläuft unter dem Schulterdach. Häufig reagiert er sensibel bei subakromialen Beschwerden.
- ***Infraspinatus* und *Teres minor*:** Diese Außenrotatoren stabilisieren den *Humerus*kopf nach hinten unten – wichtig als Gegenspieler zum *Deltoid*.
- ***Subscapularis:*** Fungiert als Innenrotator und vorderer Stabilisator. Ist er zu fest, wird die Außenrotation eingeschränkt. Bei instabiler Vorderseite ist er zu schwach.

Die Rotatorenmanschette arbeitet besonders fein exzentrisch, zum Beispiel beim kontrollierten Absenken in die Chaturanga-Haltung oder beim geführten Armheben.

Die Muskeln der Rotatorenmanschette liegen tief um das Schultergelenk und sichern die feine Führung des Oberarmkopfs.

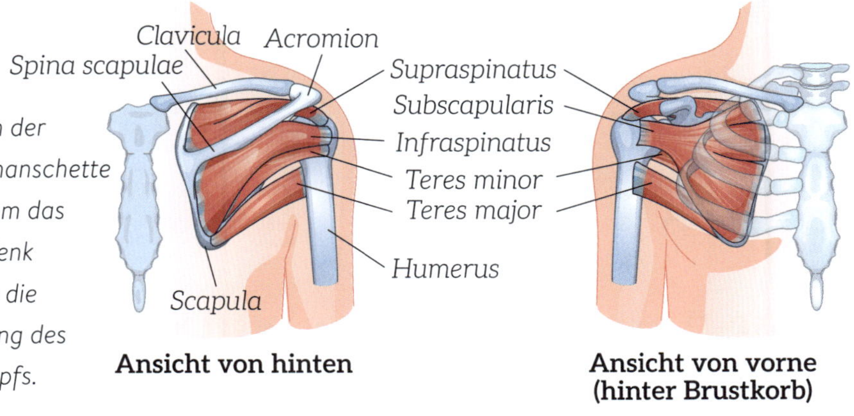

Weitere wichtige Mitspieler

Neben den beiden Teams der Rotatorenmanschette und der Muskelschlingen der *Scapula* sind auch diese Muskeln wichtig für deine Schultern:

- ***Deltoideus:*** Je nach Anteil ist er für Flexion, Abduktion oder Extension zuständig. Ohne gute Zentrierung durch die Rotatorenmanschette schiebt er den *Humerus*kopf nach oben.
- ***Latissimus dorsi:*** Ein großer Kraftspender in der Extension für Zug und Stütz ist der *Latissimus dorsi*.
- **Trizeps:** Er bewegt die Schulter in die Extension und ist zentral für exzentrische Kontrolle im Ellenbogen, besonders in der Chaturanga-Haltung.
- **Langer Bizepskopf:** Er hilft bei der Schulterflexion und verläuft an der Vorderseite der Schulter, er reagiert sensibel bei vorderer Überlastung.

DAS HALSCHAKRA (VISHUDDHA)

Die Schultern sind nicht nur eine »Arm-Aufhängung«, sondern auch ein Ausdrucksmittel. Mit den Schultern ist verbunden, wie du dich zeigst, wie du dich abgrenzt, wie viel du trägst und wie frei dein Atem und deine Stimme fließen. Darum passen sie richtig gut zum Halschakra Vishuddha, das für Ausdruck, Klarheit und Kommunikation steht. Körperlich werden Nacken, Schultern, Kiefer und Atem diesem Zentrum zugeordnet – und genau diese Kette reagiert oft als Erstes auf Stress.

Ein balanciertes Vishuddha spürst du häufig ganz konkret: Der Schultergürtel wird breiter, der Nacken länger, der Atem freier, und du musst dich nicht »hochziehen«, um aufrecht zu sein. In der Yoga-Praxis unterstützt du das, indem du die Schulterblätter organisiert bewegst, den Brustkorb atmen lässt und nicht aus dem Nacken arbeitest.

Und manchmal ist Schulterarbeit auch ein liebevoller Reminder: Du musst nicht alles halten. Wenn du Spannung loslässt, entsteht Raum für Klarheit und für ein ehrliches Ja oder Nein.

Fokusthema: Rhythmus und Stützen

Die *Scapula* liegt wie ein flacher Gleiter auf deinem Brustkorb. Was deine Brustwirbelsäule, Haltung und Atmung beeinflusst, beeinflusst auch deine Schulter. Typisches Beispiel: Ein verspannter *Pectoralis minor* kippt das Schulterblatt nach vorn – der Raum für sauberes Armheben wird eng.

SKAPULOTHORAKALER RHYTHMUS

Wenn du den Arm hebst, bewegt sich nicht nur der Oberarm im Schultergelenk. Auch die *Scapula* muss mitgehen, sonst wird es schnell eng unter dem Schulterdach. Deshalb sprechen wir vom skapulothorakalen Rhythmus.

SPÜRE DIE *SCAPULA* IN BEWEGUNG

Stelle dich in die Tadasana-Haltung (Seite 48). Ertaste mit einer Hand den äußeren Schulterblattrand. Hebe den Arm langsam nach vorn oben, als würdest du etwas aus einem hohen Regal nehmen.

Bis etwa Schulterhöhe bewegt sich vor allem dein Oberarm. Dann gleitet das Schulterblatt mit und dreht sich nach außen oben. Merkst du, wie der untere Winkel der *Scapula* deinen Fingern entgegenkommt? Senke den Arm wieder und nimm wahr, wie sich die *Scapula* wieder zurückbewegt.

Diese Mitbewegung passiert bei Flexion (Heben des Arms nach vorn oben) und Abduktion (Arm zur Seite halten). Am Anfang kommt die Bewegung vor allem aus dem Glenohumeralgelenk: Der Oberarmkopf rollt und gleitet in der kleinen Pfanne, während das Schulterblatt noch relativ ruhig am Brustkorb liegt. Danach bewegt es sich mit, es gleitet am Brustkorb entlang und dreht sich in eine Aufwärtsrotation, damit der Arm weiter nach oben gelangen kann, ohne dass es vorn oben beim Schulterdach eng wird. Für die letzten Grade kommt noch eine Extension aus der Brustwirbelsäule dazu.

Arm und Schultergürtel teilen sich die Arbeit ungefähr im Verhältnis zwei zu eins. Beispiel: Bei einer 60-Grad-Abduktion entstehen etwa 40 Grad im Glenohumeralgelenk und 20 Grad über die Schultergürtel-Bewegung, also über die *Scapula*. Ohne *Scapula*-Bewegung wäre bei vielen Menschen schon bei circa 100 bis 110 Grad Schluss.

Teamwork des Schultergelenks

Eine volle Armbewegung kommt also nie nur aus dem Schultergelenk. Es ist immer Teamarbeit aus Glenohumeralgelenk, *Scapula* am Brustkorb und Brustwirbelsäule. Und genau deshalb ist die Empfehlung »Schultern immer runter« falsch: Wenn die *Scapula* beim Armheben nicht mitgehen darf, fehlt der Platz und die Bewegung wird schwerer.

TESTE DEINEN BEWEGUNGSSPIELRAUM

Für eine freie Armbewegung reicht es nicht, dass die *Scapula* mitgeht. Auch der Oberarmknochen *(Humerus)* dreht beim Heben automatisch leicht nach außen. In Innenrotation sind sich die Knochen schneller im Weg und es wird vorn oben enger.

Stelle dich aufrecht hin. Drehe einen Arm ganz nach innen (der Daumen zeigt nach hinten) und hebe den Arm seitlich in einer Abduktion an. Wie weit kommst du? Vielleicht nicht mal bis zur Horizontalen.

Drehe ihn nun ganz nach außen und komm wieder, soweit es geht, in die Abduktion. Fühlt es sich freier an und kommst du weiter nach oben?

Das bedeutet im Yoga, dass eine sanfte Außenrotation beim Armheben Platz schaffen und die Bewegung oft leichter machen kann.

Störungen des skapulothorakalen Rhythmus

Typische Faktoren, die den skapulothorakalen Rhythmus stören, sind ein runder Brustkorb, wenig Beweglichkeit in der Brustwirbelsäule, ein kurzer, fester *Pectoralis minor* oder zu wenig Aktivität aus *Serratus*- und unterem Trapezmuskel.

Darum ist es hilfreich, den Brustkorb beweglich zu halten, besonders den *Serratus*- und Trapezmuskel zu kräftigen, und beim Armheben eine *Scapula*-Bewegung zu erlauben.

Wenn der mediale Rand der *Scapula* sichtbar vom Brustkorb absteht, nennt man das *Scapula alata*, also Engelsflügel. Das passiert häufig, wenn der *Serratus* und die Schulterblatt-Koordination nicht sauber greifen. In Stützvarianten erhöht das die Belastung im Schultergelenk.

Die Rotatorenmanschette in Chaturanga

In Chaturanga geht es nicht nur um Brust und Trizeps. Die Muskelschlingen fixieren das Schulterblatt am Brustkorb und die Rotatorenmanschette zentriert den *Humerus*kopf fein in der kleinen Pfanne, sie arbeitet isometrisch und stabilisiert das glenohumerale Gelenk, während die oberflächlichen Muskeln exzentrisch loslassen. Das macht die Bewegung kontrollierter und schützt den Raum unter dem Schulterdach.

CHATURANGA-CHECK

Wenn möglich, filme dich kurz von oben selbst oder lasse jemanden zuschauen, während du Chaturanga übst (siehe Seite 218). Mache zwei bis drei Wiederholungen und achte darauf, was deine Schulterblätter machen. Dann übe die leichtere Version mit den Knien auf dem Boden abgelegt.

Halte ganz bewusst deinen Rumpf stabil, die Schulterblätter sind breit. Drücke dich vom Boden weg. Und dann senke dich nur so weit ab, wie du stabil bleibst. Wenn es immer noch schwer ist, lohnt es sich, ein Trizeps-, Rumpf- und *Serratus*-Training konsequent einzubauen und Modifikationen zu nutzen.

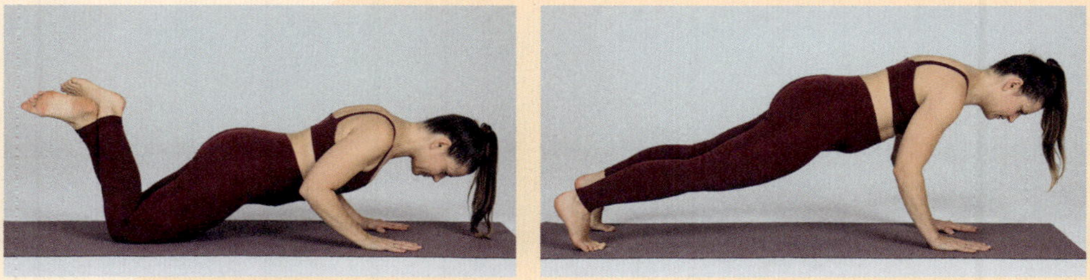

Beobachte in verschiedenen Chaturanga-Versionen deine Schulterblätter. Bleiben sie am Thorax *oder hast du Engelsflügel?*

Beschwerdebilder

Schulterthemen sind im Yoga häufig, weil wir unsere Schultern ganz anders als im Alltag fordern: mit viel Stützkraft und über Kopf. Dabei fehlt manchmal die Kraft oder die Stabilität des Schulterblatts am *Thorax*.

SUBAKROMIALES IMPINGEMENT

Wenn unter dem Schulterdach zu wenig Platz ist oder das Gewebe dort gereizt ist, fühlt sich das Heben des Arms schnell »eng« an. Oft ist das Zusammenspiel aus Schulterblatt, Oberarm, Brustkorb und Dosierung aus der Balance.

Besteht ein Engpass lange und es treten immer wieder Reizungen auf, kann das die Sehnen der Rotatorenmanschette empfindlicher machen und in manchen Fällen schädigen. Genau deshalb lohnt sich Prävention: Eine gute Schulterblattkontrolle,

Beweglichkeit im Brustkorb und eine kluge Dosierung schaffen früh wieder Raum, bevor sich das Muster festsetzt. So fühlt sich das oft an:

- als einschießender, scharfer Schmerz tief vorne außen an der Schulter
- manchmal ausstrahlend in den Oberarm
- als Schweregefühl oder Kraftlosigkeit beim Armheben
- typischerweise als *Painful arc* zwischen circa 60 und 120 Grad Abduktion

WAS DU BEI IMPINGEMENT- SCHMERZEN TUN KANNST

Dos	Don'ts
• in kleinerem Bewegungsausmaß trainieren, gern auch pendeln • Brustkorb beweglich halten, besonders durch Extension und Rotation • beim Armheben mit sanfter Außenrotation arbeiten • das Schulterblatt stärker kontrollieren, vor allem *Serratus* und die hintere Kette	• wiederholt in den stechenden Schmerz hineintrainieren • Arme lange über den Kopf halten (wenn es vorn oben klemmt, lieber kleinere Bewegungen machen) • Schultern fest nach unten drücken, während die Arme gehoben werden

Yoga bei subakromialen oder Impingement-Beschwerden

Eine klug angepasste Praxis kann gereiztes Gewebe beruhigen, die Schulter entlasten und dir Schritt für Schritt wieder mehr Vertrauen in die Bewegung geben. Wichtig ist dabei, schmerzauslösende Bewegungen zunächst eher zu vermeiden. Hilfreich ist oft der Fokus auf eine beweglichere Brustwirbelsäule, mehr Kraft in der hinteren Kette und mehr Länge vorn im Brustbereich, damit sich rund um die Schulter wieder eine gute muskuläre Balance entwickeln kann.

ÜBERBELASTUNG UND YOGASCHULTER

Eine »Yogaschulter« ist weniger eine klare Diagnose, mehr ein typisches Belastungsmuster: zu viel Last vorn, zu wenig Kontrolle hinten. Die Beschwerden treten oft nach vielen Chaturangas, Planks, Armbalancen oder Über-Kopf-Sequenzen auf, besonders wenn die *Scapula* abhebt oder der Oberarmkopf nach vorn zieht.

Und ja: In vielen Fällen ist die Yogaschulter sehr nah verwandt mit subakromialem Schmerz, manchmal inklusive gereizter Bizepssehne vorn. Sie ist sozusagen die »Yoga-Version« davon. So fühlt sich das oft an:

- Druck oder Ziehen vorn an der Schulter
- Empfindlichkeit beim Aufstützen und Absenken, manchmal später am Abend oder nachts nach Belastung

WAS DU BEI SCHULTERBESCHWERDEN TUN KANNST

Dos	Don'ts
• Tempo herausnehmen • Modifikationen nutzen • *Serratus*muskel und Rotatorenmanschette fein aufbauen	• tiefer in die Übung gehen, als du stabil halten kannst • Schulterblätter zusammenklemmen (das nimmt meist Stabilität und Raum)

FROZEN SHOULDER ODER ADHÄSIVE KAPSULITIS

Bei der Frozen Shoulder wird nicht nur die Muskulatur »fest«, sondern die Gelenkkapsel selbst wird steif. Das Besondere: Der Arm ist nicht nur aktiv schwer zu bewegen, sondern auch passiv deutlich eingeschränkt. Typisch ist ein Verlauf in Phasen: Erst tritt der Schmerz auf (oft nachts), dann zunehmende Steifigkeit. Viele Betroffene sind meist zwischen 40 und 60 Jahre alt. Risikofaktoren sind zum Beispiel Diabetes oder Schilddrüsenthemen. Frauen leiden etwas häufiger unter der Frozen Shoulder, oft in der Lebensphase der Menopause. So fühlt sich das oft an:

- tiefes, zerrendes oder stechendes Gefühl flächig an der Schulter
- in der akuten Phase oft Nachtschmerz und großer Leidensdruck
- später weniger Schmerz, dafür deutliche Steifigkeit
- Beschwerden im Alltag (Jacke anziehen, BH schließen, etwas aus dem Schrank holen)

Yoga bei Frozen-Shoulder-Beschwerden

Eine Frozen Shoulder kann sehr frustrierend sein: Vieles zu den genauen Ursachen und auch dazu, was wirklich hilft, ist bis heute nicht ganz geklärt und die Heilung dauert oft lange. Gerade deshalb können im Yoga nicht nur sanfte, gut tolerierbare Bewegungen hilfreich sein, sondern auch Techniken, die Geduld, Akzeptanz und Selbstmitgefühl fördern und den Parasympathikus aktivieren.

WAS DU BEI STEIFEN GELENKKAPSELN TUN KANNST

Dos	Don'ts
• Schmerzgrenzen respektieren • sanft mobilisieren • Schulterblatt und Brustkorb beweglich halten • geduldig sein (Besserung braucht mehrere Monate bis Jahre)	• forciertes Dehnen über die klare Schmerzgrenze hinaus • aggressives »Aufreißen« (verschlechtert oft den Verlauf) • Üben ohne medizinische Abklärung

Asanas und Übungen für die Schultern

Diese Sequenz kombiniert drei Dinge, die in der Schulter fast immer zusammengehören: vorn Platz schaffen (besonders über den *Pectoralis minor*) und hinten stabil führen (durch *Serratus anterior*, *Trapezius*, Rhomboiden) sowie in der Rotatorenmanschette. Du arbeitest gut organisiert: Der Nacken ist lang, der Brustkorb beweglich und die Schulterblätter sind stabil.

Kaktusarme-Flow

Mobilisation für Brustwirbelsäule und Schultergürtel: Du kombinierst eine Brustwirbelsäulen-Extension und -Flexion mit Schulterblattbewegung am *Thorax*. Es geht also um Aufrichtung und Weite. Diese Übung hilft besonders, wenn du eine Tendenz zur Protraktion hast, also die Schulter nach vorn kippt und der Brustkorb »einsinkt«. Ziel: Der Brustkorb hebt und das Schulterblatt bleibt breit, ohne dass der Nacken übernimmt. Du kannst diesen Flow in verschiedenen Asanas einbauen, zum Beispiel im Fersensitz, Ausfallschritt oder einfach im Stand.

1. Richte deine Wirbelsäule auf, die Rippen befinden sich über dem Becken, der Nacken ist lang. Die Ellenbogen bilden einen Winkel von etwa 90 Grad.
2. Beim Einatmen gleitet das Brustbein weich nach vorn oben, die Schulterblätter bleiben breit. Öffne die Unterarme nur so weit, wie dein Nacken weich bleibt.
3. Beim Ausatmen runde den Brustkorb, so als würdest du den Raum hinten zwischen den Schulterblättern weit machen. Bringe die Unterarme Richtung Mitte oder umarme dich mit ganz viel Liebe. Wiederhole acht- bis zehnmal im Atemrhythmus.

Hinweis: Vermeide ein Hohlkreuz und halte den Nacken lang.

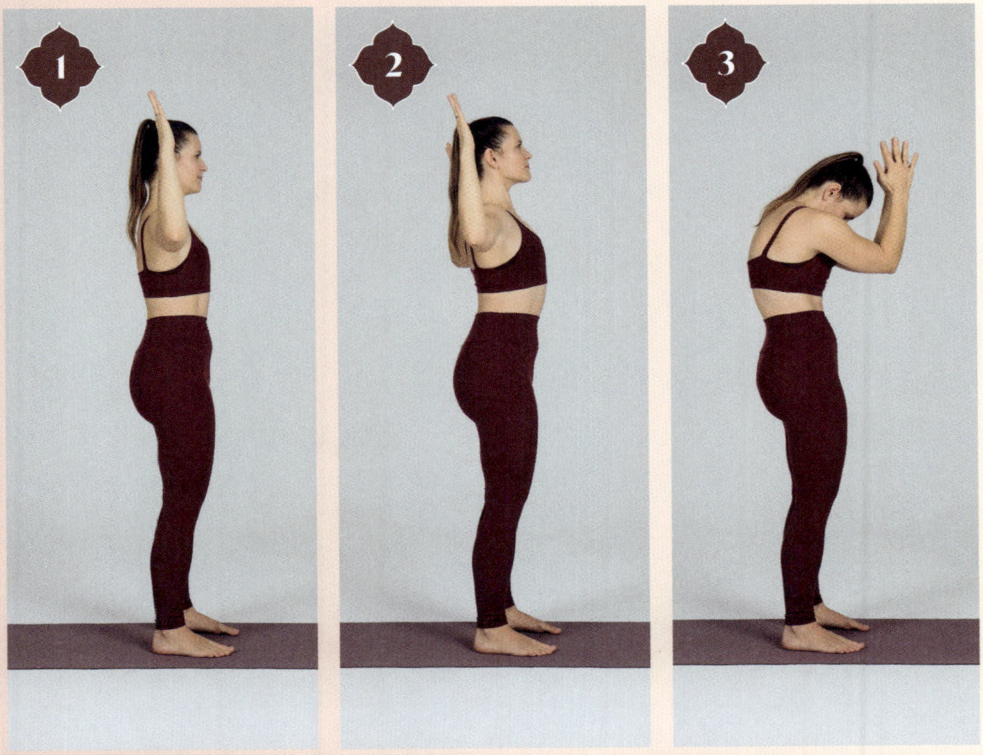

Triggerpunkte im oberen Trapez lösen

Wenn Schultern und Nacken ständig hochgezogen sind, arbeiten der obere *Trapezius* und oft auch der *Levator scapulae* wie im Dauereinsatz. Der Schultergürtel bleibt dann in Elevation und genau das kann Kopfdruck, Nackensteifigkeit und dieses verspannte Gefühl im Schulter-Nacken-Bereich mit antreiben. Ziel ist, den Tonus zu senken, damit sich die *Scapula* wieder natürlicher nach unten und leicht nach hinten organisieren kann: mehr Depression und eine feine Retraktion.

1. Setze dich aufrecht hin. Greife den oberen Trapezmuskel zwischen Daumen und Zeigefinger wie mit einer Pinzette. Du kannst entweder global lösen oder gezielt nach Triggerpunkten Ausschau halten: Suche zuerst die »Straße« (den Muskelzug) und dann eine »Hausnummer« (ein Punkt, der deutlich spürbar ist). Übe 30 bis 60 Sekunden einen ruhigen, tolerierbaren Druck aus.
2. Mache dazu Mikrobewegungen: Hebe oder senke die Schulter sanft an oder neige den Kopf leicht zur Gegenseite.

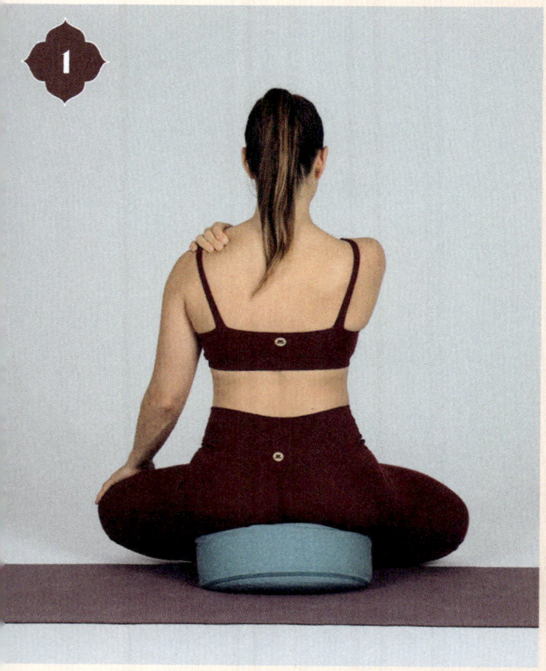

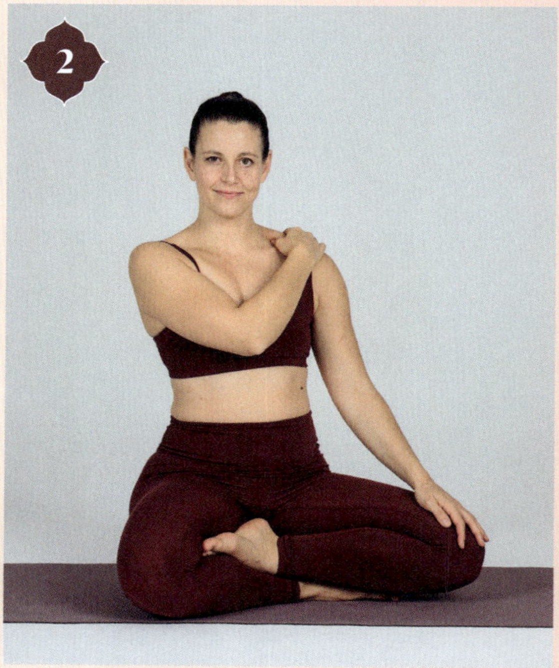

Pectoralis minor mit Ball lösen

Der *Pectoralis minor* zieht das Schulterblatt nach vorne unten (Protraktion und Kippung nach vorn). Wenn er fest ist, wird der Raum unter dem *Acromion* oft kleiner, und die Schulter fühlt sich schneller eng an. Ziel: vorn Platz schaffen, damit das Schulterblatt wieder besser auf dem Brustkorb sitzt und die Rotatorenmanschette auch sauber zentrieren kann.

Wähle eine Position an der Wand oder am Boden, gern mit einem Block, sodass du dosiert Druck geben kannst. Platziere einen Ball knapp unterhalb des Schlüsselbeins, eher seitlich zur Schulter hin. Lasse dein Gewicht langsam einsinken. Atme ruhig. Bleibe 30 bis 60 Sekunden auf einem Punkt oder rolle minimal.

Hinweise:

- Arbeite nicht so fest, dass du den Atem anhältst. Bei Rippen-Empfindlichkeit passe die Übung an, gerne an der Wand.
- Um auch hinten den Bereich zwischen den Schulterblättern zu lösen, lege dich auf zwei Tennisbälle zwischen den Schulterblättern (zwischen Wirbelsäule und innerer Schulterblattkante, aber nicht auf den Knochen). Bleibe 20 bis 40 Sekunden pro Punkt, dann mache kleine Armbewegungen.

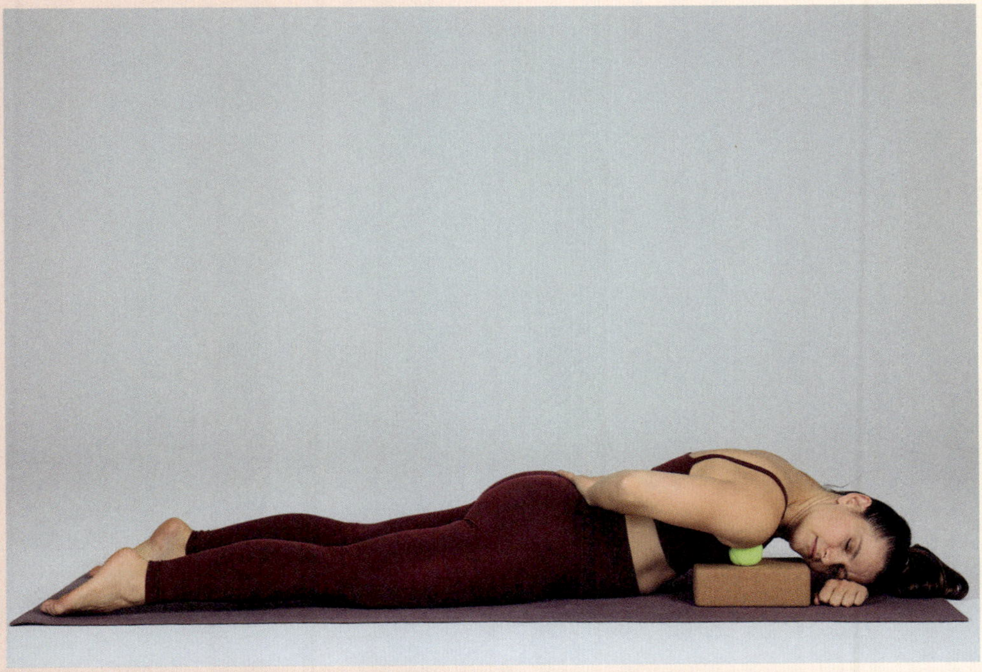

Adler-Arme (Garudasana-Arme)

Dehnung für die Region zwischen den Schulterblättern (Rhomboiden, mittlerer *Trapezius*, hintere Schulterkapsel je nach Variante) und ein Reset für die *Scapula*-Position hilft besonders bei Flachrücken-Tendenz. Ziel ist Weite im oberen Rücken und weniger Zug im Nacken.

1. Kreuze die Arme auf Schulterhöhe, beuge die Ellenbogen, lege die Hände aneinander oder verhake sie.
2. Hebe die Ellenbogen leicht an, sodass der Zug hinten spürbar wird, die Schulterblätter bleiben breit.
3. Öffne dann deine Arme nach vorn, damit du Platz für deinen Kopf hast. Lasse den Kopf in eine Flexion sinken und drehe ihn ganz sanft. Spüre die Dehnung.

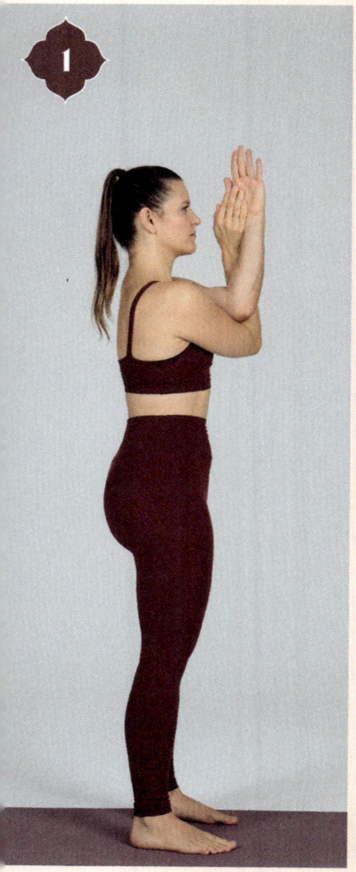

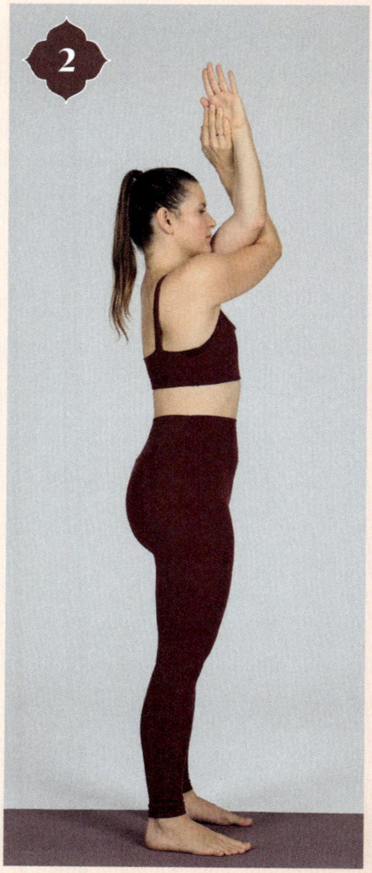

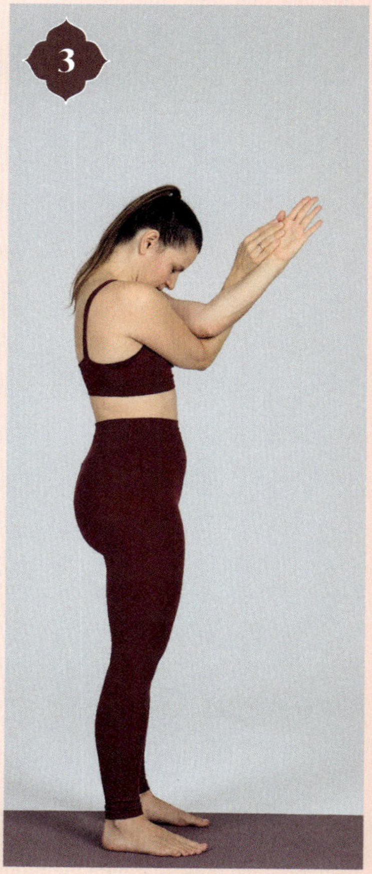

Armtraining in AWUTIY

Differenziertes Krafttraining für Schulterblattkontrolle und -haltung bedeutet: Der *Serratus anterior* hält dein Schulterblatt stabil am Brustkorb, der mittlere und untere *Trapezius* organisieren Retraktion und Depression, die Rhomboiden geben Kontrolle, und die Rotatorenmanschette zentriert den Oberarmkopf. Ganz praktisch heißt das: Du kannst die Arme bewegen und Kraft aufbauen, ohne dass die Schultern hochziehen oder der Kopf nach vorn schiebt. Wähle deine Ausgangsstellung:

1. Du kannst diese Schulterblatt-Kontrolle in verschiedenen nach vorn geneigten Ausgangsstellungen üben, zum Beispiel im Ausfallschritt.
2. Eine andere Option ist die Position der Heuschrecke respektive Superhuman.

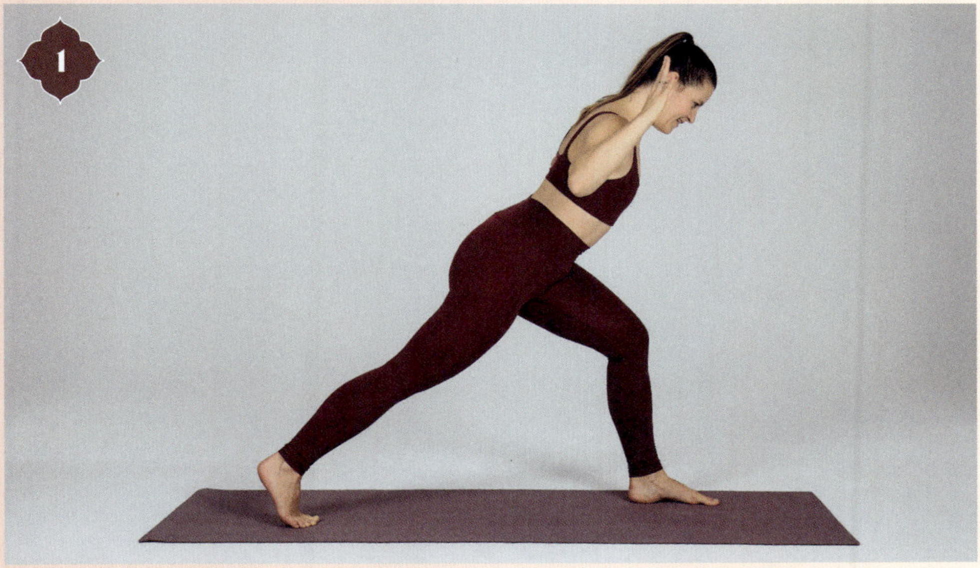

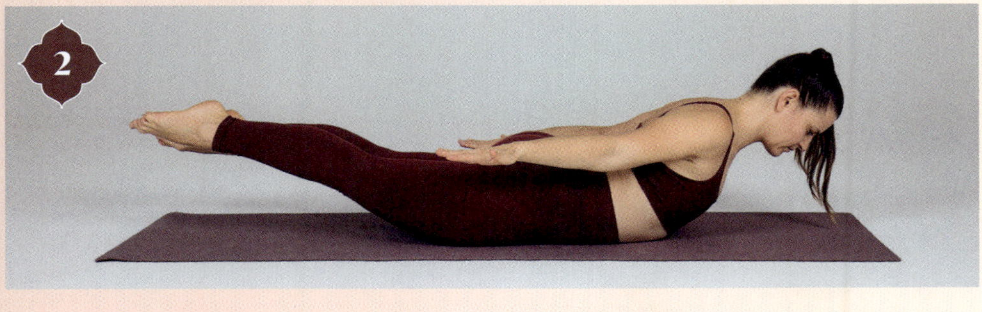

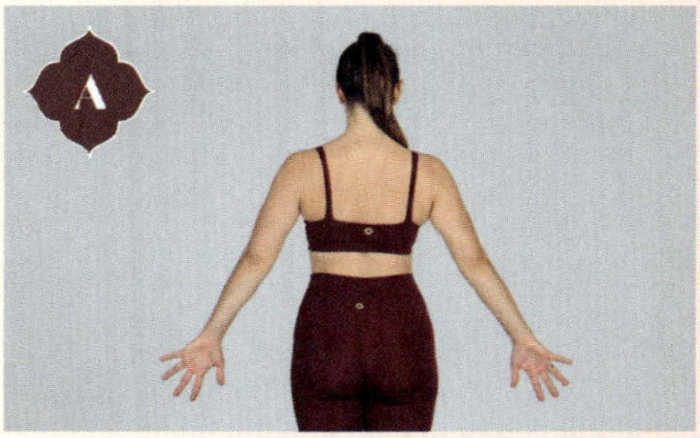

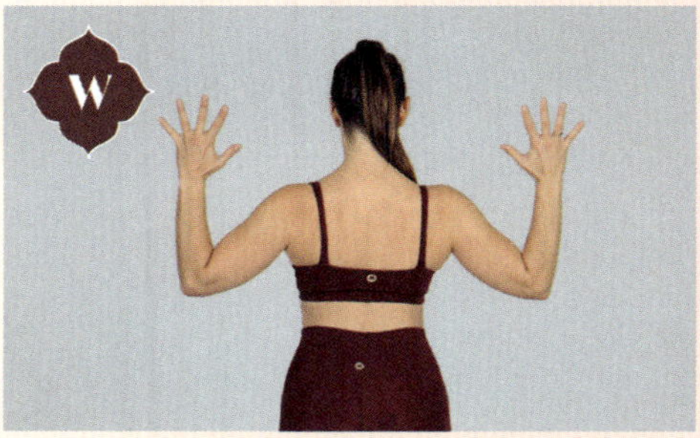

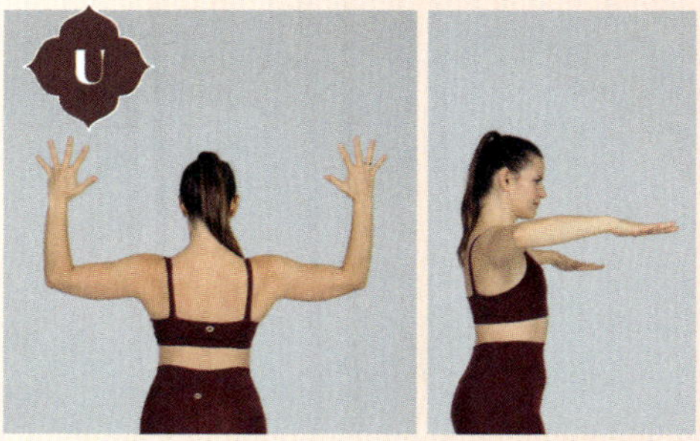

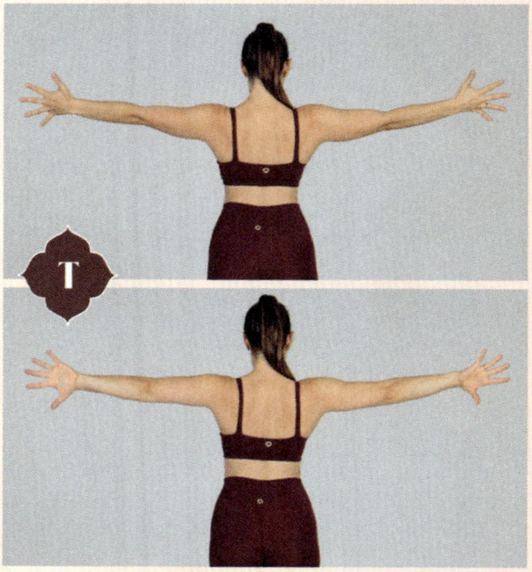

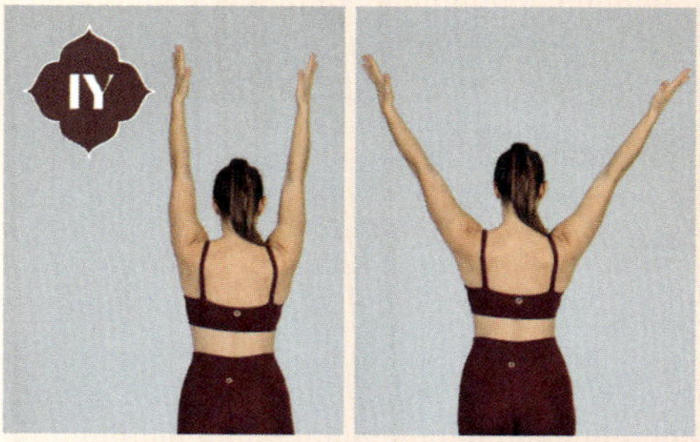

Armpositionen: A-W-U-T-I-Y

Wähle eine Ausgangsstellung wie die Heuschrecke oder den nach vorne gelehnten Ausfallschritt. Und bewege deine Arme in folgende Positionen:

A: *Die Arme befinden sich in einer leichten Abduktion, die Schulterblätter bleiben breit und stabil. Hier arbeiten die Schulterstrecker (Trizeps, Latissimus dorsi, Deltamuskel) und die Muskeln zwischen den Schulterblättern (Rhomboiden, mittlerer Trapez).*

W: *Die Ellenbogen sind nah am Körper, die Schulterblätter bewegen sich nach hinten unten (Retraktion und Depression), ohne zu klemmen. Hier liegt der Fokus auf dem Serratus anterior.*

U: *Der Fokus liegt auf Außenrotation im Oberarm (Rotatorenmanschette), der Schulterkopf bleibt zentriert.*

T: *Die Arme sind seitlich ausgestreckt, die Schlüsselbeine weit. Der mittlere Rücken arbeitet (Rhomboiden, mittlerer Trapez).*

I oder Y: *Die Arme sind gerade oder leicht schräg nach oben gestreckt, der Fokus liegt auf dem unteren Trapez, die Schultern bleiben weg von den Ohren.*

Hinweis: Finde den Wechsel zwischen zwei Buchstaben oder bleibe in einer Position. T und W ist eine effiziente Kombination, ebenso Y und W. A oder U eigen sich gut, um im Atemrhythmus sanft hineinzuwippen.

Trizeps-Liegestütz

Dieser Kraftaufbau ist für den Trizeps (Ellenbogen-Extension), aber auch für deinen Rumpf und deinen *Serratus* geeignet. Das ist deine Vorbereitung fürs kontrollierte Absenken Richtung Chaturanga: Die Ellenbogen bleiben nah am Körper, der Schulterkopf bleibt zentriert, das Schulterblatt stabil und breit am Brustkorb.

1. Stütze dich mit Knien und Händen auf den Boden. Alternativ wähle eine erhöhte Variante (lege die Hände auf Blöcke, Stuhl oder Tisch). Die Hände befinden sich unter den Schultern.
2. Die Ellenbogen bleiben eng am Körper. Senke dich langsam ab und drücke dich kontrolliert wieder hoch. Wiederhole sechs- bis zehnmal in zwei Runden.

Hinweis: Wenn die Handgelenke streiken, mache Fäuste oder nutze Blöcke. Vermeide es, im Hohlkreuz zu »hängen«.

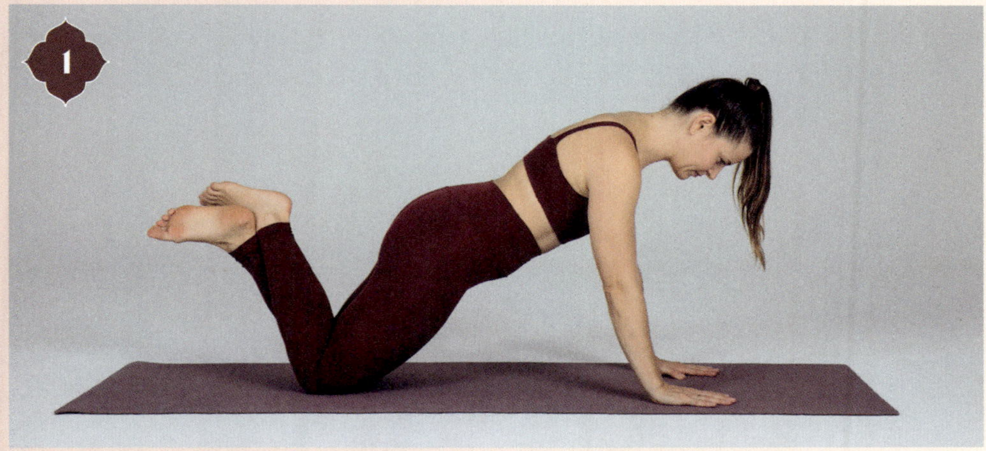

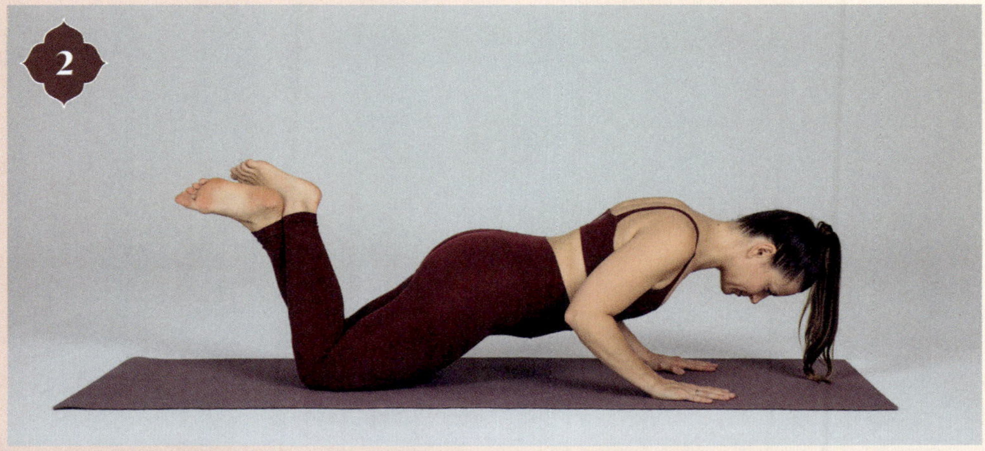

Shoulder-Flossing im Vierfüßlerstand

Shoulder-Flossing ist deine Basis für eine saubere Schulterblatt-Führung. Du übst Protraktion und Retraktion des Schultergürtels, während die Arme stabil bleiben. Hier arbeiten die Muskelschlingen deiner Schulter zusammen und besonders der *Serratus* wird gefordert: Du lernst, die Schulterblätter kontrolliert am Brustkorb zu führen, statt dich einfach in die Gelenke zu »hängen«. Das ist eine wichtige Vorbereitung auf dein Chaturanga.

1. Komme in den Vierfüßlerstand. Die Hände sind unter den Schultern, die Knie unter der Hüfte. Die Arme bleiben gestreckt, der Nacken ist lang.
2. Retraktion: Lasse die Schulterblätter sanft zueinandergleiten, ohne dass du in der Brust einsinkst. Das Brustbein bleibt lang.
3. Protraktion: Drücke den Boden aktiv weg, die Schulterblätter gleiten auseinander und werden breit. Spüre die Kraft unter den Achseln Richtung Rippen: Das ist dein *Serratus*.

Hinweis: Wiederhole langsam sechs- bis zehnmal. Dann halte einmal in der Protraktion drei bis fünf Atemzüge isometrisch, gern in der Babyplank (Seite 156).

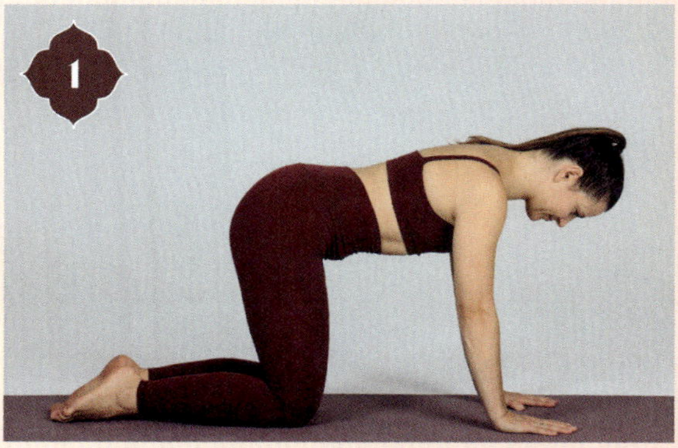

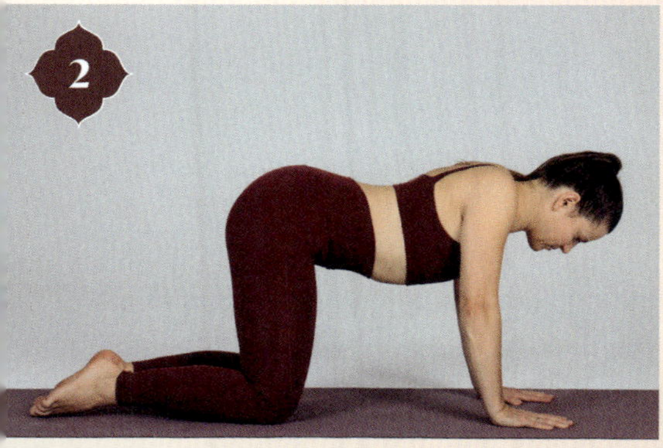

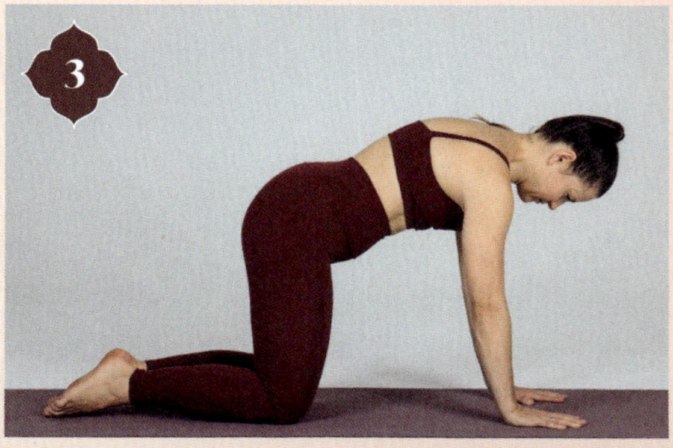

Shoulder-Flossing in der Plank (Phalakasana)

1. Nimm die Plank-Position ein, gern zuerst mit den Knien am Boden. Die Hände sind unter den Schultern, die Arme lang, dein Rumpf aktiv und der Nacken in Verlängerung der Wirbelsäule.
2. Lasse die Schulterblätter kontrolliert etwas zueinanderkommen, ohne in der Brust oder im unteren Rücken einzusinken.
3. Drücke dann den Boden kraftvoll von dir weg, sodass die Schulterblätter wieder breit werden. Spüre, wie sich die Kraft unter den Achseln und entlang der Rippen aufbaut.

Hinweis: Wiederhole die Bewegung langsam sechs- bis zehnmal. Halte danach einmal in der aktiven Plank mit breiten Schulterblättern für drei bis fünf Atemzüge.

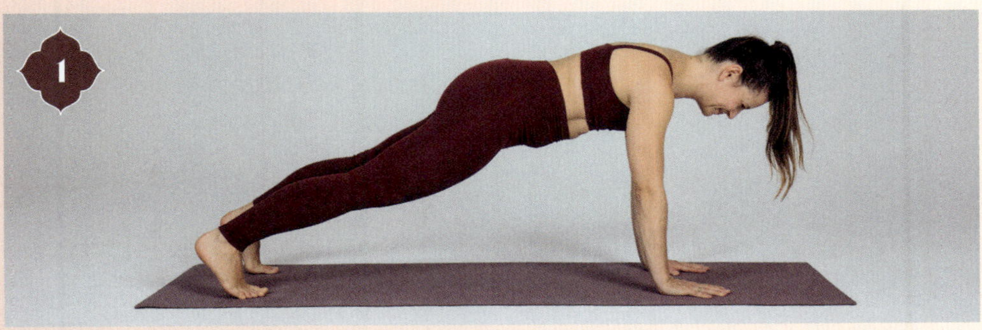

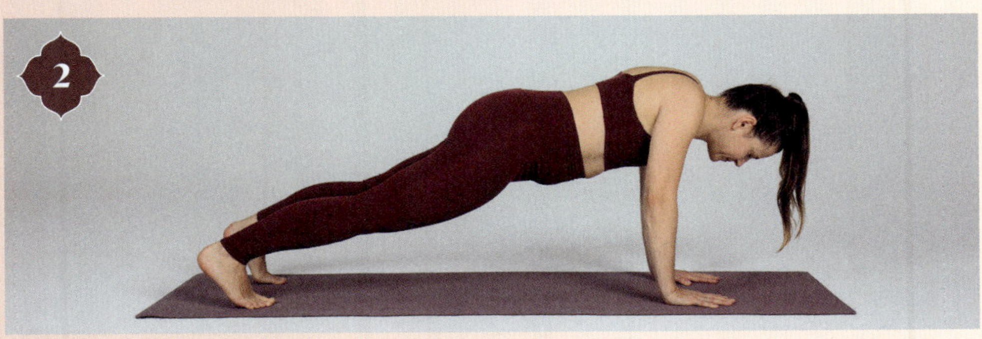

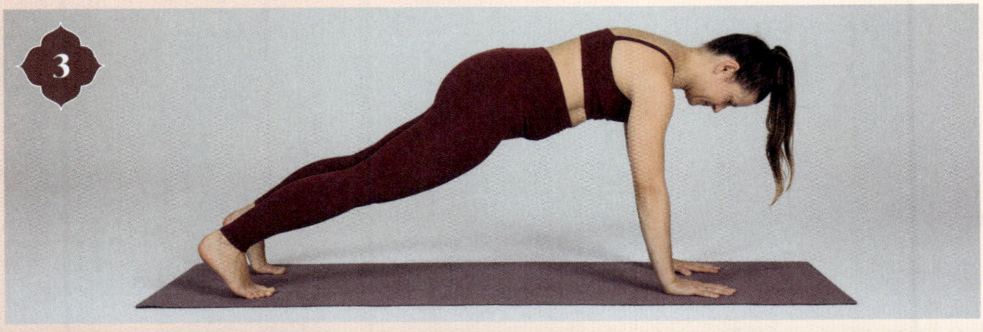

Shoulder-Flossing im Brett (Chaturanga)

Chaturanga ist eine fortgeschrittene Asana, die drei Dinge gleichzeitig fordert:

- **eine am *Thorax* stabile *Scapula*** (besonders über den *Serratus*muskel)
- **einen Rumpf wie ein Brett** (nicht nur vorn, sondern rundherum)
- **exzentrische Kraft in den Armen** (vor allem von Trizeps, Brustmuskeln, *Latissimus dorsi* und *Deltoid*)

Die *Scapulae* bleiben breit am Brustkorb, ohne »abzuflügeln«. Der Boden wird aktiv weggedrückt, auch während des Absenkens. Für ein besseres Gelingen der Bretthaltung eignet sich das Training von Trizeps-Kraft (Liegestütz-Varianten Seite 215), Rumpfkraft (siehe Seiten 155 bis 165) und *Serratus*-Kraft (*Scapula*-Liegestütze oder Shoulder-Flossing zuerst im Vierfüßlerstand (Seite 216), dann in der Plank (Seite 217).

Du kannst das Flossing in jeder Phase von Chaturanga nutzen. Genau dort, wo deine Schwachstelle liegt.

1. Komme in Liegestützposition.
2. Senke nun deinen Körper langsam und kontrolliert ab, bis du fast den Boden berührst. Mache eine Mini-Pause und übe eine saubere Schulterblatt-Führung in deinem Schulterblatt-Liegestütz.

Hinweis: Vermeide es, die Schultern hochzuziehen oder die Schulterblätter »abzuflügeln«.

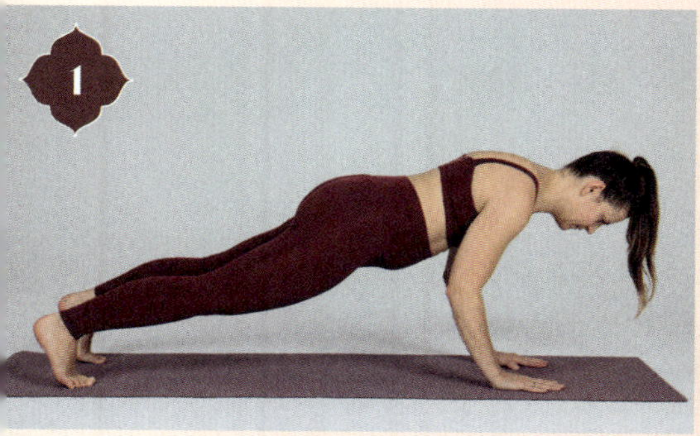

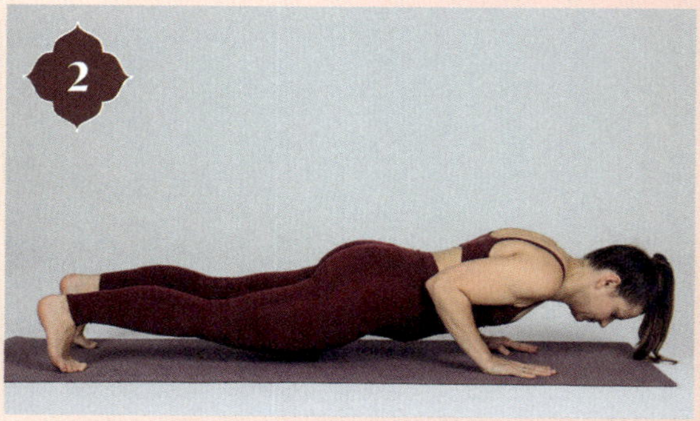

Fisch-Pose (Matsyasana)

Nach all den Stützkraft-Übungen darf deine Vorderseite wieder weich werden. Diese Haltung bringt deine Brustwirbelsäule in eine angenehme Extension, gibt Länge über Brust und Bauch und entlastet den Brustkorb inklusive *Pectoralis minor*. Ziel ist ein ruhiges Öffnen: Der Nacken ist lang, der Kiefer weich, der Atem weit.

Lege dich auf den Rücken. Platziere einen Block oder ein Bolster längs unter der Wirbelsäule, sodass Kopf und Nacken gut getragen sind. Senke die Schulterblätter seitlich ab und positioniere die Arme so, dass es sich vorn weit, aber nicht stechend anfühlt. Ein bis drei Minuten ruhig atmen.

Hinweis: Besonders bei Problemen mit der Halswirbelsäule unterstütze den Kopf wirklich gut.

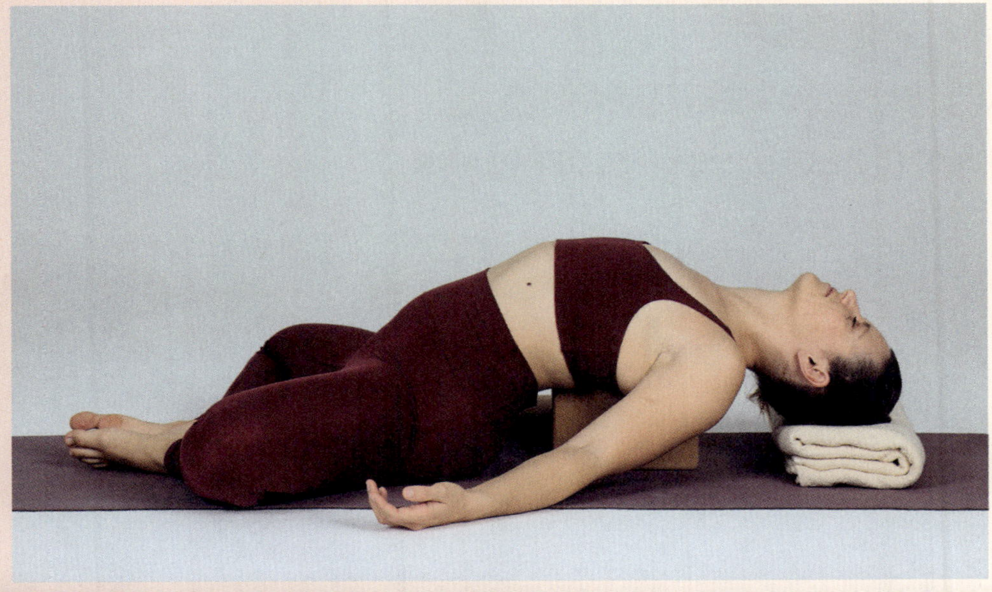

Anatomie-Yoga-Flow für die Schultern

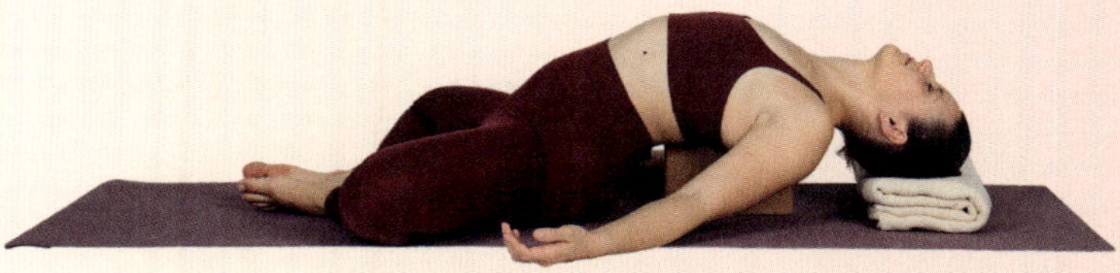

9. FISCH-POSE
(Seite 219)

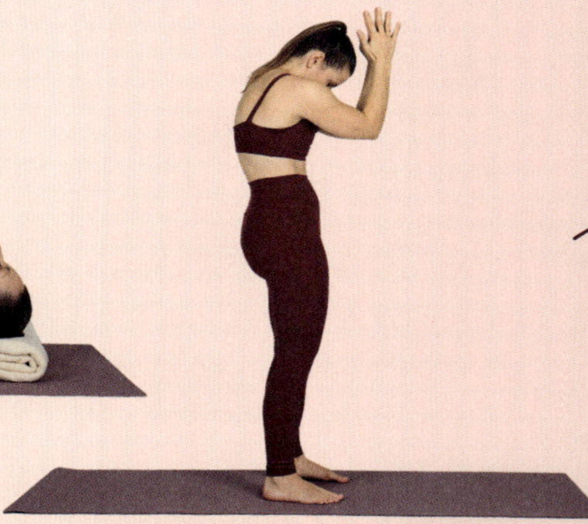

1. KAKTUSARME-FLOW
(Seite 209)

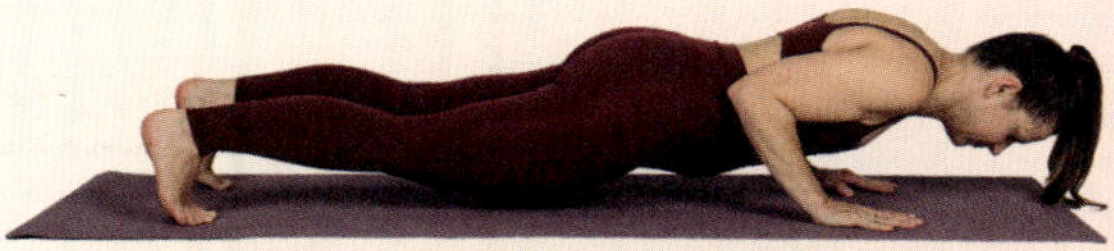

8. SHOULDERFLOSSING IM BRETT
(Seite 218)

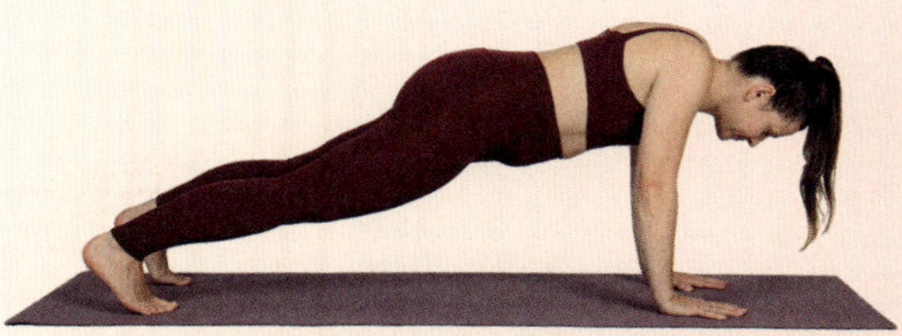

7. SHOULDER-FLOSSING IN DER PLANK
(Seite 217)

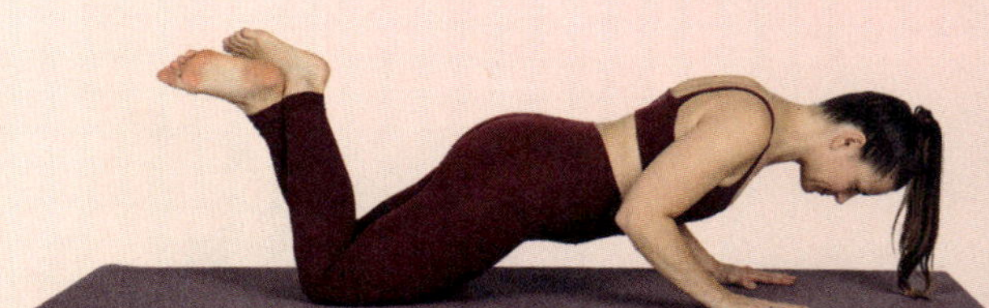

6. TRIZEPS-LIEGESTÜTZ
(Seite 215)

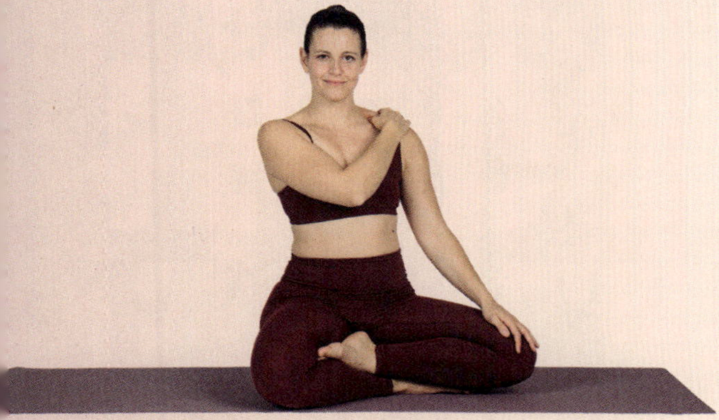

2. TRIGGERPUNKTE IM OBEREN TRAPEZ LÖSEN

(Seite 210)

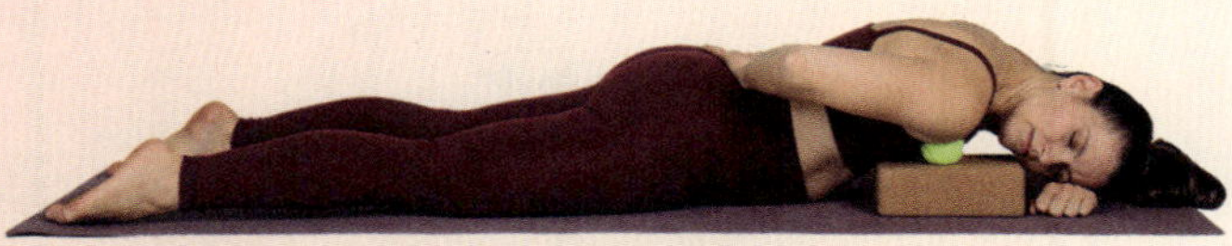

3. *PECTORALIS MINOR* MIT BALL LÖSEN

(Seite 211)

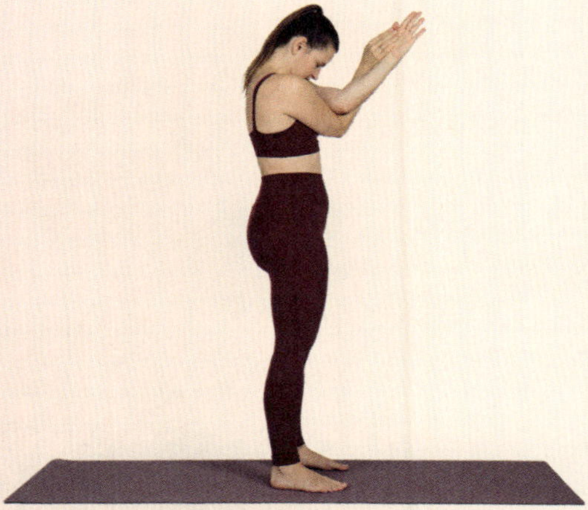

4. ADLER-ARME

(Seite 212)

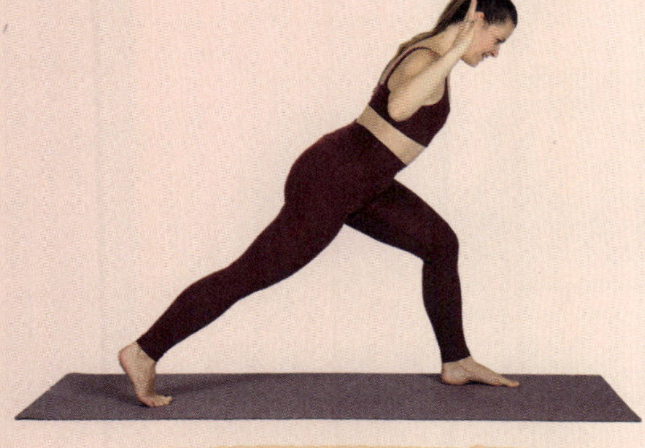

5. ARMTRAINING IN AWUTIY

(Seite 213)

ELLENBOGEN UND HÄNDE

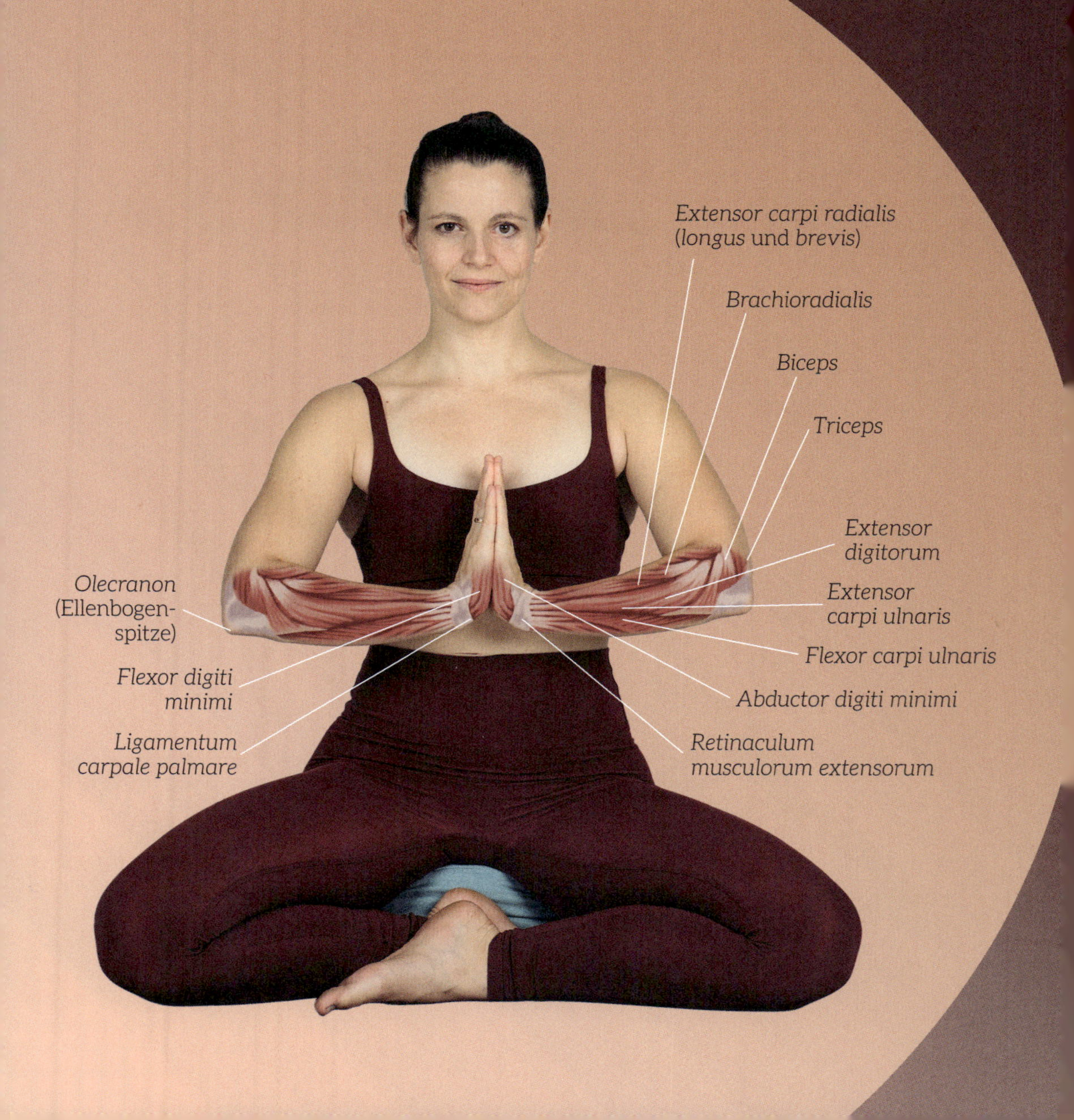

STABILITÄT IN STÜTZPOSITIONEN

Unsere Hände sind kleine Wunder. Denn wir können damit so vieles geben, nehmen, erschaffen, halten und so unglaublich fein bewegen und wahrnehmen.

Bevor wir uns anschauen, wie du deine Hände kraftvoll auf der Matte einsetzt, lohnt sich ein kurzer Blick auf die Strukturen, die all das überhaupt möglich machen. Denn Ellenbogen und Hände wirken in Stützpositionen als ein fein abgestimmtes Team: Knochen geben die Form, Gelenke schaffen Bewegungsfreiheit, Muskeln sorgen für Kraft und die Nerven leiten alle Informationen hin und her.

Anatomie der Hände und Ellenbogen

Verglichen mit dem Fuß sind die Handwurzelknochen sehr fein gebaut. Sie sind nicht dafür gemacht, dauerhaft viel Gewicht zu tragen, sondern vor allem für Präzision, Feinmotorik und Griffkraft. Umso wichtiger ist eine gute, aktive muskuläre Stabilität, wenn wir unsere Hände im Yoga als Stützbasis nutzen. Ein weiteres zentrales Thema in diesem Kapitel sind die Nerven der Arme und Hände und wie du sie in der Yoga-Praxis sinnvoll berücksichtigen kannst.

KNOCHEN, GELENKE UND BEWEGUNGEN

Ellenbogen und Hand bilden gemeinsam ein fein abgestimmtes System aus Feinmotorik, Drehung und Lastverteilung. Für die Yoga-Praxis sind vor allem drei Bereiche relevant: Ellenbogengelenk, Drehgelenke der Unterarme und der Handgelenk-Komplex mit den Fingern als aktive Basis.

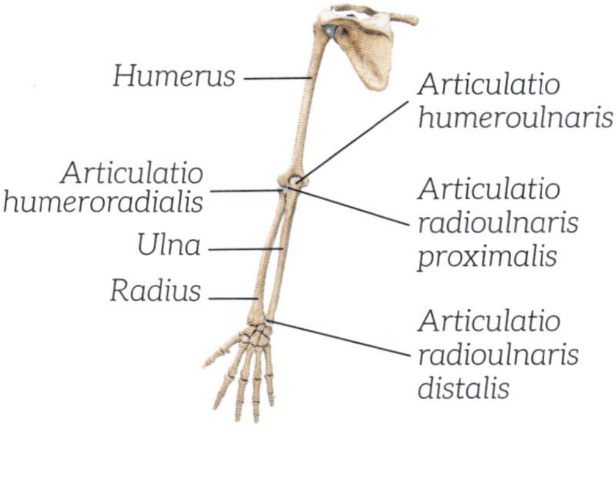

Hier siehst du die wichtigsten Knochen und Gelenkverbindungen.

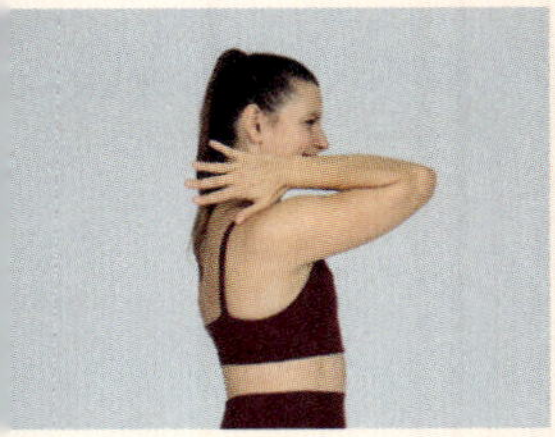

Flexion (Beugung)

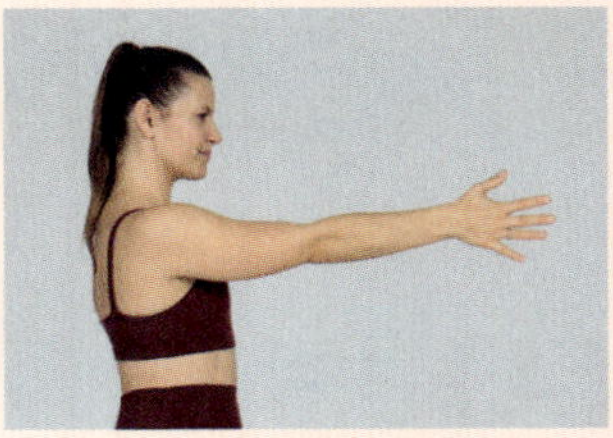

Extension (Streckung)

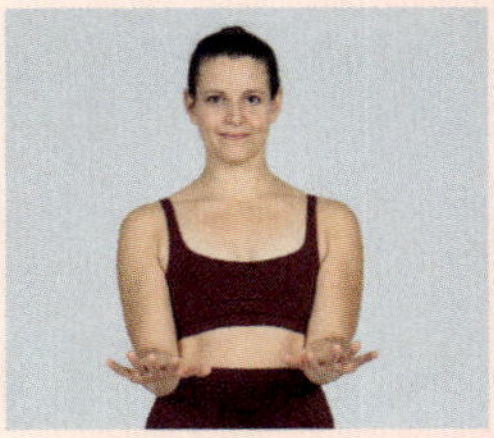

Pronation (Drehung nach innen)

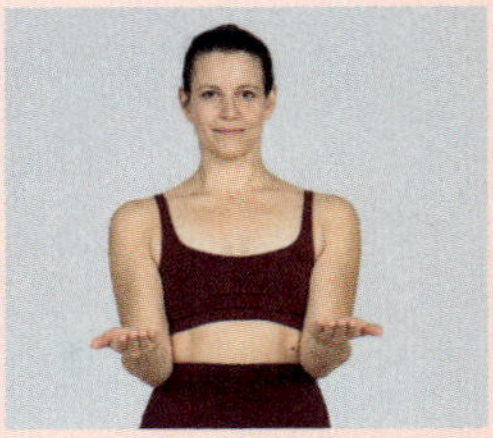

Supination (Drehung nach außen)

Die drei Gelenke des Ellenbogens

Der Ellenbogen besteht funktionell aus drei Teilgelenken:

- *Articulatio humeroulnaris* ermöglicht Beugung und Streckung.
- *Articulatio humeroradialis* unterstützt diese Bewegung.
- *Articulatio radioulnaris proximalis* ist Teil der Unterarmdrehung.

Der *Humerus* bildet oben das Schultergelenk und unten mit *Ulna* und *Radius* den Ellenbogen. Die *Ulna* führt als Scharnierknochen die Beuge-Streck-Bewegung. Der *Radius* rotiert um die *Ulna* und macht die Drehung des Unterarms möglich.

Die Hand

Anatomisch erinnert die Hand an den Fuß, nur sind ihre Strukturen viel feiner gebaut, weil sie vor allem greift und feinmotorisch arbeitet und nicht für Dauerlast ausgelegt ist. Im Handgelenk arbeiten mehrere Teilgelenke zusammen:

- *Articulatio radiocarpalis* (Hauptbewegung des Handgelenks)
- *Articulatio mediocarpalis* (feine Anpassung zwischen den Handwurzelreihen)
- *Articulatio radioulnaris distalis* (Pronation und Supination)

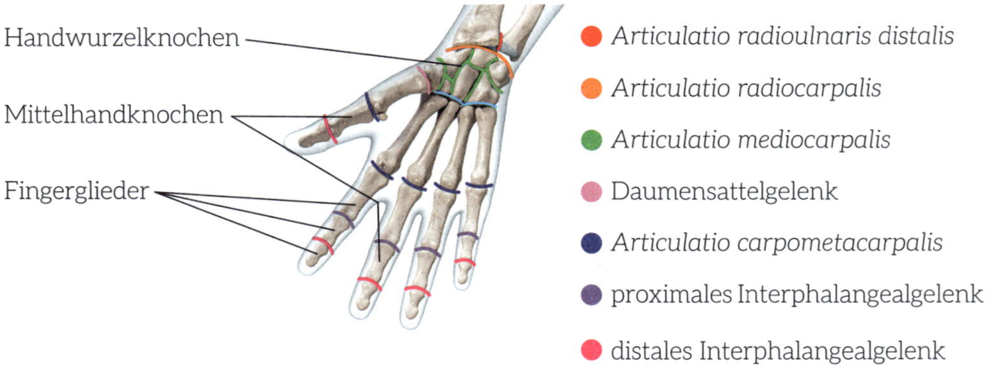

Die Hand besteht aus 27 Knochen.

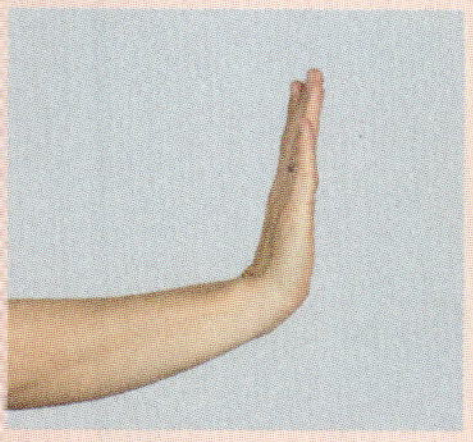

Dorsalextension

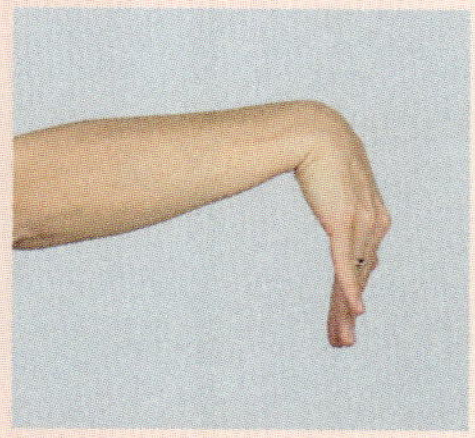

Palmarflexion

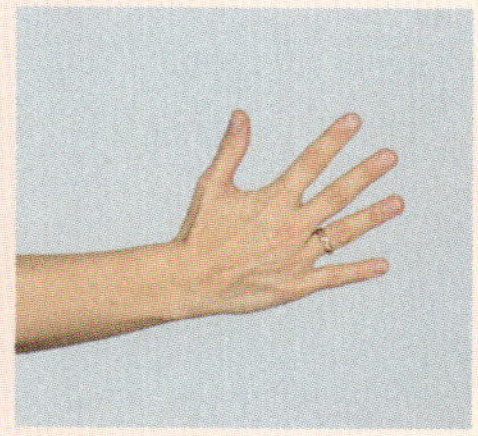

Radialduktion

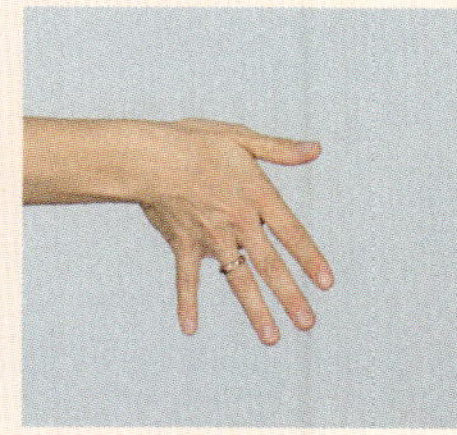

Ulnarduktion

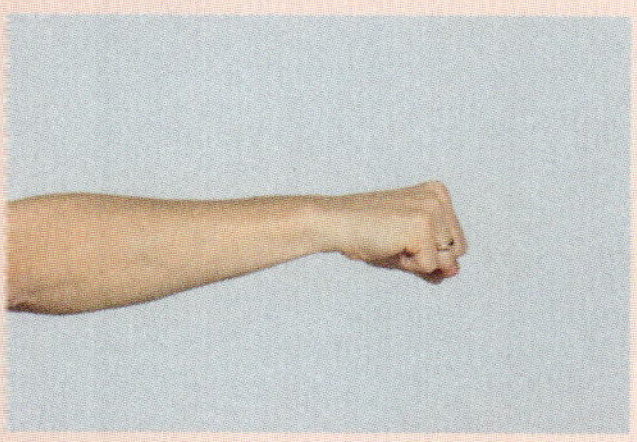

Faust

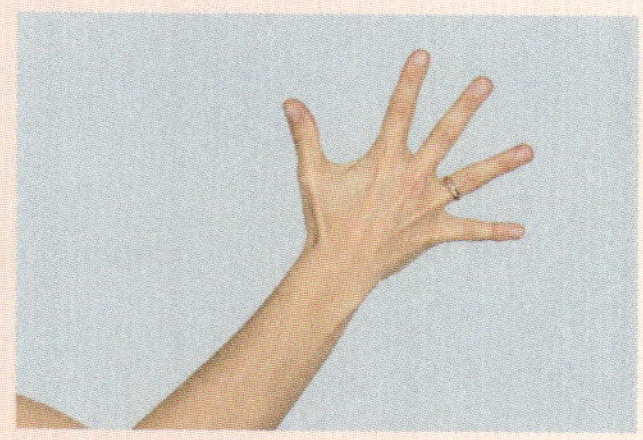

Abduktion

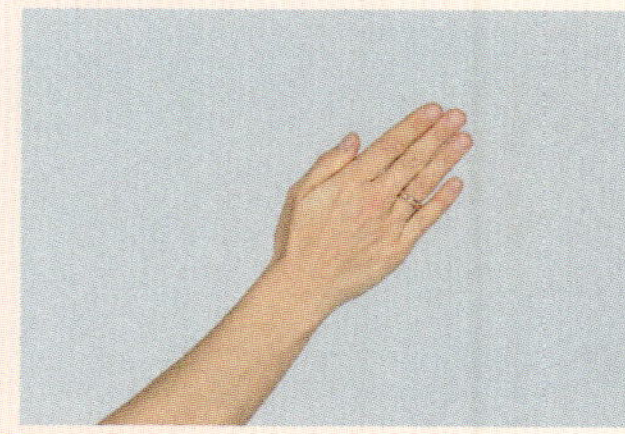

Adduktion

Auf der Kleinfingerseite des Handgelenks liegt ein wichtiger Stabilisator und Puffer für die Verbindung von Elle und Speiche. Dieser Knorpel-Band-Komplex heißt TFCC (triangulärer fibrokartilaginärer Komplex) und umfasst unter anderem den *Discus ulnocarpalis* und den *Meniscus ulnocarpalis*.

Insgesamt besteht die Hand aus 8 Handwurzelknochen, 5 Mittelhandknochen und 14 Fingergliedern. Die Finger ermöglichen Beugung, Streckung sowie Spreizen und Schließen. Der Daumen mit seiner Opposition, der Bewegung über die Handfläche, erlaubt präzises Greifen. In Stützhaltungen verteilen aktive Fingerkuppen Last. Sie entlasten das Handgelenk und verbessern die Balance.

MUSKULATUR FUNKTIONELL BETRACHTET

Damit deine Arme dich in Stützpositionen sicher tragen, arbeitet nicht ein einzelner Muskel, sondern eine ganze Kette als Team. Ob in der Plank-Haltung, im Herabschauenden Hund oder im Handstand: Die Stabilität beginnt im Rumpf und im Schultergürtel, wird im Ellenbogen geführt und verteilt sich bis in Finger und Hände.

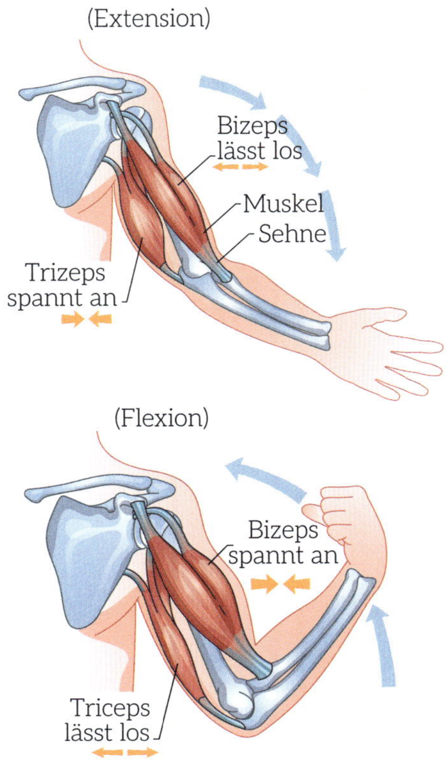

Der Bizeps und der Trizeps sind zwei der Hauptmuskeln um den Ellenbogen.

Beuger und Strecker des Ellenbogens

Im Yoga braucht der Ellenbogen in Stützpositionen vor allem eines: aktive Führung, um ein passives »Hineinhängen« in Kapseln und Bänder zu vermeiden.

- **Strecken und Tragen:** Der wichtigste Träger ist der *Triceps brachii.* Er bildet die Rückseite des Oberarms, hält den Ellenbogen aktiv in der Streckung und verhindert das Einsinken, wenn Gewicht auf den Händen landet. Unterstützt wird er vom *Anconeus*, der die Streckung fein mitführt.
- **Microbending und Kontrolle:** Für die feine Kontrolle in der Armachse braucht es die Beuger als Gegenspieler: *Biceps brachii, Brachialis* und *Brachioradialis*. Zusammen mit einer sanften Verschraubung im Arm helfen sie dir, die Streckung zu dosieren und eine lebendige Mikrobeuge zu halten, besonders wenn du zu Hyperextension neigst.

Drehung und Verschraubung des Unterarms

Die spiralige Spannung in deinen Armen entsteht nicht nur in der Schulter, sondern auch durch die Drehfähigkeit im Unterarm.

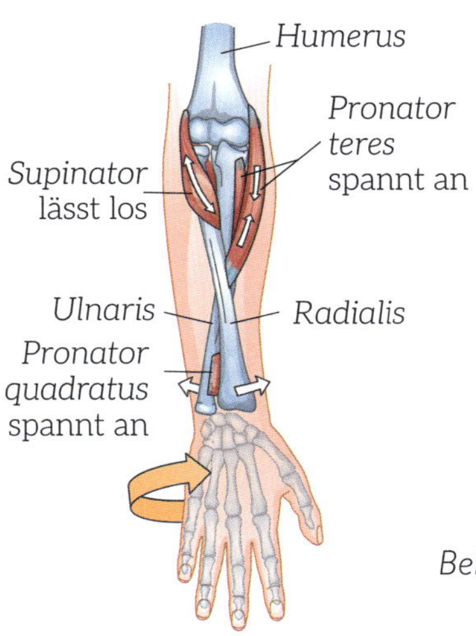

- ***Supination:*** *Supinator* und *Biceps brachii*
- ***Pronation:*** *Pronator teres* und *Pronator quadratus*

Diese Muskeln machen die feine Dosierung möglich, die du für eine stabile Armachse brauchst, besonders in Übergängen und in Balance auf den Händen.

Bei der Pronation überkreuzen sich Elle und Speiche.

Flexoren und Extensoren von Fingern und Handgelenk

Im Unterarm sitzen die Muskeln, die über lange Sehnen bis in Hand und Finger ziehen. Sie steuern sowohl Bewegung als auch die Belastbarkeit im Handgelenk.

- **Flexoren an der Innenseite:** Zum Beispiel *Flexor carpi radialis, Flexor carpi ulnaris, Flexor digitorum superficialis, Flexor digitorum profundus:* Sie beugen Handgelenk und Finger und verleihen die Kraft für Griff und Fingerarbeit.
- **Extensoren an der Außenseite:** Zum Beispiel *Extensor carpi radialis longus* und *brevis, Extensor carpi ulnaris, Extensor digitorum:* Sie strecken Handgelenk und Finger.

In der Plank- oder Hund-Position arbeiten Flexoren und Extensoren als Co-Kontraktion zusammen, damit das Handgelenk in belasteter Dorsalextension stabil bleibt und die Kraft nicht in passiven Strukturen landet.

Kleine Handmuskeln

Die intrinsische Handmuskulatur liegt in der Hohlhand und zwischen den Mittelhandknochen. Sie ist nicht für maximale Kraft gebaut, sondern für Ausdauer, Präzision und Lastverteilung in jeder Stützhaltung. Sie hilft dir:

- das Handgewölbe aktiv zu formen
- die Fingergrundgelenke zu stabilisieren
- über Fingerkuppen fein zu dosieren, wie viel Gewicht wohin geht

NERVEN IM ARM

Wenn ein peripherer Nerv unterwegs eingeengt wird oder in seinem Gleitweg weniger Bewegungsfreiheit hat, kann sich das als Kribbeln, Ziehen oder feine Sensibilitätsveränderungen zeigen. Oft treten diese Empfindungen in typischen Zonen der Hand auf. Engstellen sind der Austritt aus der Halswirbelsäule, die *Scaleni* (Seite 249), der *Pectoralis minor* (Seite 200), die Ellenbeuge und der Karpaltunnel.

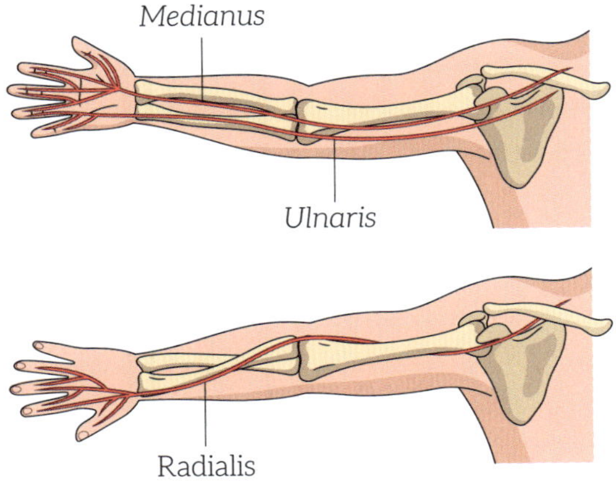

Der mediane, ulnare und radiale Nerv verlaufen vom Gehirn bis in die Fingerspitzen.

Die Nerven, die Arm und Hand versorgen, entspringen dem Gehirn und verlassen das Rückenmark im Bereich der Hals- und oberen Brustwirbelsäule als Spinalnerven. Sie verflechten sich im *Plexus brachialis* zu einem Nervengeflecht, aus dem drei große Leitbahnen entstehen – die drei peripheren Nerven des Arms.

Diese drei Nerven habe ich Mady, Ully und Raddy getauft. Ihre Aufgaben:

- **Mady – *Nervus medianus* – der Greif- und Präzisionsnerv:** Er versorgt viele kleine Handmuskeln sowie große Teile der Beugemuskulatur und die Pronatoren im Unterarm. Er ist zentral für Greifen, Daumenbewegungen und Feinmotorik. Er zieht durch den Karpaltunnel. Typische sensible Zone sind Daumen, Zeige- und Mittelfinger.
- **Ully – *Nervus ulnaris* – Nerv der Handkante:** Er versorgt viele der feinen Handmuskeln und ist wichtig für Fingerkoordination und Kraft an der Handkante. Er passiert das »Narrenbein« hinter dem Ellenbogen. Typische sensible Zone sind Ringfinger und Kleinfinger.
- **Raddy – *Nervus radialis* – Streck- und Stabilitätsnerv:** Er innerviert die Streckmuskeln von Ellenbogen, Handgelenk und Fingern. Beim Tennisellenbogen kann er sensibel mitreagieren. Typische sensible Zone sind Handrücken und Daumenseite.

Fokusthema: Arme und Hände in Stützhaltungen

Starke Hände beginnen im Rumpf und im Schultergürtel. Wenn sie gut tragen, kommt weniger Druck unten an und die Kraft kann sauber durch die Arme bis in die Finger fließen. In diesem Fokusthema schauen wir uns deshalb zwei Dinge an, die deine Stützhaltungen sofort verändern können: die spiralige Ausrichtung deiner Arme und die aktive Gewichtsverteilung über das Handgewölbe bis in die Fingerkuppen.

HERZCHAKRA (ANAHATA)

Deine Hände sind Kontaktorgane: Sie tasten, stützen, halten, geben, nehmen, zeigen Nähe oder Grenzen. Genau darum werden sie im Chakra-Modell dem Herzchakra zugeordnet. Anahata steht nicht nur für Liebe im universellen Sinn, sondern auch für Verbindung im Alltag und die Liebe nach innen: Berührung, Vertrauen, das Gefühl von »Ich bin in Kontakt«.

In der Yoga-Praxis wird das besonders in Stützpositionen sichtbar: Wenn die Handbasis wach ist und der Ellenbogen stabil geführt wird, entsteht nicht nur Kraft, sondern auch Sicherheit. Und Sicherheit macht Weichheit möglich. Wenn der Bereich überlastet ist, hat dies im System oft die Bedeutung von »zu viel tragen« oder »zu wenig verteilen«. Dann hilft Herzchakra-Energie ganz praktisch: Es findet weniger Druck und dafür mehr Teamwork im ganzen Körper statt. Und auch mehr Selbstliebe.

AUSRICHTUNG DER ARME

In Stützhaltungen sind deine Arme keine starren Stöcke. Wenn du sie bewusst ausrichtest, entsteht eine stabile, spiralige Spannung, die sich durch den ganzen Arm bis in die Hand fortsetzt. Diese Rotation kommt aus zwei Bereichen, die miteinander zusammenspielen:

- Im Schultergelenk entsteht eine Innen- und Außenrotation.
- Im Unterarm entsteht die Drehung durch Pronation und Supination, also das Mitdrehen von *Radius* und *Ulna*.

Je nach Bindegewebe können manche kaum in eine Hyperextension kommen, während es für andere eine ständige Herausforderung ist, nicht hineinzusinken. Entscheidend ist deshalb nicht die Form, sondern die Aktivität: Nur die Muskulatur kann Kraft dosieren, Veränderungen ausgleichen und dich wirklich tragen.

ERLEBE DIE DREHBEWEGUNG DEINER ARME

Komme in den Vierfüßlerstand. Dein Rumpf ist aktiv, bringe die Schultern weg von den Ohren, der Nacken ist lang. Dann drehe beide Arme langsam nach innen und nach außen, ohne die Hände zu verschieben. Beobachte dabei deine »Ellenbogenaugen« (das ist die Falte, wo sich dein Arm vorn beugt) als Orientierung: Sie können eher nach innen, nach vorn oder leicht nach außen zeigen.

BAUE SPANNUNG AUF

Gehe wieder in einen neutralen Vierfüßlerstand. Nun nutze die Verschraubung deiner Arme bewusst, um Stabilität in deinen Armen aufzubauen.

Drehe die Oberarme im Schultergelenk minimal nach außen, ohne dass du die Schultern hochziehst. Das Schulterblatt wird dadurch klarer geführt und die Rotatorenmanschette arbeitet. Behalte diese Schulteraktivität bei und drehe nun Unterarme und Hände sanft Richtung Pronation. Spüre, wie besonders Zeigefinger und Daumen aktiver in die Matte drücken. So entsteht eine spiralige Spannung von der Schulter bis in die Finger. Sie hilft dir, nicht in die Überstreckung der Ellenbogen »hineinzuhängen«, die Handgelenke stabiler zu belasten und den Druck gleichmäßiger zu verteilen.

Die genaue Stellung deiner Ellenbogenaugen ist dabei weniger wichtig als die Aktivität im ganzen Arm. Diese Aktivität schenkt dir, gemeinsam mit der Kraft des Bizeps, das Microbending.

GEWICHTSVERTEILUNG

In Stützhaltungen tragen die Hände viel Last, obwohl ihre feinen Knochen ursprünglich für Präzision und Feinmotorik gebaut sind. Umso wichtiger ist eine kluge Gewichtsverteilung. Von oben stabilisieren dich Rumpf und Schultergürtel. Von unten verteilen Unterarm und Handmuskeln das Gewicht so, dass empfindliche Bereiche im Handgelenk entlastet werden.

Das Handgewölbe

Dein Handgewölbe hat drei Hauptpfeiler:

- Grundgelenk des Daumens
- Grundgelenk des Zeigefingers
- Grundgelenk des Kleinfingers

Die Grundgelenke von Mittel- und Ringfinger bilden eher die Mitte des Bogens. Sie helfen beim Ausbalancieren, tragen aber weniger Druck.

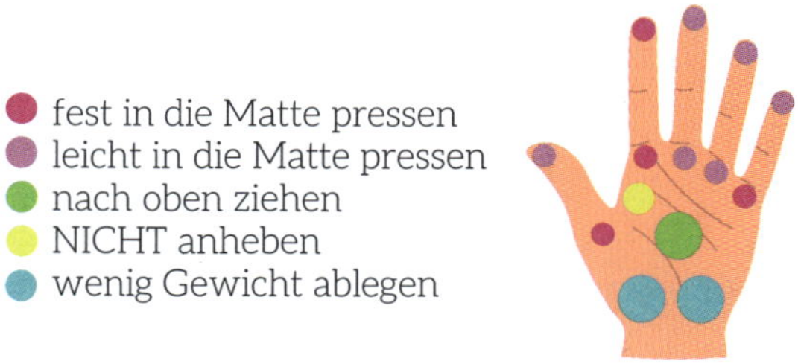

Dieses Bild kann dir helfen, Belastung auf deiner Hand gleichmäßig zu verteilen.

Wenn du deine Finger einmal gespreizt auf die Matte legst und bewusst Druck über die Fingerkuppen gibst, saugt sich deine Hand, wie die eines Geckos, leicht in die Matte. Besonders der Zeigefinger ist dabei ein Schlüssel. Er setzt die Pronation und die spiralige Spannung deines Arms bis in die Fingerspitzen fort. Aber nicht nur die Finger arbeiten. Auch die Handmitte zieht sanft nach oben, wie ein »innerer Saugnapf« oder eine leichte Kuppel.

Und genau hier entsteht die Entlastung: Nahe am Handgelenk, dort wo *Radius* und *Ulna* auf die Handwurzel treffen, ruht nur wenig Gewicht. Diese Zone ist oft empfindlich und möchte nicht den Hauptdruck tragen. Wenn du diese Aktivität im Handgewölbe aufbaust, verteilst du die Last besser, forderst deine Muskeln gezielt und schonst die passiven Strukturen. Stützhaltungen fühlen sich dadurch stabiler, leichter und klarer an.

Beschwerdebilder

Beschwerden in der Hand und im Ellenbogen entstehen selten isoliert. Meist sind sie Ausdruck davon, wie Last verteilt wird, wie aktiv dein Rumpf und Schultergürtel arbeiten und wie bewusst du mit Wiederholungen, Haltedauer und Übergängen umgehst. Yoga kann hier entweder verstärken oder sehr gezielt regulieren.

HANDGELENKSSCHMERZEN

Das Handgelenk ist ein fein abgestimmter Gelenkkomplex, in dem kleine Knochen, Bänder und Knorpel Last abfedern und Bewegung führen. Auf der Kleinfingerseite stabilisiert der TFCC mit *Discus ulnocarpalis* und *Meniscus ulnocarpalis* vor allem das distale Radioulnargelenk und federt Last bei Druck und Drehung ab.

Yoga bei Handgelenkschmerzen

Handgelenksschmerzen entstehen im Yoga häufig durch viel Stützen in Kombination mit eingeschränkter Beweglichkeit oder zu wenig aktiver Stabilität. Besonders wenn Gewicht passiv ins Handgelenk sinkt, reagieren die feinen Strukturen empfindlich. Stützpositionen mit viel Last in Dorsalextension, zum Beispiel in der Plank-Haltung, im Herabschauenden Hund oder Vierfüßlerstand, sind typische Trigger. Häufig verstärkt wird dies durch lange Haltedauer, Sprünge, viele Wiederholungen oder fehlende Vorbereitung.

WAS DU BEI HANDGELENKBESCHWERDEN TUN KANNST

Dos	Don'ts
• Handgelenke vorbereiten durch Mobilisation plus sanfte Vorbelastung • Gewicht aktiv verteilen über Fingerkuppen, Handgewölbe, Armkette • Varianten nutzen (Blöcke, gerollte Matte, auf Fäuste stützen) • Kraft aufbauen in Unterarmen, Handmuskeln, Schultergürtel, Rumpf	• ohne Warm-up lange Stützpositionen einnehmen • Schmerzen »wegatmen« oder ignorieren • dauerhaft passiv im Handgelenk »hängen«

Durch Vorbereitung, Anpassungen und aktive Stabilität werden Stützpositionen tragend statt belastend.

GOLFER- UND TENNISELLENBOGEN

Golfer- und Tennisellenbogen sind Reizungen an den Sehnenansätzen am Ellenbogen. Es ist meist keine akute Entzündung, sondern eher eine Überlastungsreaktion der Sehne durch wiederholten Zug, zu wenig Regeneration oder ungünstig verteilte Last. Yoga kann das provozieren, vor allem wenn viel Stützarbeit auf eine Kette trifft, die oben wenig mitträgt.

Yoga bei Sehnenreizungen am Ellenbogen

Typische Trigger im Yoga sind lange Stützpositionen, viele Wiederholungen, Sprünge oder ein passives Durchhängen im Ellenbogen. Besonders dann, wenn Schulterblattführung, Rumpfspannung und Handaktivität fehlen.

WAS DU BEI ELLENBOGENBESCHWERDEN TUN KANNST

Dos	Don'ts
• Belastung dosieren (kürzer halten, Pausen machen, weiche Übergänge) • Technik verfeinern (Armachse aktivieren, spiralige Spannung aufbauen, Microbending) • Spannung reduzieren (sanfte Massage oder Triggerpunkte lösen) • Kraft in der ganzen Kette aufbauen (Hand, Unterarm, Schultern, Rumpf)	• nur an der schmerzenden Stelle massieren • lange Stützen ohne aktive Ausrichtung halten • aggressiv in die Unterarme dehnen, wenn es in den Sehnen zieht • dich in die Ellenbogen und Handgelenke hängen lassen

KRIBBELN UND TAUBHEIT IN DEN HÄNDEN

Kribbeln oder Taubheit entstehen häufig, wenn ein peripherer Nerv unterwegs gereizt wird oder weniger frei gleiten kann, zum Beispiel an typischen Engstellen oder durch hohe Spannung in der Kette. Das bedeutet nicht automatisch, dass ein Nerv »kaputt« ist. Oft ist es eher eine erhöhte Mechanosensitivität, also ein Nervensystem, das schneller reagiert. Zusätzlich können hormonelle Veränderungen Nerven empfindlicher machen oder den Druck im Gewebe erhöhen. Deshalb treten Kribbeln oder Taubheit in der Hand auch häufiger in der Schwangerschaft, in der Menopause oder bei Flüssigkeitseinlagerungen auf. Oft spielen mehrere Faktoren zusammen: Druck auf den Nerv, erhöhte Spannung im Gewebe und ein Nervensystem, das sensibler reagiert.

Yoga bei Kribbeln und Taubheitsgefühlen in den Händen

Typische Trigger für Kribbeln oder Taubheit in der Hand sind Druck, Zug oder Engstellen entlang des Nervverlaufs. Im Yoga kann das besonders durch Druck auf Hand oder Ellenbogen in Stützhaltungen, durch lange statische Positionen ohne Positionswechsel oder durch hohe Spannung in Armen und Schultern verstärkt werden. Auch Verspannungen im Nacken oder Brustbereich, zum Beispiel in den *Scaleni* oder im *Pectoralis minor*, können den Nerv in seinem Verlauf mechanisch beeinflussen. Dasselbe gilt für Engstellen im Bereich des Handgelenks, etwa im Karpaltunnel.

Lass es jedoch in folgenden Situationen ärztlich abklären:

- bei anhaltender oder zunehmender Taubheit
- bei deutlichem Kraftverlust
- wenn sich Finger oder Hand nicht mehr gut steuern lassen
- bei merklichen Feinmotorikproblemen (Dinge fallen häufiger aus der Hand)
- bei Symptomen nach Unfall oder Trauma
- bei progressiver Verschlechterung trotz Entlastung

WAS DU BEI KRIBBELN UND TAUBHEIT IN DEN HÄNDEN TUN KANNST

Dos	Don'ts
• sanfte Nerven-Slider üben ohne Provokation • kurze, dosierte Impulse geben • Muskulatur im Nervenverlauf lösen (*Scaleni* am Nacken, *Pectoralis minor* an der Brust) • die Reaktion auch Stunden später beobachten und bei Bedarf reduzieren	• in brennende oder elektrisierende Empfindungen »hineingehen« • Symptome »wegdehnen« oder als Dehnreiz interpretieren • steigern, obwohl es sich nicht reguliert anfühlt • zu lange dehnen

Wenn du dich unsicher fühlst oder das Kribbeln durch eigene Übungen nicht besser wird, lasse dich physiotherapeutisch oder ärztlich begleiten.

Asanas und Übungen für Ellenbogen und Hände

Deine Hände sind im Yoga die Basis für viele Stützpositionen. Damit sie nicht nur durchhalten, sondern wirklich tragfähig werden, brauchst du drei Bausteine: Beweglichkeit im Handgelenk, vor allem Dorsalextension, aktive Lastverteilung übers Handgewölbe und die Finger sowie Kraft und Kontrolle in Unterarm, Ellenbogen und Schulterblatt.

Die folgenden Übungen helfen dir, Mobilität, Stabilität und bei Bedarf auch nervale Gleitfähigkeit gezielt aufzubauen. Weniger ist oft mehr, besonders bei empfindlichen Handgelenken.

Handgelenkskarussell

Diese sanfte Mobilisation für Handgelenke und Ellenbogen ist eine Vorbereitung auf alle Asanas, in denen du stützt. Du kombinierst Beweglichkeit im Handgelenk (Flexion und Extension) mit Unterarm-Rotation (Pronation und Supination). So bringst du die Synovialflüssigkeit in Bewegung und wärmst ganz sanft die Unterarmmuskulatur auf, besonders Handgelenksbeuger und Handgelenksstrecker.

1. Setze dich aufrecht hin, das Brustbein ist weich gehoben, der Nacken lang. Strecke die Arme nach vorn aus und lege die Handrücken aneinander.
2. Drehe beide Hände nach außen, sodass sich die Kleinfingerkanten berühren. Beuge die Ellenbogen und lasse die Bewegung weiter fließen, bis die Handflächen vor deinem Herzen sind. Drehe über die Daumen zurück. Mache zehn langsame Kreise, dann wechsle die Richtung für weitere zehn. Schließe die Übung dann mit der Namaste-Haltung ab.

Hinweis: Wenn dir die Flexion im Handgelenk unangenehm ist, mache statt eine ganze Kreisbewegung einen Halbkreis so weit, wie es angenehm bleibt.

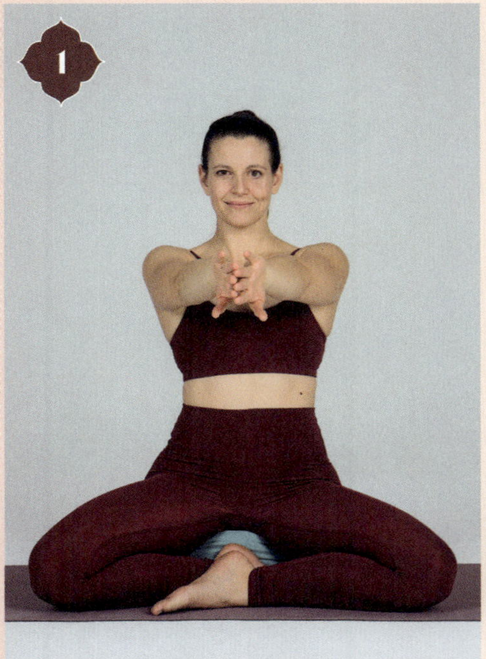

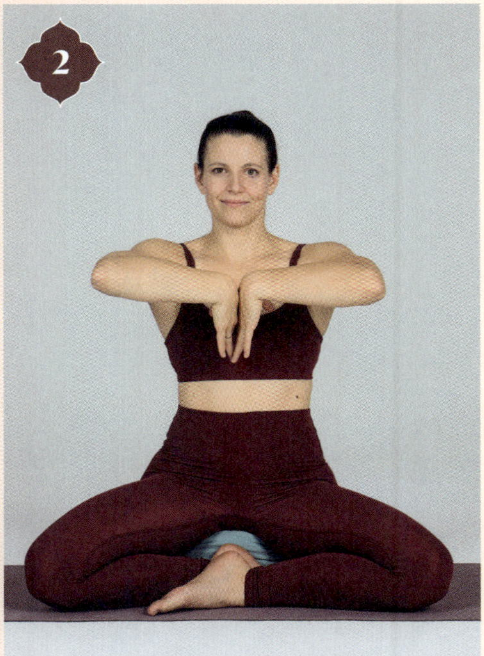

Mobilisation der Hände (Namaste)

In dieser Asana kannst du mehr Dorsalextension in deine Handgelenke bringen. Das ist die Beweglichkeit, die du in Plank- und Hund-Positionen und vielen Übergängen brauchst. Dabei dehnst du vor allem die Handgelenksbeuger im Unterarm, die Flexorengruppe.

1. Bringe die Handflächen vor dem Herzen zusammen, die Finger zeigen nach oben.
2. Halte den Kontakt der Handflächen und bewege die Hände langsam nach unten, die Ellenbogen zeigen nach außen. Gehe nur so weit, wie du einen klaren Dehnreiz spürst, aber keinen stechenden Schmerz in den Handgelenken.

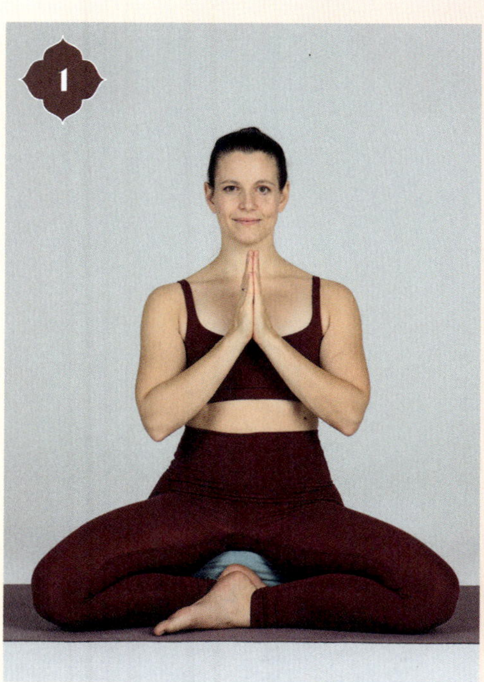

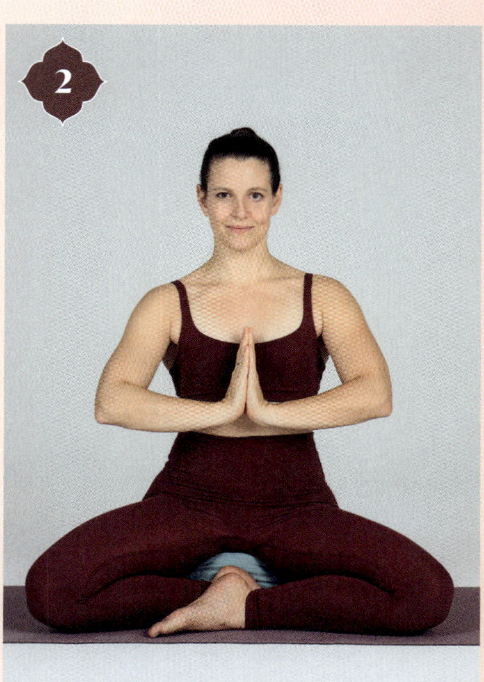

Nerven-Slider

Die Übungen auf den Seiten 238 bis 240 fördern die Neurodynamik, die Gleitfähigkeit deiner peripheren Nerven Mady, Ully und Raddy, wie ich sie nenne. Es ist keine Dehnung und kein Krafttraining – du spielst mit Spannung, indem du sie an einem Ende erhöhst und am anderen Ende reduzierst, damit der Nerv im Gewebe gleiten kann.

Wenn du keine Beschwerden hast, kannst du diese Übungen bedenkenlos machen. Solltest du ein Kribbeln oder Ziehen in Armen oder Händen spüren, dann übe bitte besonders achtsam. Du darfst in den Übungen ein mildes Ziehen, aber kein Brennen oder elektrisierenden Schmerz provozieren. Übe langsam und ruhig. Danach beobachte, wie es sich in den nächsten Stunden anfühlt. Dosierung: Eine Serie, sechs bis zehn Wiederholungen pro Seite, reicht meistens aus.

Bei folgenden Symptomen solltest du bitte nicht üben: anhaltende Taubheit, deutlicher Kraftverlust, feinmotorische Ausfälle, starke Nachtschmerzen, schnell zunehmende Symptome. Lasse dies bitte medizinisch abklären.

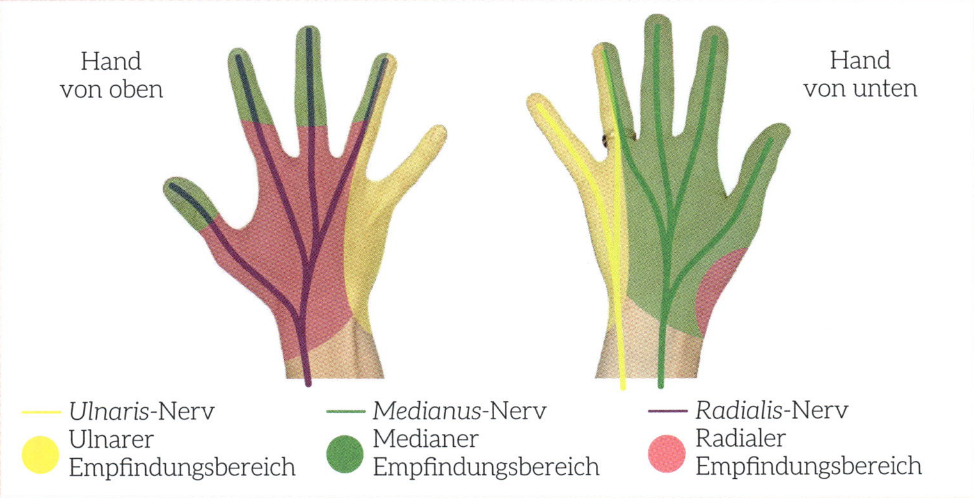

Typischerweise spürst du bei den Nerven-Slidern diese Bereiche in deiner Hand.

Hinweis zu allen Nerven-Slidern auf den folgenden Seiten: Vermeide maximales Anspannen. Wenn das Kribbeln nach den Übungen zunimmt, war es zu viel. Bei brennenden oder elektrischen Empfindungen mache die Bewegung kleiner.

Medianus-Slider

Diese Übung ist geeignet, wenn Zug oder Kribbeln eher vorn im Unterarm, in der Handfläche, in Daumen, Zeigefinger beziehungsweise Mittelfinger spürbar sind oder wenn Stützen und Greifen schnell ziehen. Der *Medianus*nerv spielt oft bei Karpaltunnelbeschwerden mit.

1. Stelle oder setze dich aufrecht hin. Die Schulter bleibt tief. Bringe den Arm seitlich auf Schulterhöhe. Die Handfläche zeigt nach oben, die Finger sind lang. Dein Ellenbogen ist in voller Supination, die Schulter in voller Außenrotation. Das Handgelenk ist leicht in Extension, so als ob du mit den Fingern von dir weggerichtet ein Tablett halten würdest.
2. Taste dich an deine maximale Spannung heran: Strecke deinen Ellenbogen und lehne deinen Kopf von der Hand weg.
3. Löse dann etwas die Spannung und finde deine erste Position der eigentlichen Übung: als ob du mit deiner Hand deinen Kopf wegschieben wolltest.
4. Für die zweite Position des Sliders bewege deine Halswirbelsäule und dein Handgelenk in die andere Richtung. Übe Schritt 3 und 4 fließend in sechs bis zehn Wiederholungen.

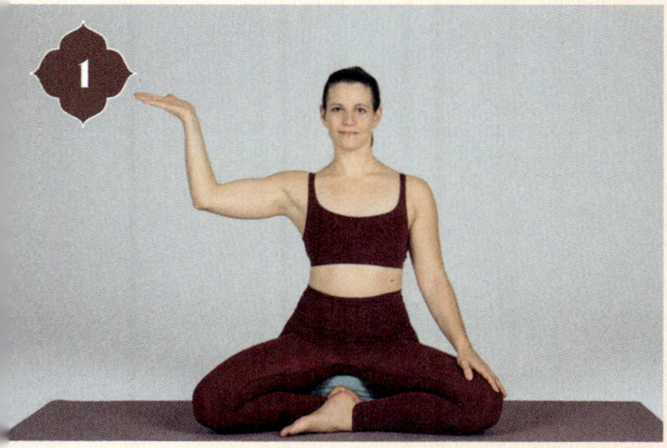

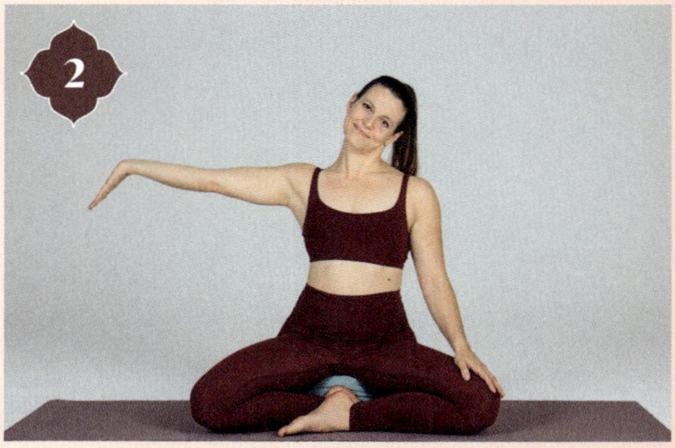

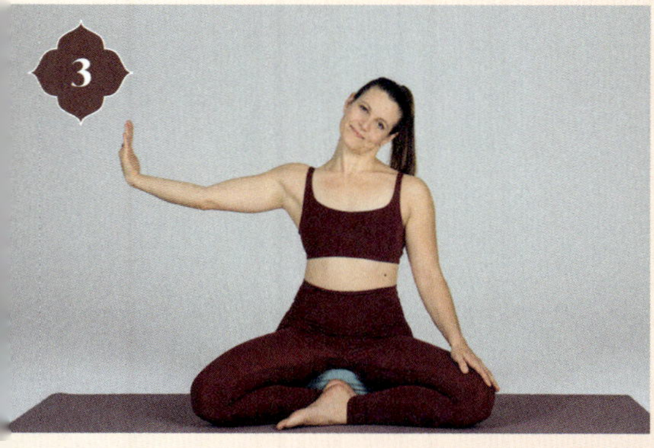

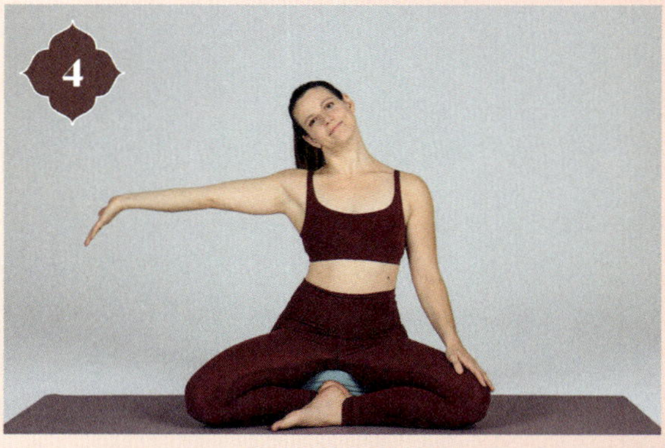

Radialis-Slider

Übe den *Radialis*-Slider, wenn Zug eher am Daumenrücken, an der Außenseite des Unterarms oder bis zum Ellenbogen spürbar ist, oft bei viel Maus-Arbeit oder viel Stützlast. Der *Radialis*nerv reagiert gerne, wenn Unterarm und Daumenstrecker überlastet sind.

1. Stelle oder setze dich aufrecht hin. Bringe die Schulterblätter bewusst weit nach unten in die Schulterdepression. Balle deine Hand zur Faust, nimm deinen Daumen nach innen. Drehe die Schulter und den Unterarm nach innen, in einer maximalen Pronation. Hebe dann deinen Arm seitlich leicht hinter dem Körper in eine Abduktion. Knicke dein Handgelenk Richtung Kleinfingerkante ab. Lehne deinen Kopf auf die Gegenseite. Taste dich an dein Nerven-Spannen heran.
2. Lasse den Arm in dieser Position und hebe deinen Schultergürtel in die Elevation. Komme dann mit dem Kopf eher Richtung Mitte und lasse den Schultergürtel wieder in die Depression sinken. Wiederhole dies sechs- bis zehnmal langsam und fließend.

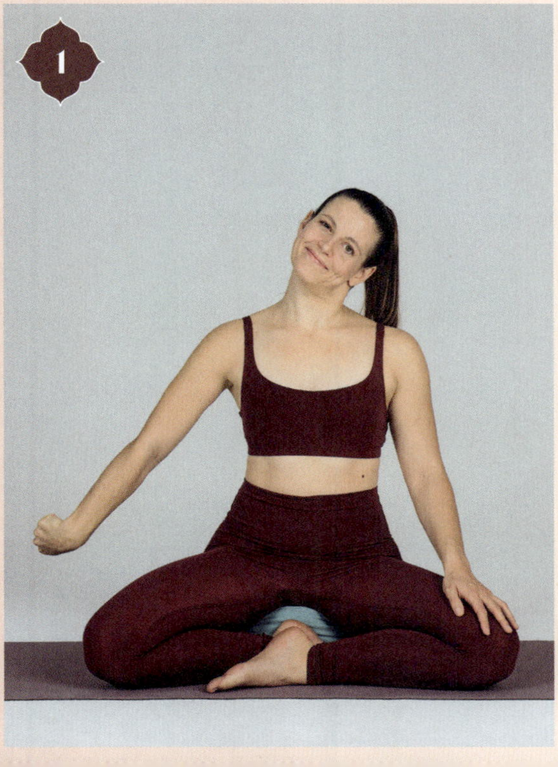

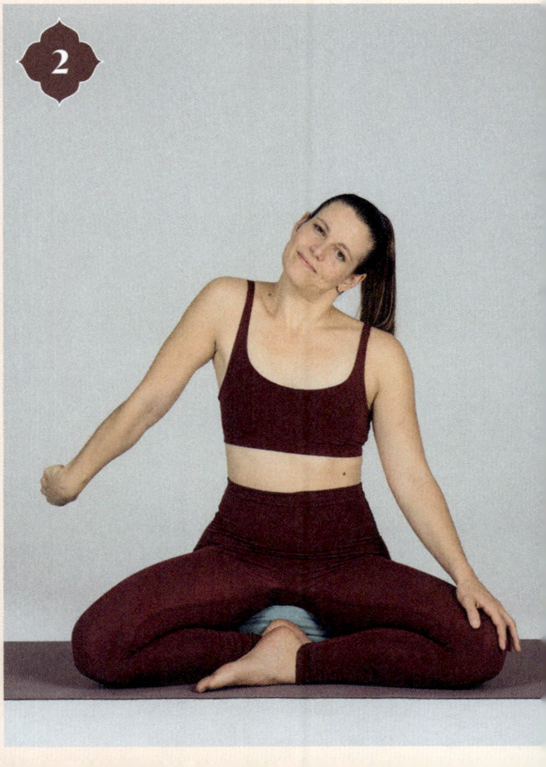

Ulnaris-Slider

Diese Übung ist geeignet, wenn es eher am kleinen Finger, Ringfinger, an der Innenseite des Unterarms oder am Ellenbogen funkt. Der *Ulnaris*nerv ist oft empfindlich im Bereich Ellenbogenrinne oder bei viel Druck auf den Ellenbogen.

1. Stelle oder setze dich aufrecht hin, die Schulter bleibt tief. Halte wieder ein Tablett, diesmal mit den Fingern zu dir zeigend. Dein Ellenbogen ist ganz in Pronation.
2. Beuge dann deinen Ellenbogen weiter, bis du vielleicht deine Hand auf deine Wange oder Schulter legen kannst. Noch mehr Spannung kommt auf den Nerv, wenn du den Schultergürtel bewusst senkst und das Ohr Richtung der anderen Schulter senkst.
3. Bringe die Hand ein kleines Stück weg vom Gesicht und richte den Kopf etwas zur Handseite aus.
4. Verstärke die Spannung, bringe die Hand wieder näher ans Gesicht und neige den Kopf sanft zur Gegenseite. Wiederhole dies sechs- bis zehnmal, dabei reichen minimale Bewegungen.

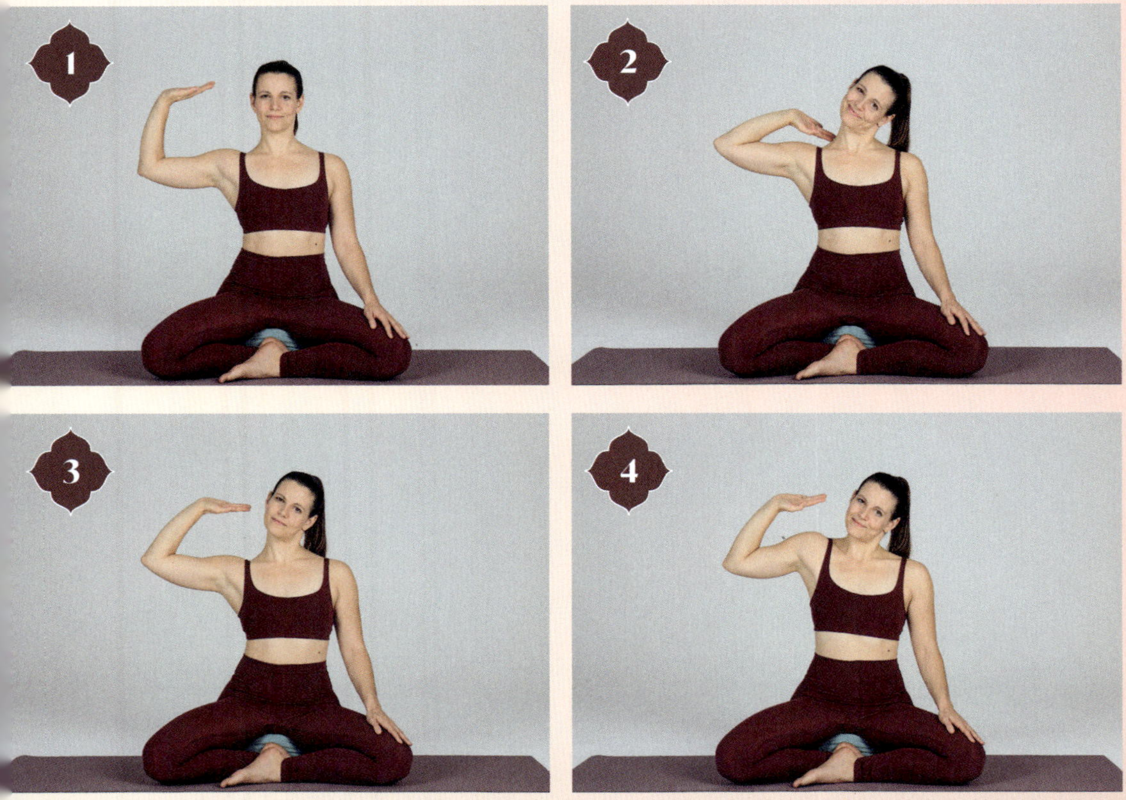

Hände in Vierfüßler-Mobilisation

Mit dieser Übung bereitest du die Handgelenke auf Stützlast vor und lernst, die Last nicht ins Gelenk zu »hängen«, sondern über Finger, Handgewölbe und Handbasis zu verteilen.

1. Gehe in den Vierfüßlerstand, die Hände sind unter den Schultern, die Finger gespreizt. Drücke bewusst in Daumenballen und Zeigefingerballen, damit die Handbasis breit wird. Verlagere das Gewicht sanft zurück.
2. Dann verlagere das Gewicht nach vorn. Mache acht bis zwölf Wiederholungen.
3. Setze die Handrücken am Boden ab, belaste dabei nur sanft.
4. Lasse die Hände etwas vor den Schultern und hebe dich aus deiner Fingerkraft leicht in die Höhe.

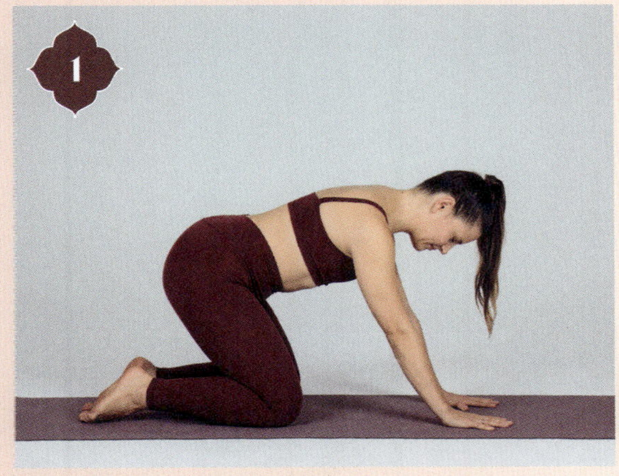

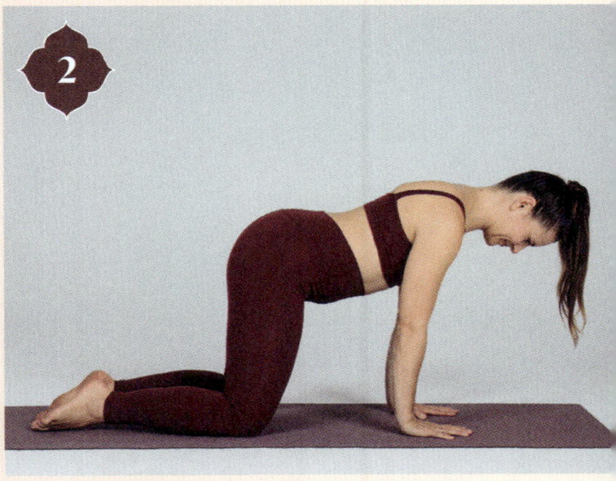

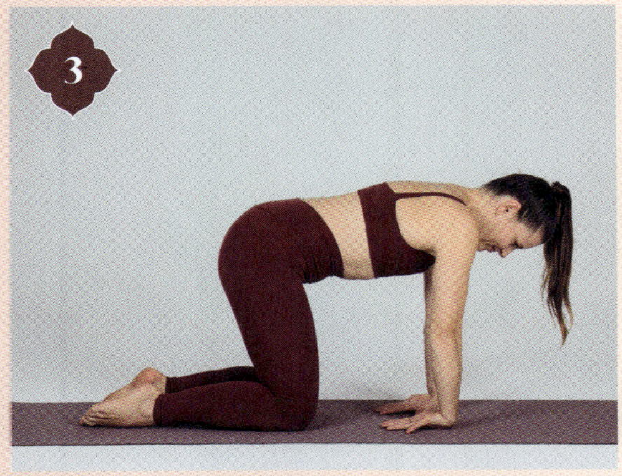

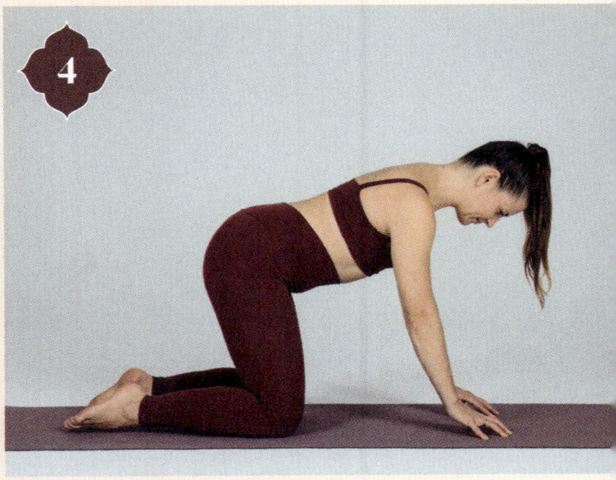

Krähe (Bakasana)

Hier trainierst du Handbasis und Fingerarbeit, Ellenbogenstabilität als isometrische Teamarbeit von Trizeps und Bizeps, Schulterblattkontrolle über den *Serratus anterior* für Protraktion und Stabilität sowie deinen Core.

1. Lege die Hände schulterbreit auf den Boden, die Finger sind gespreizt. Drücke gleichmäßig in Daumenballen, Zeigefingerballen und Fingerkuppen. Bringe die Knie an die Oberarme. Der Blick ist leicht nach vorn gerichtet. Verlagere dein Gewicht nach vorn. Richte die Schulterblätter aktiv nach vorn oben aus, als würdest du den Boden wegdrücken. Hebe einen Fuß.
2. Dann hebe den zweiten Fuß vom Boden ab. Die Ellenbogen bleiben leicht gebeugt, drücke sie nicht durch.
3. Du kannst ein Kissen oder Bolster vor dich legen, damit dein Kopf sicher ist.

Hinweise:

- Übe nicht, wenn deine Handgelenke akut gereizt sind. Wenn ein Schmerz im vorderen Schultergelenk oder Taubheit entsteht, brich die Übung ab oder vereinfache sie.
- Wenn du dich unsicher fühlst, verlagere nur dein Gewicht, ohne abzuheben. Oder ein Fuß bleibt am Boden als Sicherheitsstütze.

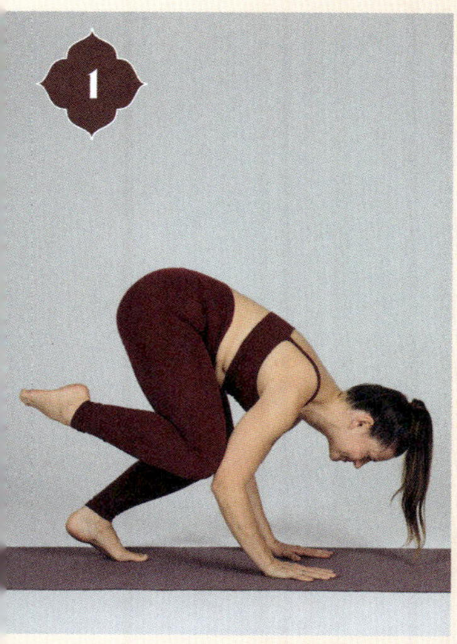

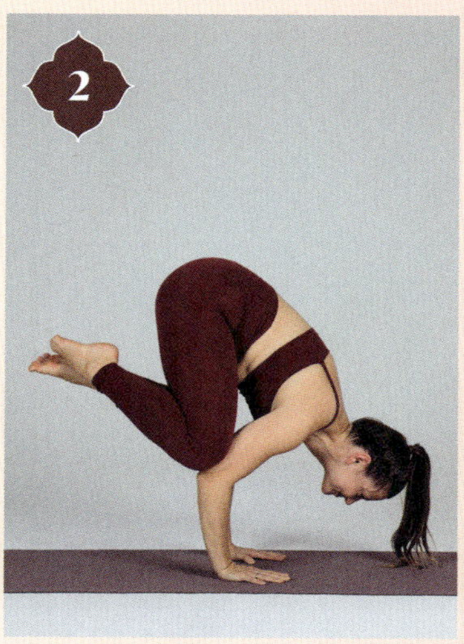

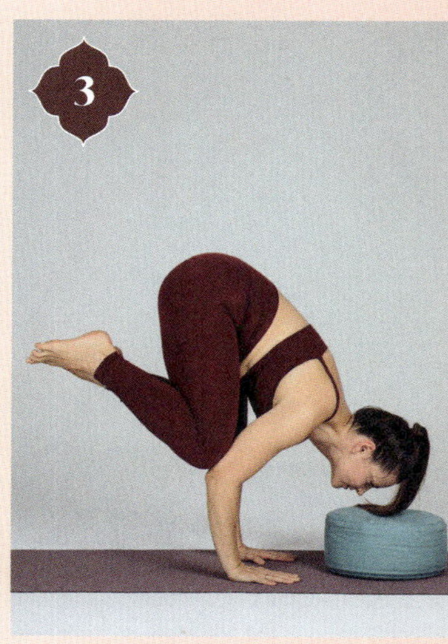

Anatomie-Yoga-Flow für Hände und Arme

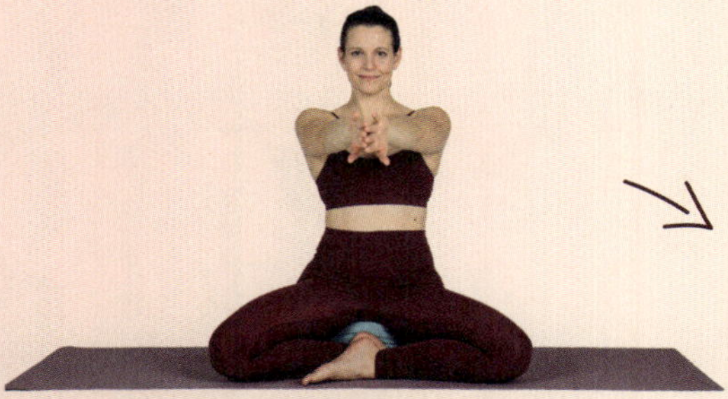

1. HANDGELENKS-KARUSSELL
(Seite 235)

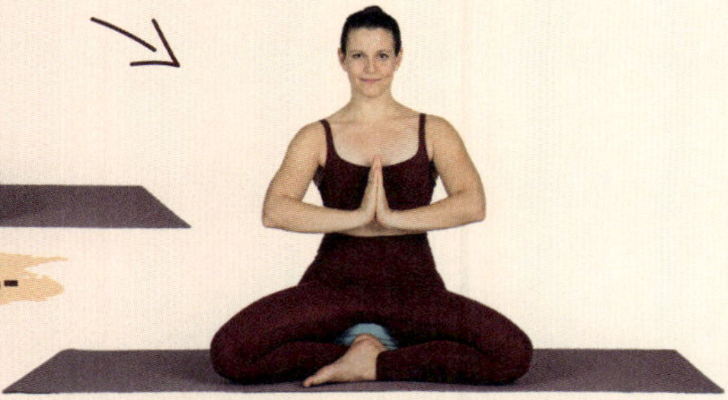

2. MOBILISATION DER HÄNDE
(Seite 236)

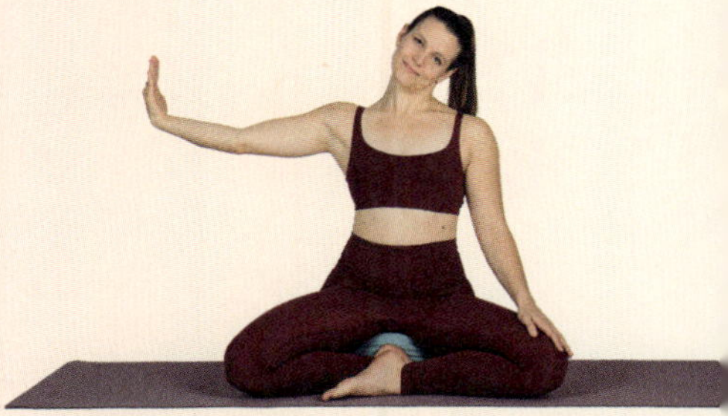

3. *MEDIANUS*-SLIDER
(Seite 238)

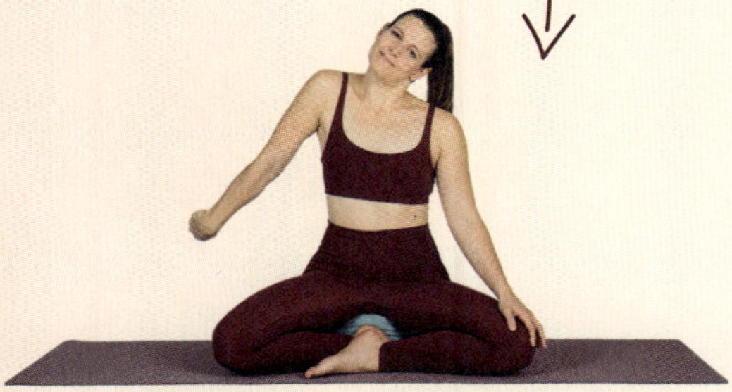

4. *RADIALIS*-SLIDER
(Seite 239)

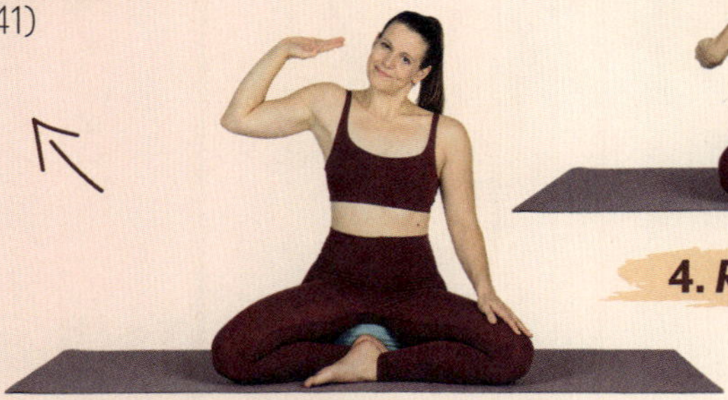

5. *ULNARIS*-SLIDER
(Seite 240)

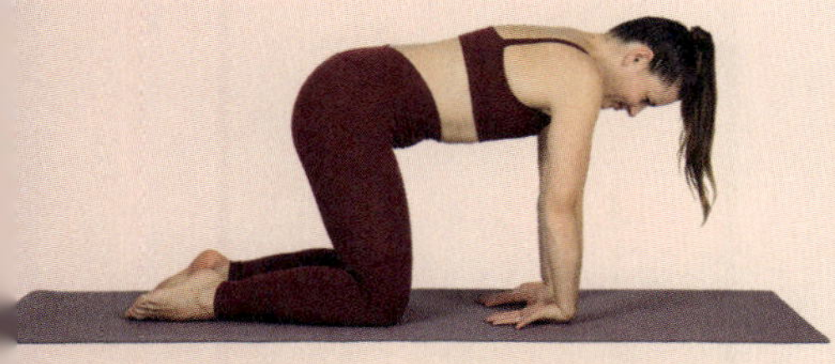

6. HÄNDE IN VIERFÜSSLER-MOBILISATION
(Seite 241)

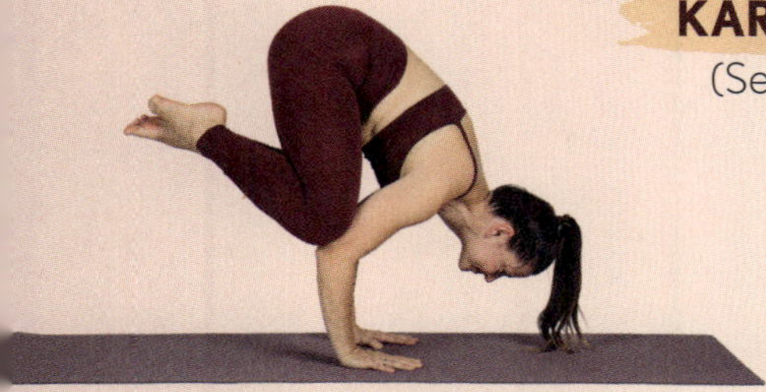

7. KRÄHE
(Seite 242)

NACKEN UND KOPF

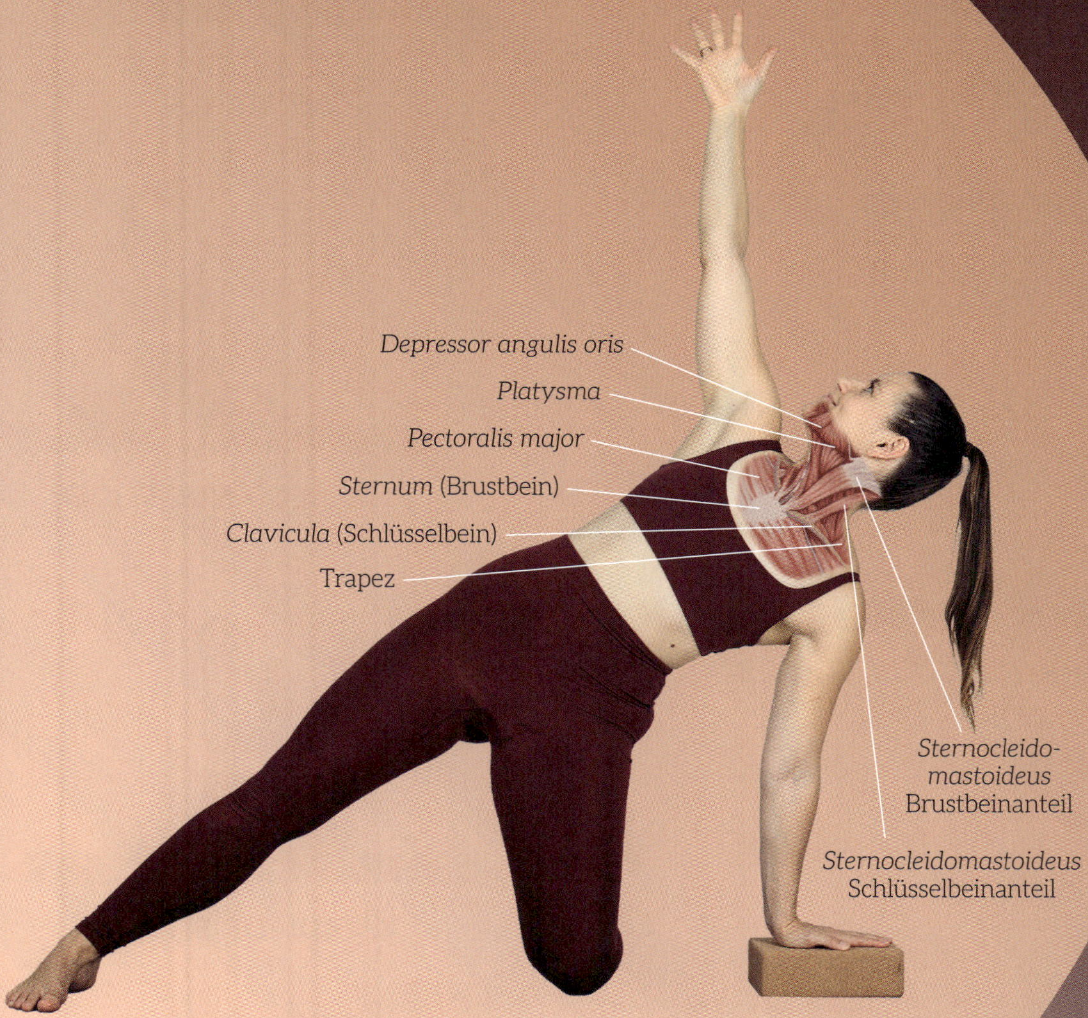

HALTUNG UND ENTSPANNUNG

Der erste Wirbel unserer Wirbelsäule heißt Atlas. So wie der Gott aus der griechischen Mythologie den Erdball trägt, trägt dieser erste Wirbel unseren Schädel. Und genau das macht den Nacken so besonders: Die Strukturen sind fein, die Beweglichkeit ist groß, und oben drauf balanciert unser Kopf wie eine Kugel auf einer schmalen Säule. Wenn diese Kugel nicht mehr gut über der Basis steht, brauchen die Muskeln deutlich mehr Kraft, um sie zu halten. Das spüren viele spätestens dann, wenn sich der Nacken wie ein Schutzpanzer anfühlt.

Wichtig ist dabei: Der Nacken ist selten das einzige Puzzleteil. Wie wir stehen, sitzen und atmen, beeinflusst, wie die Halswirbelsäule ausgerichtet ist. Und weil im Nacken so viel Kontrolle gefragt ist, spielen die tiefen, stabilisierenden Muskeln hier eine zentrale Rolle.

Im Folgenden schauen wir deshalb nicht nur auf den Nacken allein, sondern auch nochmals auf die Basis darunter: besonders Brustkorb und Schultergürtel. Und du erfährst, worauf du im Yoga besonders achten kannst, damit Rückbeugen und Umkehrhaltungen deinem Nacken wirklich guttun.

Anatomie der Halswirbelsäule

Die Wirbel der Halswirbelsäule (HWS) sind viel feiner ausgebildet als weiter unten in der Lenden- oder Brustwirbelsäule. Denn die Halswirbelsäule trägt viel weniger Gewicht. Dafür sind die Wirbellöcher größer, denn das Rückenmark hat noch keine Nerven in die Arme und Beine abgezweigt. Gemeinsam bilden diese Wirbel mit weiteren Strukturen, die du gleich kennenlernen wirst, ein System, das sehr beweglich ist und gleichzeitig fein stabilisiert werden muss, damit die Bewegungen kontrolliert bleiben.

KNOCHEN UND GELENKE DES NACKENS

Die Halswirbelsäule hat sieben Wirbel. Wir können sie in die obere und die untere Halswirbelsäule unterteilen. Der erste Wirbel, der Atlas oder auch C1 genannt, trägt den Schädel, der in diesem Kontext oft als C0 bezeichnet wird. Hier passiert viel Nickbewegung, also Beugung und Streckung. Im nächsten Bewegungssegment

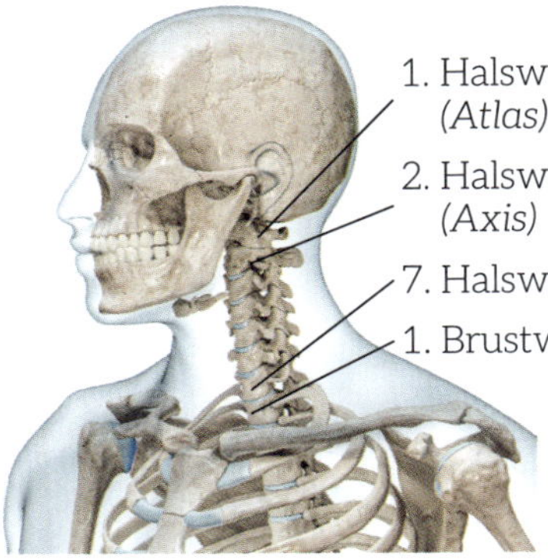

Oben liegt der Schädel auf der Halswirbelsäule und unten wird sie als Brustwirbelsäule fortgesetzt.

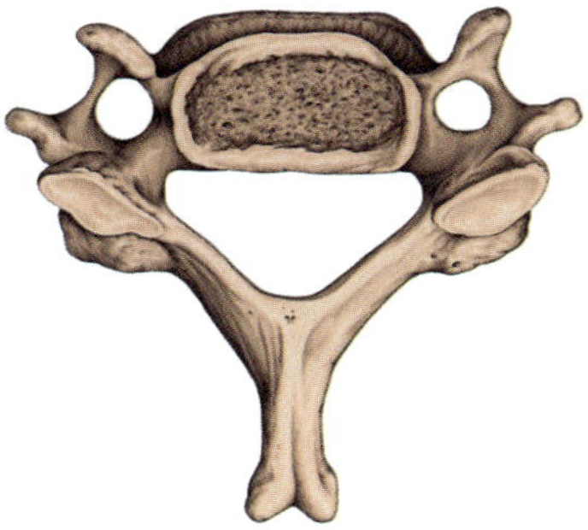

Die »Augen« des sechsten Halswirbels sind die Kanäle für die Arteria vertebralis.

zwischen *Atlas* und dem zweiten Wirbel, der *Axis* oder C2, findet wegen der speziellen Verbindung besonders viel Rotation statt.

Die untere Halswirbelsäule ist einheitlicher ausgebildet. Die Querfortsätze stehen seitlich nach außen, die Dornfortsätze nach hinten. Typisch für diesen Bereich sind die seitlichen Öffnungen in den Querfortsätzen, durch welche die *Arteria vertebralis* Richtung Gehirn verläuft. Von oben sehen diese Halswirbel dadurch fast wie freundliche, lächelnde Wesen mit zwei Augen aus.

Wie bei der restlichen Wirbelsäule sind auch in der Halswirbelsäule Facettengelenke beteiligt, welche die Beweglichkeit führen und jeweils von einer Gelenkkapsel umgeben sind.

GELENKBEWEGUNGEN DER HALSWIRBELSÄULE

Die Halswirbelsäule bewegt sich wie die übrige Wirbelsäule in Flexion, Extension, Rotation und Lateralflexion. Zusätzlich kennen wir wie beim Schultergürtel auch bei der Halswirbelsäule die Bewegungen Protraktion und Retraktion.

SPEZIELLE STRUKTUREN

Die Halswirbelsäule ist grundsätzlich gleich aufgebaut wie die übrige Wirbelsäule:

- **Bandscheiben:** Ab dem zweiten Wirbel liegt zwischen den Wirbeln eine Bandscheibe. In der Halswirbelsäule bestehen sie aus einem gallertartigen Kern und einem Faserring. Sie reagieren sensibel auf dauerhafte endgradige Belastung, aber lieben dosierte Bewegung und gute Ausrichtung.
- **Nerven:** Das Rückenmark verläuft durch den Wirbelkanal. Aus der Halswirbelsäule treten die Spinalnerven aus, die über Nervengeflechte die Arme versorgen.

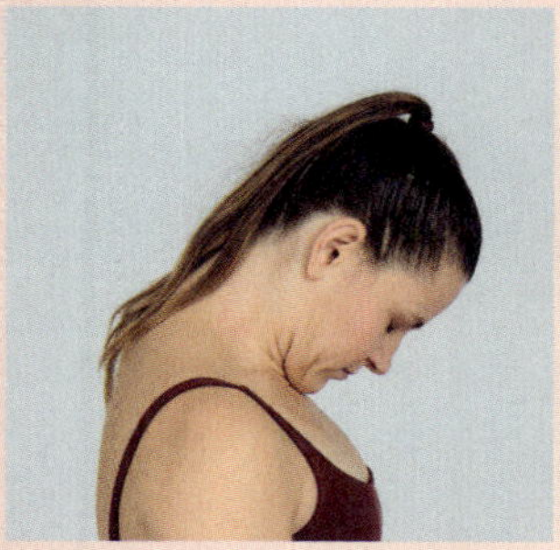

***Flexion:** Das Kinn bewegt Richtung Brustbein – wie bei Yoga-Vorbeugen. Der größte Teil dieser Bewegung findet zwischen Schädel und* Atlas *statt.*

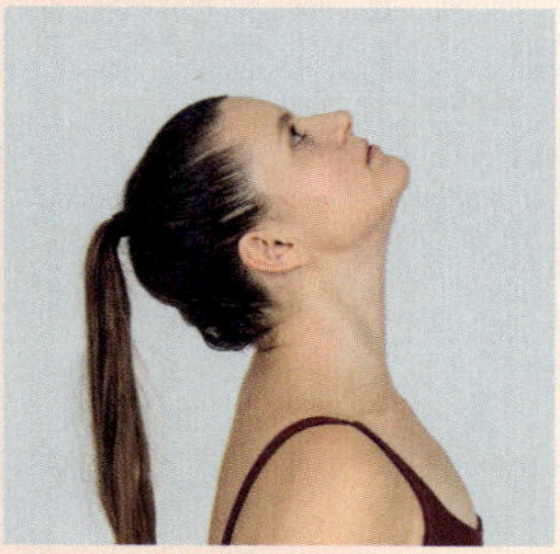

***Extension:** Der Blick geht nach oben – im Yoga passiert das zum Beispiel in Rückbeugen.*

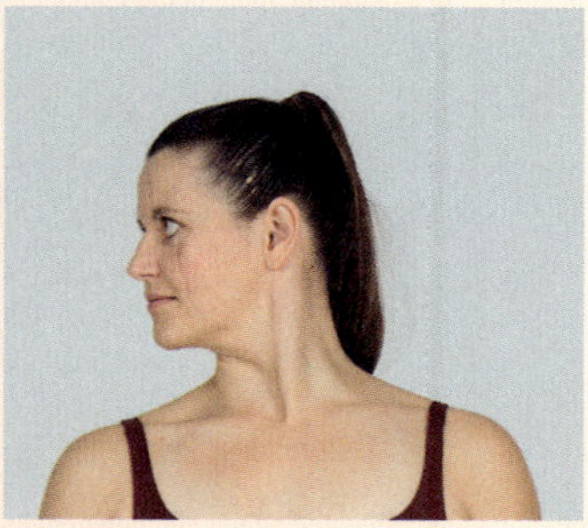

***Rotation:** Der Kopf wird nach rechts oder links gedreht, zum Beispiel beim Blick über die Schulter. Der größte Teil der Drehbewegung kommt aus dem Wirbelsegment C1/C2.*

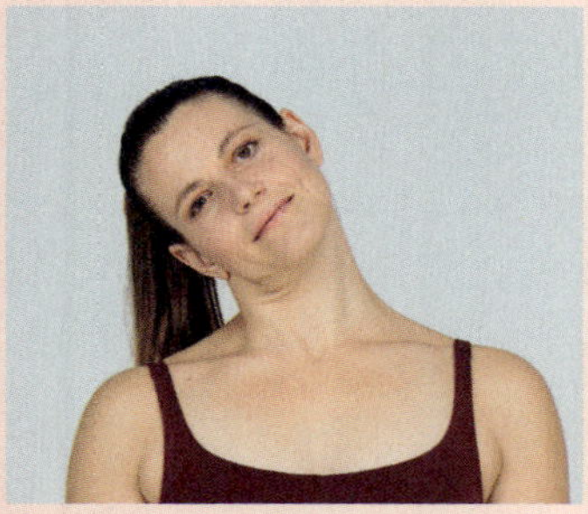

***Lateralflexion:** Bei der Lateralflexion wird der Kopf zur Seite geneigt, das Ohr kommt Richtung Schulter.*

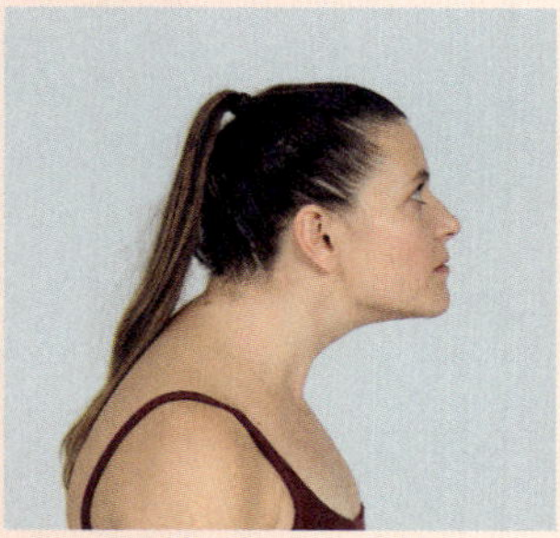

***Protraktion:** Der Kopf schiebt sich nach vorn. Die untere Halswirbelsäule ist in einer Flexion und die obere in einer starken Extension. Das ist die typische Tech-Neck-Position.*

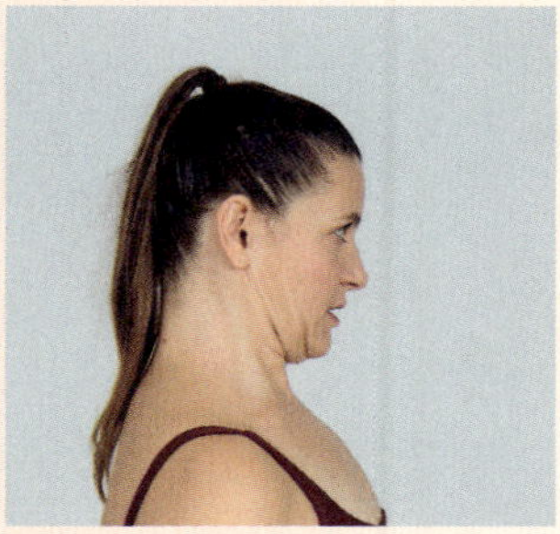

***Retraktion:** Der Kopf zieht nach hinten in eine »Doppelkinn-Position«. Die Retraktion aktiviert die tiefen Nackenbeuger und stabilisiert somit die Halswirbelsäule.*

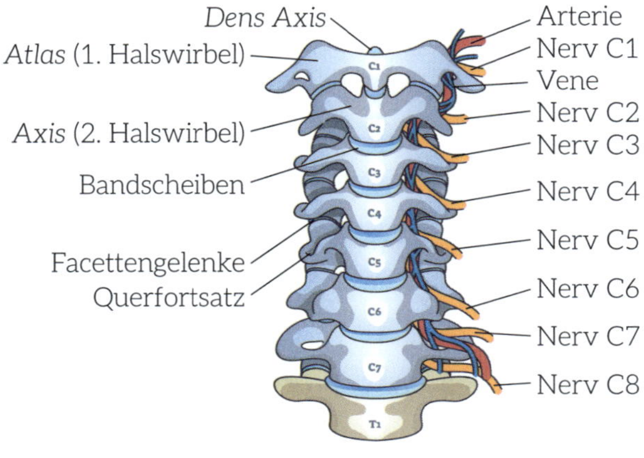

Die Arteria vertebralis verläuft durch die knöcherne Öffnung der Halswirbel.

- ***Arteria vertebralis*:** Der Verlauf der *Arteria vertebralis* durch die »Augen« der Wirbel macht sie sensibel für Halswirbelsäulenbewegungen – häufig besonders die Kombination aus Extension oder Flexion zusammen mit Lateralflexion und Rotation. Das kann die Arterie abklemmen und zu Schwindel oder Kopfschmerzen führen.

MUSKELN RUND UM DIE HALSWIRBELSÄULE

Damit der Kopf leicht und stabil getragen wird, braucht die Halswirbelsäule ein Zusammenspiel aus tiefen Stabilisatoren und kräftigen Mobilisatoren. Die tiefen Muskeln arbeiten, eher leise und ausdauernd, nah an den Wirbeln. Die oberflächlichen Muskeln sind gut tastbar, kräftig und machen viel Bewegung.

Zu den wichtigsten tiefen Stabilisatoren gehören die tiefen Nackenbeuger (DNF), vor allem die prävertebralen Muskeln *Longus colli* und *Longus capitis*. Sie liegen vorn direkt an der Halswirbelsäule, hinter Luft- und Speiseröhre, und du kannst sie nicht wirklich ertasten. Ihre Aufgabe ist feine Kontrolle: Sie helfen, den Kopf in neutraler Ausrichtung zu stabilisieren und das Kinn in eine kleine Nickbewegung zu bringen, ohne dass der Kopf nach vorn schiebt. Wenn sie gut arbeiten, müssen der SCM (*Sternocleidomastoideus*, dein Kopfwender) und der obere Trapez weniger dauernd stabilisieren. Auch die *Multifidi* und *Rotatores* stabilisieren segmental und helfen, dass Bewegungen fein kontrolliert bleiben. Die *Scaleni* ziehen von der Halswirbelsäule zu den oberen Rippen. Sie stabilisieren den Nacken, unterstützen Flexion und Lateralflexion und wirken als Atemhilfsmuskeln. Zwischen ihren Anteilen verläuft der *Plexus brachialis*, daher können Spannungen hier manchmal auch in Arm oder Hand mitspürbar werden.

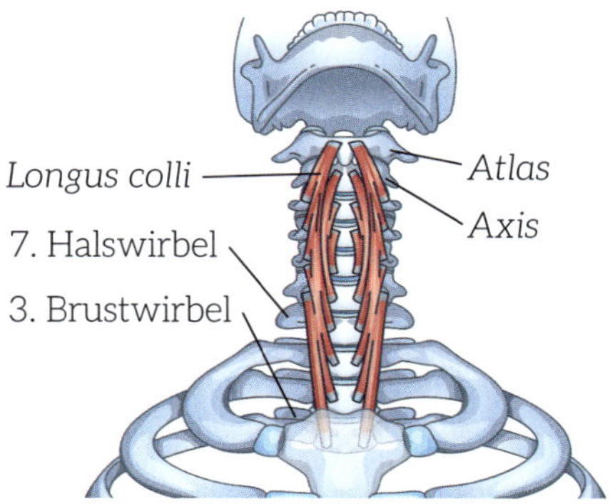

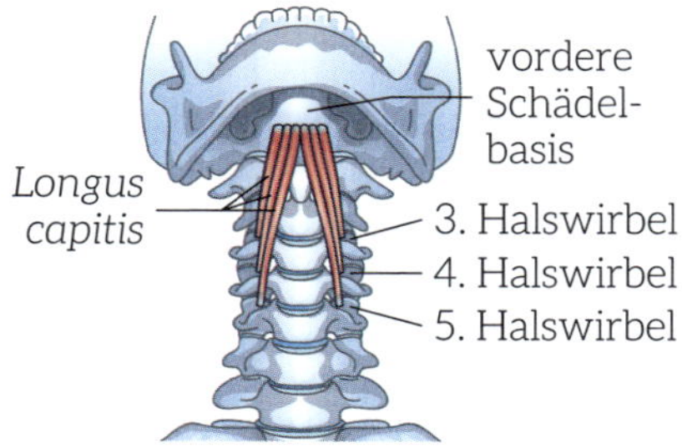

Longus colli *und* Longus capiti *sind wichtige Stabilisatoren in der Tiefe deiner Halswirbelsäule.*

Die kurzen Nackenstrecker (subokzipitale Muskeln) verbinden Schädel, *Atlas* und *Axis*. Sie koordinieren feine Bewegungen im oberen Nacken und reagieren oft schnell mit Schutzspannung, wenn der Kopf in eine Dauerüberstreckung kippt.

Zu den kräftigen, gut tastbaren Mobilisatoren gehören der *Sternocleidomastoideus* (SCM), der vom Brustbein und Schlüsselbein zum Mastoid hinter dem Ohr verläuft und den Kopf dreht und zur Seite neigt, sowie der obere Trapez, der Schädel und Schultergürtel verbindet und Aufrichtung, Seitneigung und Rotation unterstützt.

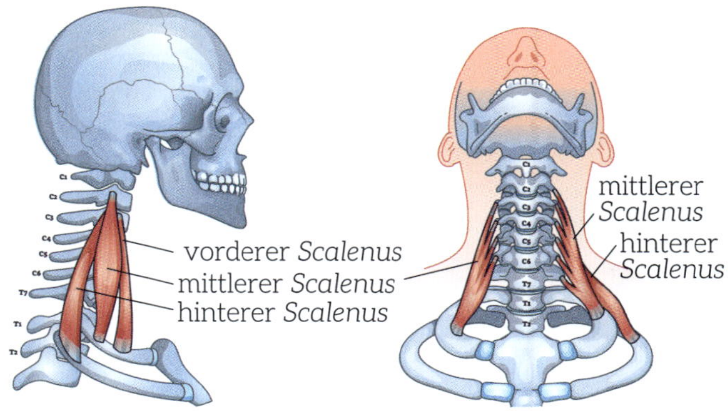

Die Scaleni-Muskeln halten oft viel Spannung.

Ebenfalls wichtig sind Rückenstrecker und tiefe Nackenstrecker (unter anderem *Erector spinae, Splenii, Semispinalis*). Sie ziehen mit verschiedenen Anteilen bis Richtung Schädel und unterstützen Aufrichtung und Stabilisation.

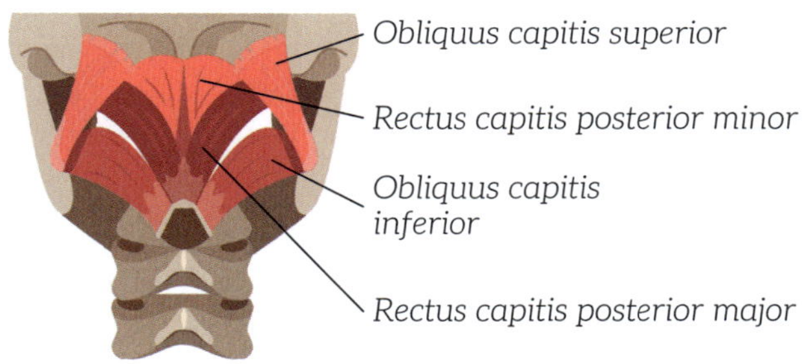

Die kurzen Nackenstrecker steuern die feinen Bewegungen des Kopfs und sind häufig verspannt.

DAS HALSCHAKRA (VISHUDDHA)

Der Nacken ist der Übergang zwischen Kopf und Körper: Er trägt, orientiert, reagiert blitzschnell auf Stress und hält oft Spannung, lange bevor wir es merken. Damit passt er zum Halschakra Vishuddha, das für Ausdruck, Klarheit und Kommunikation steht. Körperlich werden unter anderem Nacken, Schultern, Kiefer, Zunge, Stimme, Atmung, Schilddrüse und auch der *Nervus vagus* diesem Chakra zugeordnet.

Ein balanciertes Vishuddha zeigt sich, wenn du dich aufrecht fühlst, ohne dich »groß zu machen«. Du kannst den Kopf leicht tragen, atmest freier und findest Worte, die zu dir passen und deine innere Wahrheit zeigen. Im Yoga unterstützt du das, indem du Länge im Nacken kultivierst, nicht in die Halskehre knickst und die Atmung als Regler nutzt.

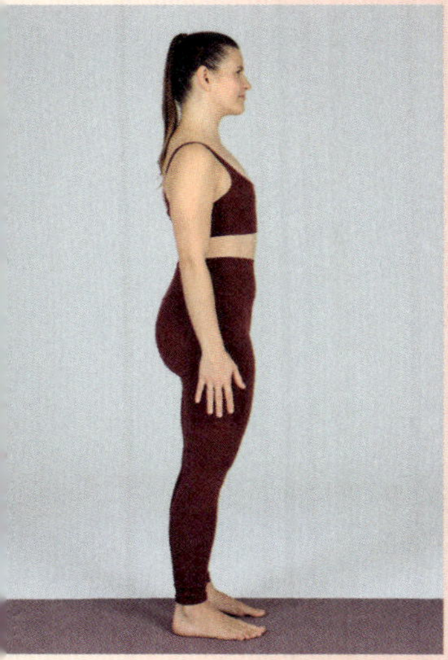

Die ideale Körperhaltung sieht in der Theorie fast aus wie die Berghaltung Tadasana.

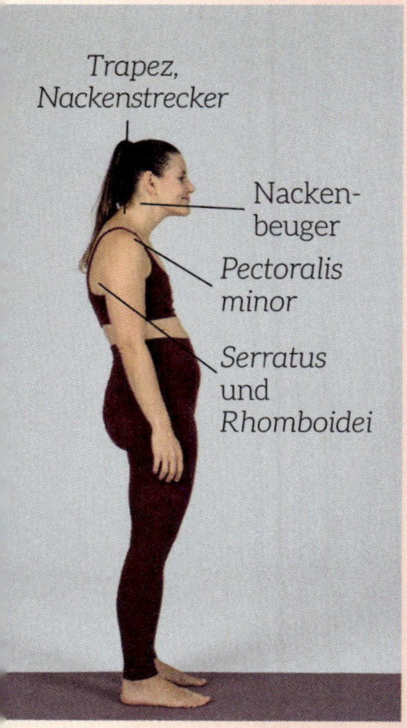

Hier siehst du die typische Tech-Neck-Haltung mit vorgeschobenem Kopf.

Fokusthema: Haltung im Alltag und im Yoga

Bei der Halswirbelsäule geht es selten nur um mehr Dehnung. Das wichtigste Prinzip ist Kontrolle: ein Nacken, der sich frei bewegen kann, aber auch stabil bleibt. Wenn die tiefen, ausdauernden Stabilisatoren zu wenig arbeiten, springen die großen, kräftigen Mobilisatoren ein. Das funktioniert kurzfristig, wird aber schnell anstrengend. Die Folge sind müde, gereizte Muskeln, eine erhöhte Grundspannung und das Gefühl, dass der Nacken ständig »mitarbeitet«.

Im Folgenden schauen wir deshalb auf zwei Dinge, die in der Praxis am meisten verändern: deine Haltung im Alltag und im Yoga sowie auf Rückbeugen und Umkehrhaltungen und wie du dabei Länge und Stabilität im Nacken hältst.

HALTUNG IM ALLTAG

Die Wirbelsäule befindet sich idealerweise in ihrer natürlichen Lordose-Krümmung, der Kopf ist nicht nach vorn geschoben, sondern leicht in Retraktion. Die Ohrläppchen liegen ungefähr über dem Schulterdach, und die Schulterblätter liegen satt am Brustkorb an.

Im Alltag sehen wir häufig das Gegenteil: den Tech-Neck. Der Kopf rutscht nach vorn in die Protraktion. Oft entsteht dabei oben in der Halswirbelsäule mehr Überstreckung, während die untere Halswirbelsäule eher in Flexion steht. Die tiefen Nackenbeuger kommen dadurch in eine ungünstige Position und stabilisieren schlechter. Gleichzeitig reagieren die tiefen Nackenstrecker und die subokzipitalen Muskeln mit Schutzspannung. Dann übernehmen große Mobilisatoren wie der *Sternocleidomastoideus*, oberer Trapez und Teile der Rückenstrecker mehr Haltungsarbeit, als ihnen guttut.

Wichtig: Du musst nicht den ganzen Tag perfekt stehen. Aber wenn der Kopf dauerhaft nach vorn sinkt, wird er biomechanisch schwerer zu tragen. Kurzfristig kompensiert der Körper das, langfristig wird es anstrengend.

Der Brustkorb spielt dabei eine zentrale Rolle. Wenn die Brustwirbelsäule stark in einer Beugung steckt und die Rippenbeweglichkeit fehlt, entsteht die Aufrichtung oft nicht aus dem Brustkorb heraus, sondern aus dem Nacken, denn die Augen sollen ja geradeaus schauen.

MINI-NACKENCHECK

Lege dich auf den Rücken, deine Beine sind aufgestellt. Lege dann eine Hand sanft an den *Sternocleidomastoideus* (den Kopfwender) vorn seitlich am Hals und die andere hinten an deine Halswirbelsäule.

Mache den Nacken lang, drücke den Kopf etwas mehr in die Unterlage und bringe das Kinn in eine kleine Nickbewegung nach hinten und unten zum Brustbein, wie ein feines Doppelkinn. Dabei fühle mit deinen Händen:

- Dein Kopfwender-Muskel (SCM) bleibt entspannt.
- Deine Halswirbelsäule wird hinten stabil und lässt sich nicht mehr mit den Fingern wegdrücken.

Ziel ist, in der Tiefe zu arbeiten, während die Oberfläche weich bleibt.

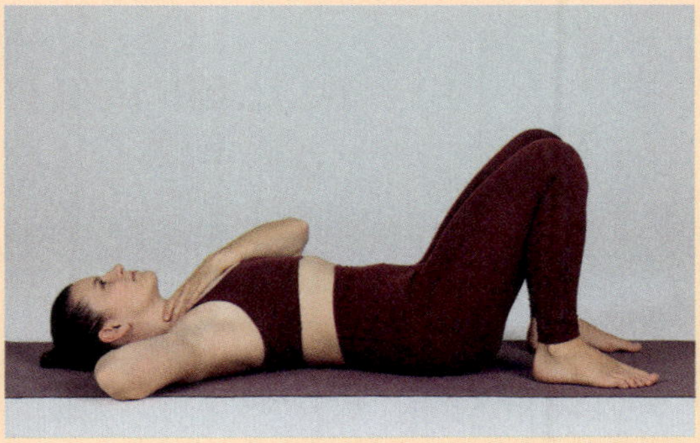

Spüre, wie der Sternocleidomastoideus *weich bleibt.*

Eine feine Aktivierung der tiefen Nackenbeuger hilft dir, den Kopf stabil zu halten, ohne dass die großen Muskeln im Nacken ständig arbeiten müssen. Wichtig ist dabei die Länge: Wenn der Kopf nach vorn rutscht oder du im oberen Nacken einknickst, verlieren die tiefen Muskeln ihre gute Arbeitsposition. Mit einem langen Nacken hinten und einer aufrechten Ausrichtung haben sie die beste Voraussetzung, ihre Kraft und Stabilität zu entfalten – und genau dadurch können sich die oberflächlichen Muskeln oft wieder entspannen.

SIND RÜCKBEUGEN UND KOPFSTAND FÜR DEN NACKEN GESUND?

Im Yoga ist die Ausrichtung der Halswirbelsäule besonders in zwei Situationen entscheidend: in Rückbeugen und in Umkehrhaltungen wie dem Kopfstand. Diese Haltungen sind nicht automatisch problematisch. Kritisch wird es vor allem dann, wenn die Bewegung im Nacken passiv passiert, also wenn der Kopf nach hinten fällt oder du im Kopfstand in die Halswirbelsäule drückst.

Bei Rückbeugen gibt es zwei Dinge zu beachten. Halte Länge hinten im Nacken und die Stabilität vorn in der Tiefe. Du möchtest eine Rückbeuge, keinen Rückknick. Was die tiefen Rumpfmuskeln für die Lendenwirbelsäule sind, sind die tiefen Nackenbeuger (DNFs) für die Halswirbelsäule. Außerdem sollte der Großteil der Öffnung aus der Brustwirbelsäule kommen. Der Nacken folgt, aber er macht nicht die Hauptarbeit. Er geht in Verlängerung der unteren Wirbelsäule weiter.

Bei Umkehrhaltungen gilt wiederum: Schaffe Länge im Nacken und aktive Stabilität, statt »hineinzusinken«. Die Kraft kommt aus Schultergürtel und Rumpf, nicht primär aus dem Nacken. Gerade hier ist Schulterkraft entscheidend.

KURZ-CHECK FÜR DEN KOPFSTAND

Damit dein Kopfstand gesund für deinen Nacken bleibt, ist es entscheidend, dass du ihn stabil, kontrolliert und ohne Druck auf den Nacken ausführen kannst.

- **Grünes Licht:** eher ja
  - Du kannst den Nacken auch unter Druck in neutraler Länge halten, ohne hineinzuknicken.
  - Du hast Kraft und Kontrolle in Schultern und Rumpf, nicht nur Mut.
  - Du hast keine akuten Kopf- oder Nackenschmerzen.
- **Gelbes Licht:** zuerst vorbereiten
  - Du verlierst die Kinn-Brustbein-Verbindung mit mehr Gewicht auf dem Kopf sofort.
  - Du drückst in den Nacken, statt dich aus den Schultern heraus zu tragen.
  - Bereite dich vor mit: Delfin-Position, Unterarmstütz, Wand-Vorbereitung, Training für einen neutralen Nacken.

- **Rotes Licht:** heute nein
  - Du hast akute ausstrahlende Schmerzen, Schwindel oder neurologische Symptome.
  - Du hast gerade starke Spannungskopfschmerzen.
  - Du hast akute Bandscheibenprobleme oder spürst deutliche Unsicherheit.

VORBEREITUNG FÜR DEN KOPFSTAND

Setze dich in den Fersensitz oder in einen aufrechten Sitz. Lege beide Hände flach auf deinen Kopf (im Scheitelbereich), die Ellenbogen zeigen leicht nach vorn.

Gib nun ganz sanft Druck mit den Händen nach unten, als wolltest du den Kopf ein kleines bisschen Richtung Boden schieben. Mache gleichzeitig den Nacken lang, als ob dich jemand am Hinterkopf nach oben ziehen würde. Stelle dir vor: oben sanfter Druck, innen Länge, unten Gegenhalt. Der Nacken bleibt dabei lang, du knickst nicht ein, die Schultern bleiben weich und der Brustkorb ruhig. Du spürst deine Stabilität als Kraft.

Wenn du die Übung nicht richtig ausführst, kollabiert der Nacken, das Kinn schiebt sich nach vorn, die Schultern ziehen sich hoch oder du spürst Druck in der Halswirbelsäule. Das solltest du vermeiden. Du übst hier genau das, was du im Kopfstand brauchst: Druck wahrnehmen, Länge halten, stabil bleiben, ohne in den Nacken zu »hängen«.

Kontaktpunkt am Kopf: Wenn du dann den Kopfstand üben möchtest, achte darauf, dass im Kopfstand der Kontaktpunkt so stabil sein soll, dass du nicht auf Stirn oder Hinterkopf rollst. Ziel ist ein ruhiger Punkt, bei dem der Nacken neutral bleibt und die Hauptlast trotzdem aus Schultern und Rumpf kommt. Wenn du merkst, dass du im Nacken drückst oder einknickst, ist das ein klares Zeichen: Bereite dich zunächst vor und trainiere deine Schulter- und Rumpfkraft.

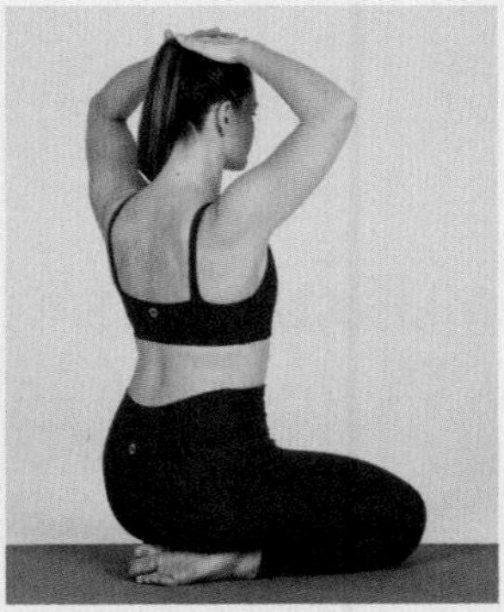

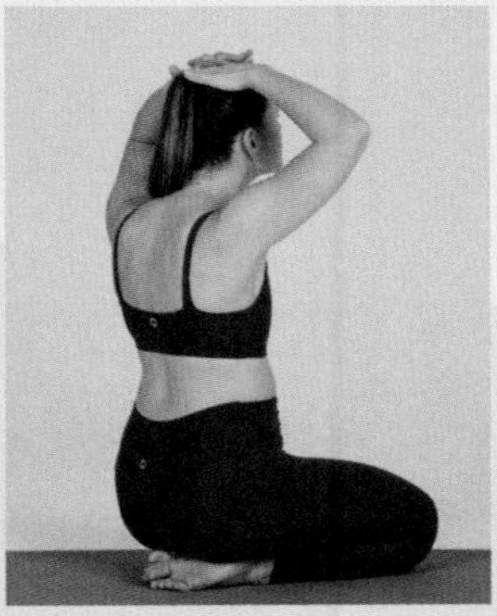

Übe mit deinen Händen Druck auf den Kopf aus – das bereitet dich auf den Kopfstand vor. Oben ist richtig: Du bist stabil im Nacken. Unten ist falsch: Du kollabierst im Nacken.

Beschwerdebilder

Beschwerden im Nacken entstehen oft schleichend. Häufig liegt keine einzelne Verletzung vor, sondern eine Kombination aus fehlender muskulärer Kontrolle, ungünstigen Alltagspositionen und wiederholter Überlastung. Der Körper reagiert darauf oft mit erhöhter Grundspannung im Schulter-Nacken-Bereich. Genau hier kann Yoga wirksam sein: durch bessere Ausrichtung, dosierte Kräftigung und bewusste Regulation.

Wichtig: Wenn zu Nackenschmerzen plötzlich starke Ausstrahlungen, deutliche Taubheit oder Kraftverlust, starke Schwindelanfälle, Sehstörungen, Sprech- oder Schluckstörungen oder ein ungewohnter, sehr starker Kopfschmerz dazukommen, muss das medizinisch abgeklärt werden.

MUSKULÄRES KONTROLLPROBLEM DER HALSWIRBELSÄULE

Die Stabilität der Halswirbelsäule entsteht durch drei Systeme: passiv durch Knochen und Bänder, aktiv durch Muskulatur und gesteuert durch das Nervensystem. Wenn das aktive System und die Kontrolle nicht gut zusammenspielen, kann ein Segment zu viel Bewegung abbekommen, während andere Bereiche steifer werden. Bewegung wird dann nicht mehr optimal geführt, es entstehen mehr Scherkräfte und Reizbelastung.

Das fühlt sich oft nach Instabilität an, auch wenn durchaus viel Muskulatur vorhanden sein kann. Es äußert sich oft durch:

- Gefühl von Kontrollverlust (schwerer Kopf)
- Müdigkeit im Nacken, Unruhe, schnelle Ermüdung beim Sitzen oder Stehen
- Steifigkeitsgefühl, manchmal Schwindel oder Spannungskopfschmerz
- häufiges Knacken im Nacken

Yoga für mehr Stabilität der Halswirbelsäule

Hier hilft selten mehr Dehnung. Das Ziel ist ausdauernde Kontrolle, besonders der tiefen Stabilisatoren, plus gute Schultergürtelkontrolle und Brustkorbaufrichtung. Du willst dem Nacken Arbeit abnehmen, nicht zusätzliche Aufgaben geben.

WAS DU BEI PROBLEMEN MIT DER HALSWIRBELSÄULE TUN KANNST

Dos	Don'ts
• tiefe Nackenbeuger (DNF) sanft trainieren, kurz und regelmäßig • Schultergürtelkraft aufbauen, besonders *Serratus* und unteren Trapezmuskel • den Brustkorb beweglicher machen, damit Aufrichtung nicht als Kompensation nur aus dem Nacken kommt • den Alltag dosieren: Blickhöhe anpassen, Mikropausen einlegen, dich regelmäßig bewegen	• lange endgradige Nackenstellungen halten, besonders Rotation plus Extension • in Rückbeugen den Kopf hängen lassen • in Stützhaltungen die Schultern zusammensinken lassen • nur passiv lösen und danach wieder in die gleiche Haltung zurückkehren • zu intensiv, selten und zu lange üben statt häufig und kurz

AKUTE BLOCKIERUNG DES NACKENS

Eine akute Blockierung (Halskehre) kann sich wie aus dem Nichts entwickeln, manchmal nach Schlaf, Zugluft, einer Stressphase oder ungewohnter Belastung. Häufig steckt eine lokale Reizung in der unteren Halswirbelsäule oder in den kleinen Wirbelgelenken dahinter, die eine starke Schutzspannung auslöst. Dadurch wird Bewegung plötzlich schmerzhaft und eingeschränkt.

Auch wenn eine Bandscheibe beteiligt sein kann, ist die Prognose in den meisten Fällen gut, nur braucht es Geduld und eine ruhige Progression. So fühlt sich das oft an:

- Ein diffuser tiefer Schmerz, man zeigt mit der ganzen Hand auf den Bereich.
- Es kann sich aber auch um einen ganz bestimmten Punkt handeln.
- Die Bewegung ist stark eingeschränkt, besonders Extension, Rotation und Lateralflexion zur schmerzhaften Seite.
- Eine Schonhaltung wird eingenommen, manchmal einseitig, manchmal mit Zug in Schulter, Kopf oder oberem Rücken.
- Häufig mit der Angst verbunden, dass etwas Schlimmes passiert ist.

Yoga bei einer Nacken-Blockierung

In der ersten Phase gilt: beruhigen und entlasten. Sanfte Bewegungen in angenehme Richtungen können helfen, aber ohne endgradigen Zug. Weniger ist mehr. Ziel ist, dem Nervensystem Sicherheit zu vermitteln.

WAS DU IN DER AKUTPHASE TUN KANNST

Dos	Don’ts
• Entlastung, Wärme, ruhige Atmung, kurze Einheiten über den Tag verteilt • sanfte Bewegungen Richtung Flexion oder weg von der schmerzhaften Seite, wenn angenehm • Lagerung mit Rolle oder Kissen, sodass der Nacken neutral liegt • medizinische Abklärung bei neurologischen Symptomen oder rascher Verschlechterung	• in den Schmerz hineindehnen oder die Blockade wegdrücken wollen • Rückbeugen, Kopfstand oder starke Drehungen üben • schnelle unkontrollierte Kopfbewegungen machen oder ruckartige Übergänge • zu lange vor dem Bildschirm sitzen

Nach der akuten Phase geht es im Aufbau ähnlich wie beim Thema Instabilität darum, wieder Stabilität in der Halswirbelsäule und Kraft im ganzen Team rund um den Nacken aufzubauen.

SPANNUNGSKOPFSCHMERZ

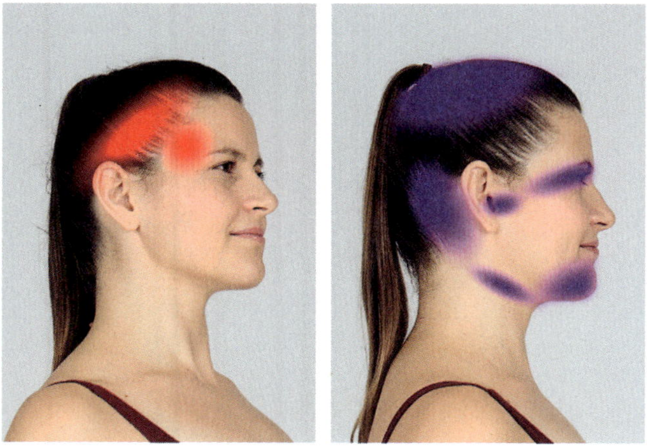

Triggerpunkte im Sternocleidomastoideus *(rechts) oder im* Splenius capitis *(links) können bis zum Kopf ausstrahlen.*

Spannungskopfschmerz entsteht häufig, wenn der obere Nacken über längere Zeit zu viel Haltearbeit übernimmt. Typisch ist eine leichte Dauerüberstreckung in der oberen Halswirbelsäule, kombiniert mit Schutzspannung in den kleinen Muskeln direkt unter dem Hinterkopf sowie oft auch im *Sternocleidomastoideus* und im oberen Trapez.

Manchmal kommt dann noch Kieferpressen dazu. Dann ist der Schmerz nicht nur ein Zeichen von zu viel Spannung, sondern oft auch von zu wenig feiner Stabilität im Nacken.

Wichtig dabei: Der Schmerz sitzt nicht immer dort, wo die Spannung entsteht. Verspannte Muskeln können Beschwerden an andere Orte weiterleiten. Das nennt man Ausstrahlung oder *Referred Pain*. Ein Triggerpunkt ist eine besonders empfindliche Stelle im Muskel, die bei Druck nicht nur lokal wehtut, sondern an typischen Stellen spürbar wird. Im Nacken kann Spannung unter dem Hinterkopf zum Beispiel als Druck an den Schläfen auftauchen. Oder ein Punkt im *Sternocleidomastoideus* strahlt Richtung Stirn oder hinter das Auge aus. Das ist unangenehm, aber oft gut beeinflussbar, wenn die Ursache ein Triggerpunkt ist. So fühlt sich das oft an:

- Druck im Hinterkopf oder an den Schläfen, wie ein Band um den Kopf
- Verspannung und Müdigkeit im Nacken
- Verschlechterung bei langer Bildschirmarbeit, Stress, langem Sitzen
- Besserung bei Bewegung, Wärme, frischer Luft oder ruhiger Atmung

TRIGGERPUNKTE RICHTIG BEHANDELN

Übe deutlich spürbaren Druck auf den Punkt aus und atme dabei ruhig weiter. Bleibe 30 bis 60 Sekunden auf der Stelle, bis der Druck nachlässt oder sich die Stelle weicher anfühlt. Eine genaue Anleitung zur Triggerpunktbehandlung findest du auf Seite 95.

Yoga bei Spannungskopfschmerzen

Hier gilt es erst zu regulieren und auszurichten, dann zu lösen und schließlich zu stabilisieren. So können die tiefen Stabilisatoren wieder arbeiten, und die Oberfläche muss nicht dauernd halten, wenn die Halswirbelsäule lang und neutral ist. Bei Spannungskopfschmerz ist fast immer eine Kombination aus Übungen für Brustkorb, Schultergürtel und Nacken sinnvoll.

WAS DU BEI KOPFSCHMERZEN TUN KANNST

Dos	Don'ts
• Triggerpunkte gezielt lösen • auf Nackenlänge und Retraktion achten mit sanfter Aktivität deiner DNF (tiefe Nackenbeuger) • Brustkorb mobilisieren • Schultergürtel und Rumpf kräftigen • den Atem als Regulation nutzen, Ausatmung etwas verlängern	• den Kopf ohne Stabilität in Rückbeugen einfach nach hinten fallen lassen • nur auf passive Techniken wie Massage setzen und die Ursache ignorieren • Triggerpunkte so stark bearbeiten, dass der Muskel danach noch mehr verspannt

Asanas und Übungen für Nacken und Kopf

Nach Anatomie, Fokusthemen und den typischen Beschwerdebildern geht es jetzt in die Praxis. Die folgenden Übungen decken drei Ziele ab: Spannung reduzieren, Stabilität aufbauen und die Ausrichtung im Yoga und im Alltag verbessern.

Für eine nachhaltige Wirkung ist Regelmäßigkeit wichtiger als Intensität. Kurze, regelmäßige Einheiten sind deutlich effektiver als seltene, intensive Sessions. Wenn dein Nacken sensibel ist, beachte besonders: Länge geht vor Tiefe – schaffe dir erst Raum in der Halswirbelsäule, bevor du behutsam in die Dehnung gehst. Setze dabei stets auf Kontrolle statt Maximaldehnung.

Nackenmassage

Mit der Nackenmassage reduzierst du Schutzspannung in den tiefen Nackenstreckern, besonders subokzipital (direkt unterhalb vom Schädel), und entlastest je nach Griff auch die *Scaleni* oder deinen *Sternocleidomastoideus*. Das verbessert die Wahrnehmung und kann Druck im Hinterkopf und Zug in den seitlichen Halsstrukturen beruhigen.

1. Setze dich aufrecht hin, das Brustbein ist weich, der Nacken lang. Verschränke die Hände am Hinterkopf, die Daumen liegen seitlich am Nackenansatz. Taste langsam die festen Punkte ab, eher am Schädelrand. Du kannst sanft massieren oder eine bestimmte, fest angespannte Stelle aussuchen und diese gezielt lösen.
2. Wandere dann leicht nach außen Richtung seitlichem Hals, in den *Scaleni*-Bereich oder ganz nach vorn zum *Sternocleidomastoideus*, den du im Pinzettengriff lösen kannst.

Hinweis: Vermeide es, auf der Halsschlagader-Region zu kneten – wenn es unter deinem Finger pulsiert, rutsche etwas nach außen.

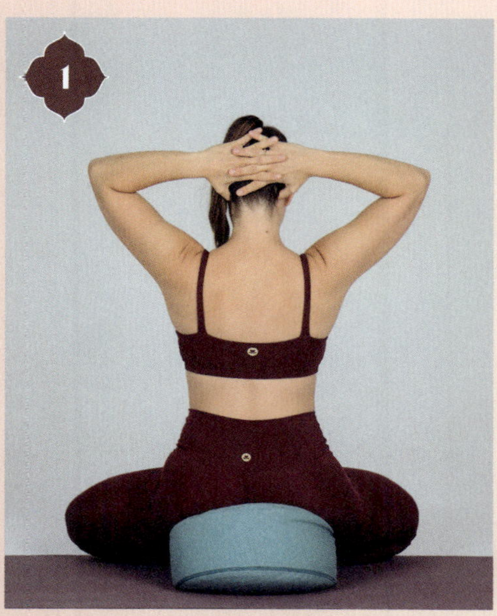

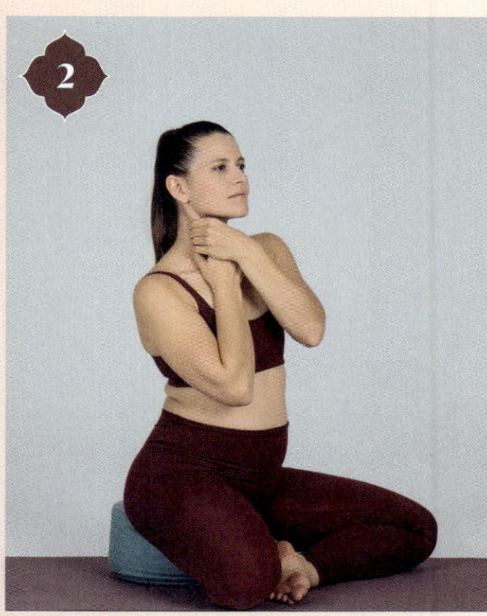

Vierfüßler-Schildkröte

Hier übst du Retraktion und Länge unter leichter Last. Das ist sehr alltagsnah, weil viele Menschen im Sitzen den Kopf nach vorn schieben. Hier lernt dein System, den Kopf wieder in Verlängerung der Wirbelsäule zu organisieren, ohne zu verkrampfen.

1. Komme in den Vierfüßlerstand, die Hände sind unter den Schultern, die Knie unter den Hüften. Halte die Schulterblätter stabil am Brustkorb.
2. Lasse den Kopf einmal bewusst hängen und spüre den Unterschied. Dann mache den Nacken lang und ziehe das Kinn minimal nach hinten, als würde der Hinterkopf nach hinten oben gleiten. Dein Blick bleibt weich nach unten gerichtet, ohne dass du das Kinn stark zur Brust ziehst. Halte die Position drei Atemzüge. Wiederhole fünf- bis achtmal.

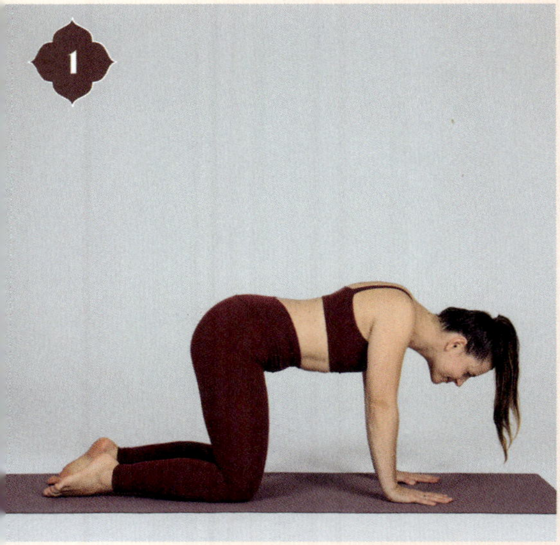

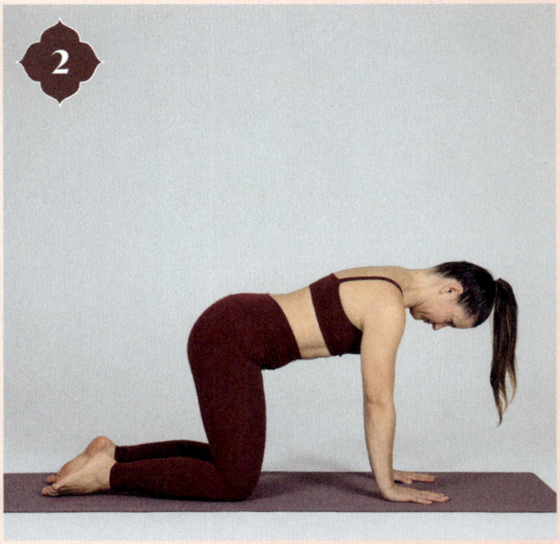

Dehnung der *Scaleni*

Entlaste die seitlichen Halsmuskeln, besonders *Scaleni*, Trapez und die oberen Anteile des *Levator scapulae*, ohne endgradige Positionen zu erzwingen. Das kann auch die Atemhilfsmuskeln beruhigen, wenn du bei Stress weit oben atmest.

1. Setze dich aufrecht hin, die Sitzbeine sind schwer, das Brustbein angehoben.
2. Mache zuerst den Nacken lang. Neige den Kopf dann sanft zur Seite, als ob das Ohr Richtung Schulter geht, die Schulter bleibt schwer und die Hand streckt von dir weg.
3. Optional blicke einmal leicht zur Decke und dann leicht nach unten – nur wenn es angenehm ist. Nimm fünf bis acht ruhige Atemzüge, dann löse langsam und wechsle die Seite.

Hinweis: Vermeide Ziehen oder Reißen am Kopf mit Kraft. Wenn es in Arm oder Hand kribbelt, mache die Dehnung sanfter, löse bewusst die Verspannungen in den *Scaleni* und übe die Nerven-Slider auf den Seiten 238 bis 240.

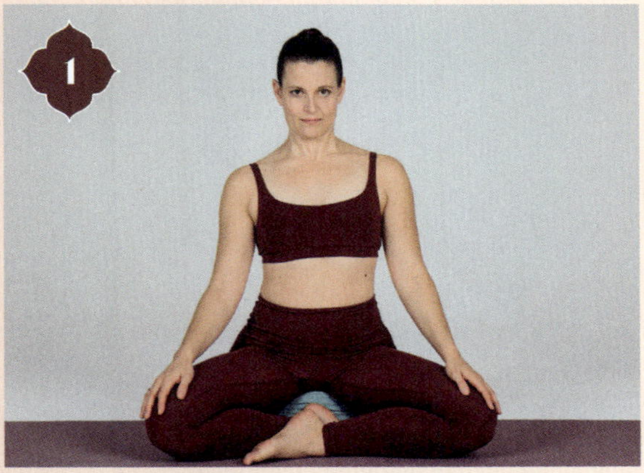

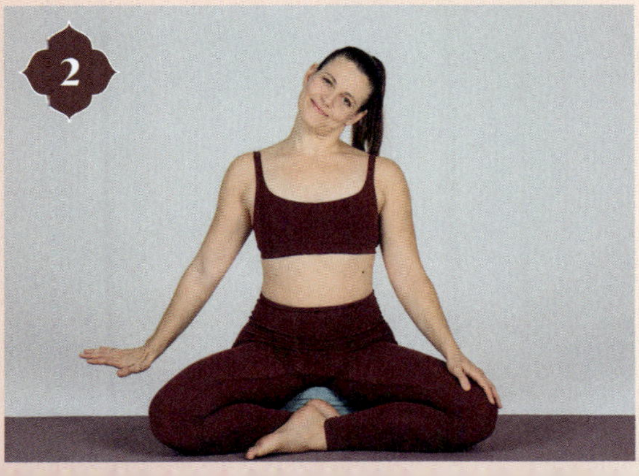

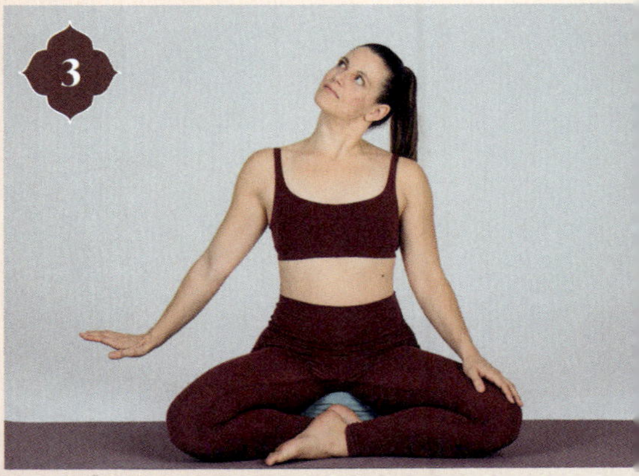

Seitlicher Winkel mit Twist-Blick

Du übst, deine tiefen Nackenstabilisatoren unter verschiedenen Winkeln von der Schwerkraft arbeiten zu lassen. Behalte in jeder Position deine Länge in der Halswirbelsäule bei, deine tiefen Nackenbeuger sind aktiv.

1. Stütze dich seitlich mit der unteren Hand auf einen Block. Der Nacken ist lang, das Kinn leicht in der Retraktion.
2. Drehe zuerst den Brustkorb. Erst wenn der Brustkorb organisiert ist, folgt der Kopf: Schaue nach unten.
3. Drehe den Kopf zur Decke. Wenn der Nacken empfindlich ist, bleibt dein Blick neutral, nicht zur Decke gerichtet. Wiederhole die Übung drei bis fünf Mal im Rhythmus deiner Atemzüge, dann wechsle die Seite.

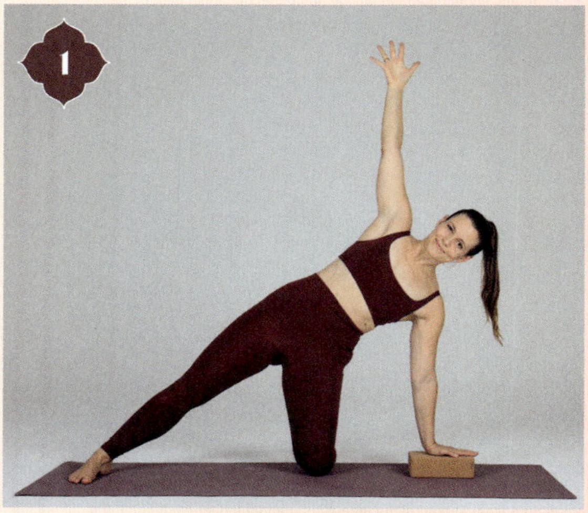

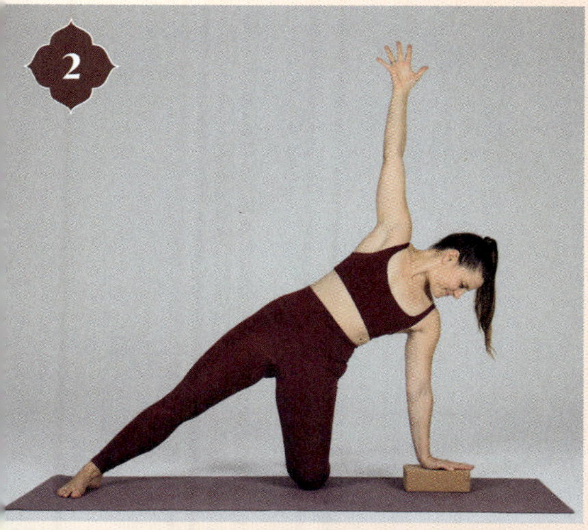

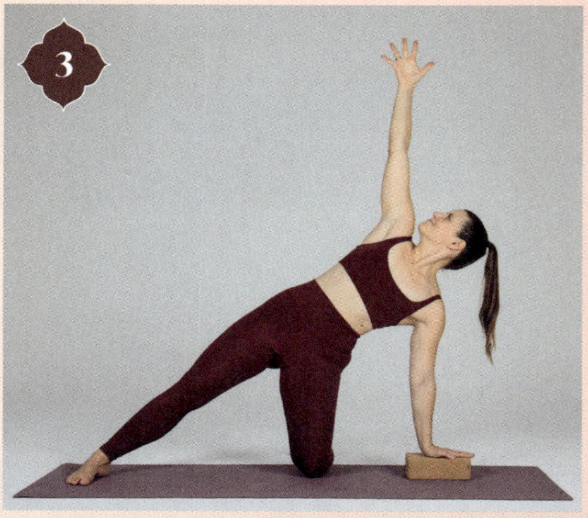

Delfin (Shishumarasana)

Hier trainierst du Schulterkraft und *Serratus*-Aktivität und gleichzeitig, den Nacken neutral zu halten. Das ist die beste Umkehr-Vorstufe, weil du viel Stabilität über Schultergürtel und Rumpf aufbaust, ohne Druck auf den Kopf.

Lege die Unterarme schulterbreit am Boden ab. Verschränke die Hände oder lasse sie flach aufgestellt. Drücke die Unterarme aktiv in den Boden, die Schulterblätter bleiben stabil am Brustkorb. Aktiviere die Bauchmuskulatur und drücke das Becken hoch. Der Nacken bleibt lang, der Blick Richtung Füße gerichtet. Halte die Position drei bis acht Atemzüge, dann entspanne.

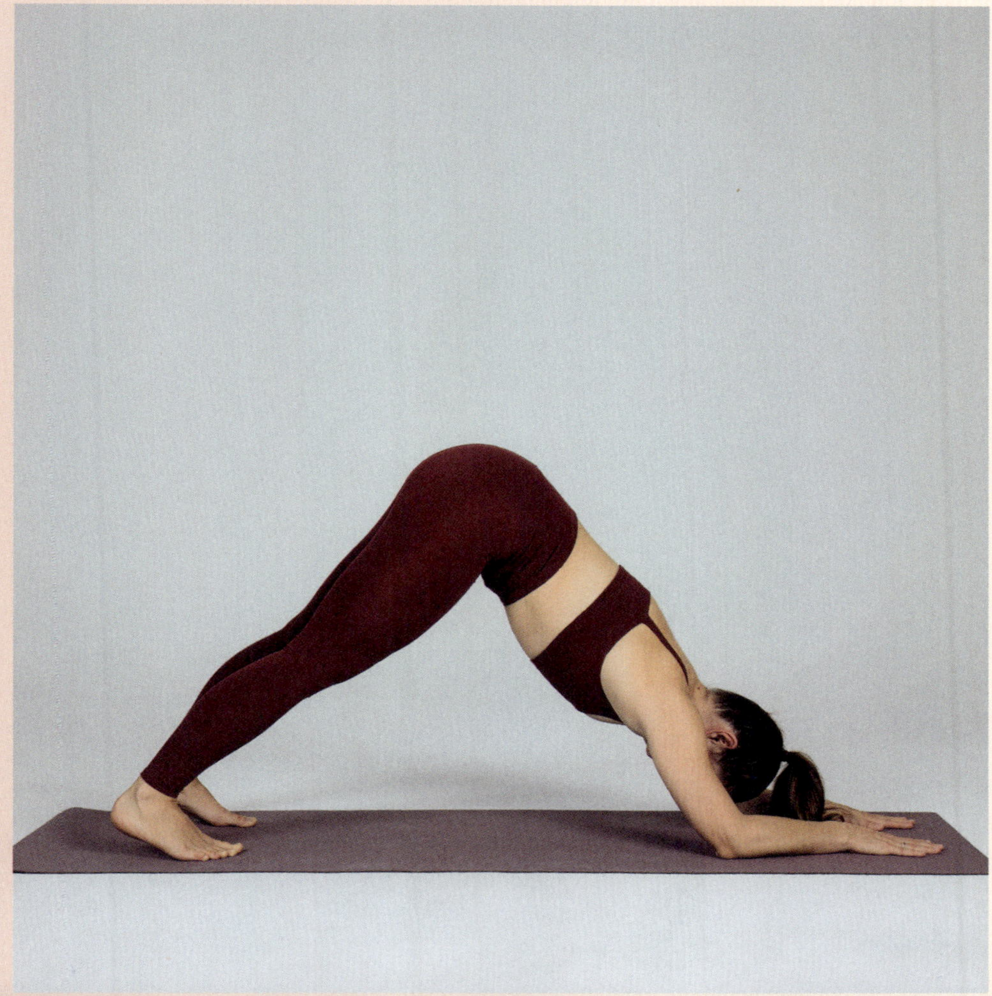

HALBER SCHULTERSTAND (ARDHA SARVANGASANA)

Der Schulterstand ist eine einfachere und oft zugänglichere Umkehrhaltung als der Kopfstand. Das Gewicht liegt auf deinen Schultern und Armen statt auf dem Kopf. So kannst du eine Umkehrhaltung mit weniger Belastung auf deiner Halswirbelsäule üben.

Lege dich auf den Rücken und ziehe die Knie zu dir heran. Aus dieser Haltung rolle das Becken langsam hoch. Stütze mit den Händen den Rücken ab, die Ellenbogen stehen etwa schulterbreit auseinander. Mache den Nacken lang, ohne dass Druck im Hals entsteht. Halte den Schulterstand drei bis fünf Atemzüge, dann rolle langsam wieder ab.

Hinweis: Übe nicht, wenn du dich im Hals eingeengt fühlst, wenn dir schwindelig wird oder wenn der Nacken drückt. Du kannst eine Decke unter deine Schultern legen, das gibt deinem Nacken mehr Raum.

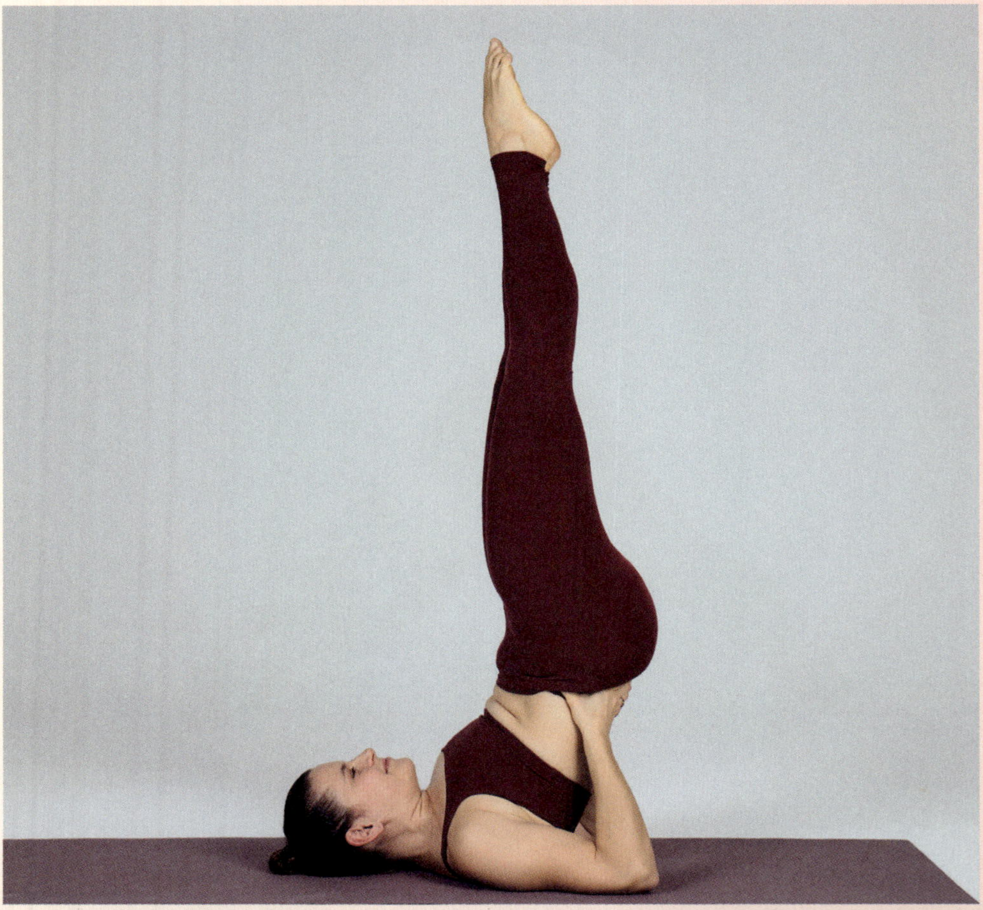

Anatomie-Yoga-Flow für den Nacken

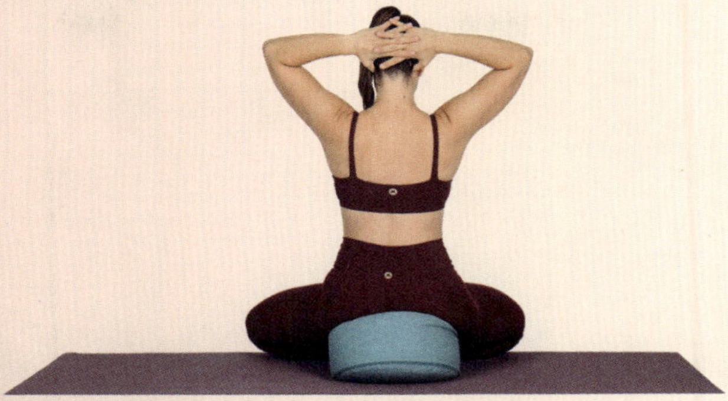

1. NACKENMASSAGE
(Seite 259)

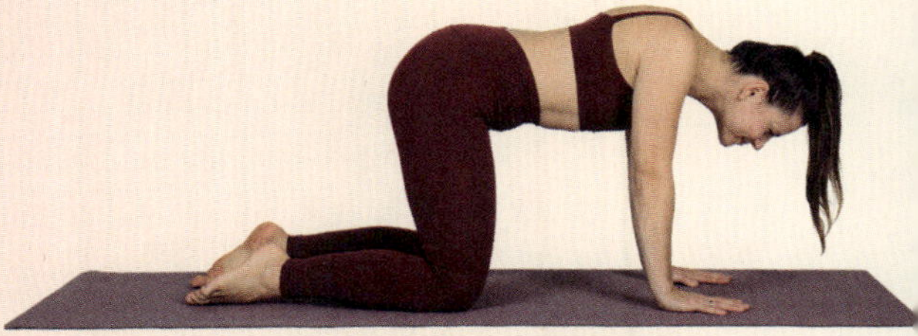

2. VIERFÜSSLER-SCHILDKRÖTE
(Seite 260)

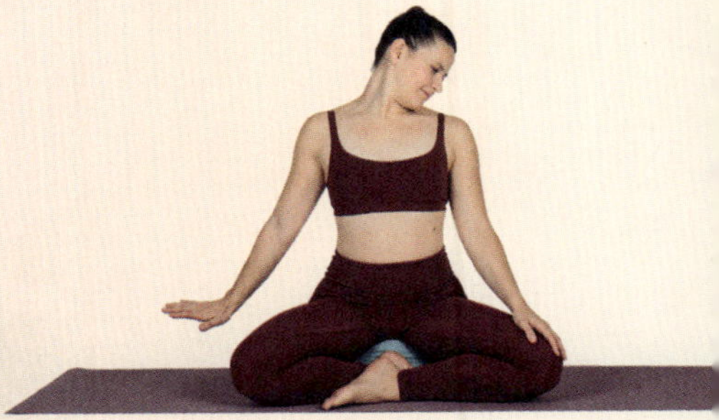

3. DEHNUNG DER *SCALENI*
(Seite 261)

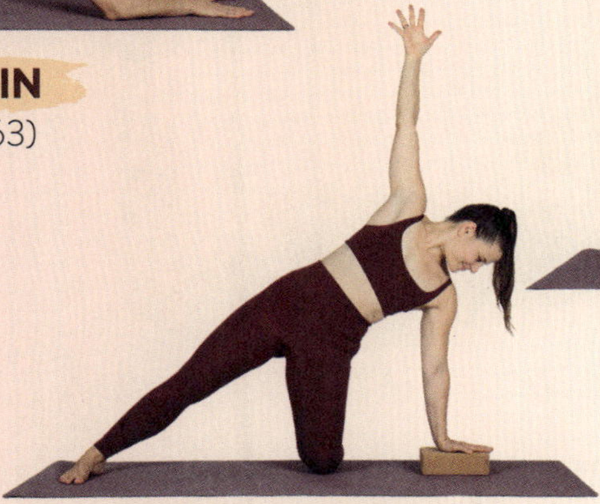

4. SEITLICHER WINKEL MIT TWIST-BLICK
(Seite 262)

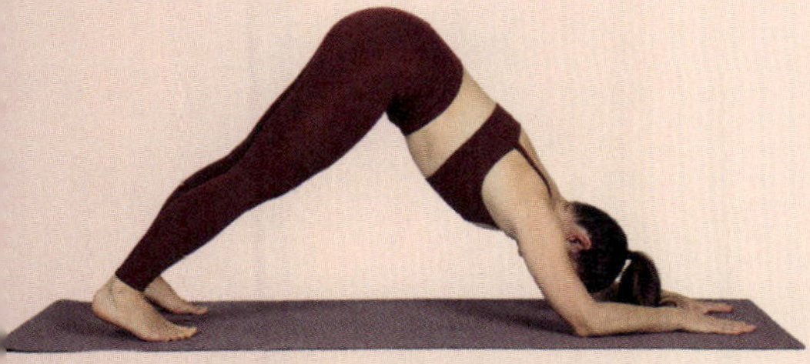

5. DELFIN
(Seite 263)

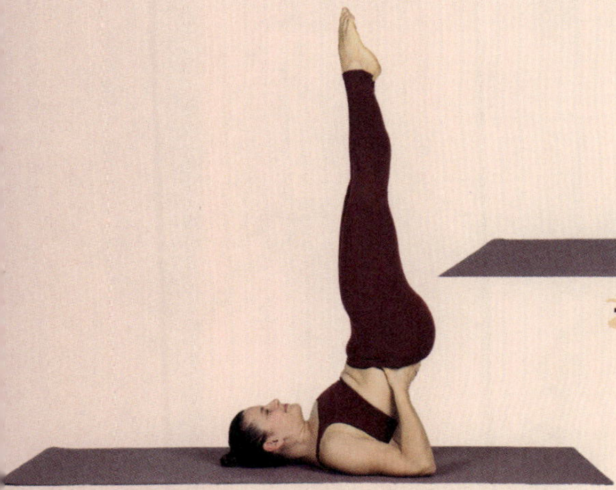

6. HALBER SCHULTERSTAND
(Seite 264)

DAS GESICHT

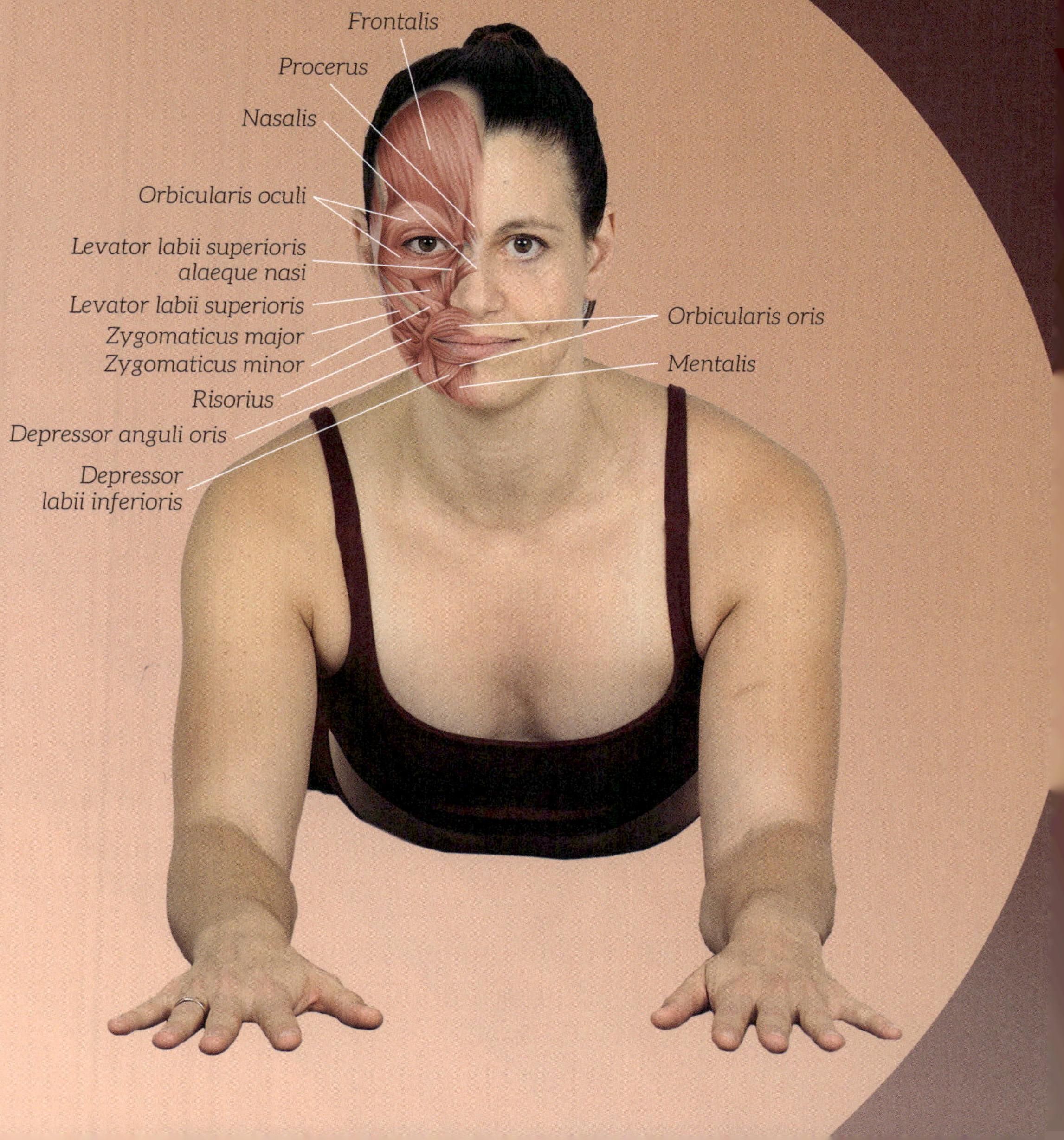
Frontalis
Procerus
Nasalis
Orbicularis oculi
Levator labii superioris alaeque nasi
Levator labii superioris
Zygomaticus major
Zygomaticus minor
Risorius
Depressor anguli oris
Depressor labii inferioris
Orbicularis oris
Mentalis

MIMIK UND KAUEN

Dein Gesicht ist viel mehr als der Ausdruck deiner Mimik. Es ist ein feines Spannungsbarometer und ein wichtiger Teil davon, wie wir mit anderen Menschen in Kontakt gehen. Viele merken erst beim Yoga, wie fest sie unbewusst die Zähne zusammenpressen, die Stirn hochziehen oder die Zunge festhalten. Diese Spannung macht nicht nur den Kiefer müde, sie kann sich auch in Kopf und Nacken zeigen. Viele kennen das als Druck an den Schläfen oder als Spannungskopfschmerz.

Kieferpressen ist dabei oft nicht nur ein lokales Problem, sondern Teil der Gesamtspannung. Kiefer, Zunge, Hals, Zwerchfell und Becken sind über Faszien und Muskelketten miteinander verbunden und arbeiten auch sensorisch eng vernetzt: Sensorik und Tonus hängen zusammen. Unter Stress pressen viele zusätzlich die Zähne aufeinander, das erhöht den Tonus der Kaumuskeln, macht die Atmung flacher und kann sich als Gesamttonus im Körper zeigen, manchmal auch im Beckenboden. Und oft gilt auch das Gegenteil: Wenn du den Kiefer weich machst, kann der Rest nachgeben und der Nacken wird leiser.

Für mich hat das Gesicht auch eine persönliche Bedeutung: Nach meinem Unfall war meine Mimik stark beeinträchtigt und ich musste meinen Ausdruck Schritt für Schritt wiederfinden. So bin ich zu Face-Yoga und Entspannungstechniken für das Gesicht gekommen. Im Folgenden tauchen wir in die Themen Kiefer und Mimik ein und du lernst Übungen für deine Yoga-Praxis oder auch für zwischendurch.

Anatomie des Gesichts

Anatomisch lässt sich das Gesicht gut in zwei Funktionsbereiche einteilen: Mimik und Kauen. Beide Bereiche nutzen unterschiedliche Muskelgruppen und werden über verschiedene Nerven gesteuert. Der *Masseter* ist der Haupt-Kaumuskel. Er gehört zu den stärksten Muskeln im Körper und kann sehr viel Kraft entwickeln.

KNOCHEN UND GELENKE IM GESICHT

Das Kiefergelenk verbindet den Unterkiefer mit dem Schädel. Es besteht aus dem Gelenkkopf am Unterkiefer und der Gelenkpfanne im Schläfenbein. Im Gesichtsbereich spielen vor allem fünf Knochen eine Rolle:

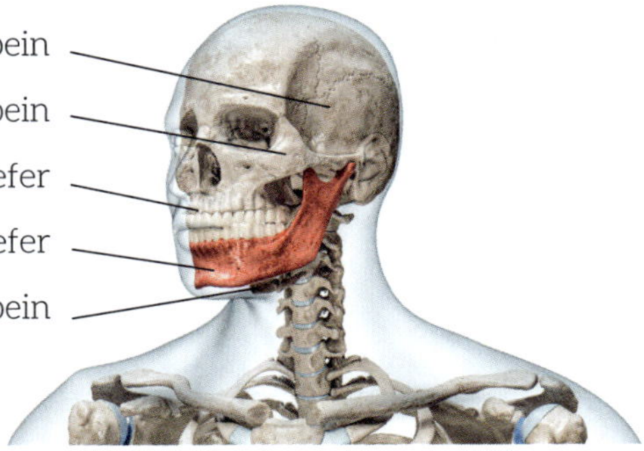

Der Schädel setzt sich aus mehreren Teilknochen zusammen.

- Unterkiefer *(Mandibula)*
- Oberkiefer *(Maxilla)*
- Schläfenbein *(Os temporale)*
- Jochbein *(Os zygomaticum)*
- Zungenbein *(Os hyoideum)*

Der Unterkiefer ist der einzige bewegliche Knochen im Gesicht und trägt die unteren Zähne. Der Oberkiefer ist fest mit dem übrigen Schädel verbunden und bildet die knöcherne Basis des oberen Zahnbogens. Das Schläfenbein enthält die Gelenkpfanne des Kiefergelenks und liegt seitlich am Schädel. Das Jochbein formt die Wangenregion und wird auch Wangenknochen genannt. Das Zungenbein ist besonders, weil es keinen direkten, knöchernen Kontakt zu anderen Knochen hat. Es »hängt« wie ein kleines schwebendes Knöchelchen im Halsbereich und ist über Muskeln und Faszien mit Unterkiefer, Zunge, Kehlkopf, Schulterblatt und Brustkorb verbunden. Darum ist es für die Verbindung zwischen Kiefer, Hals und Atmung so relevant.

Wie bei anderen Gelenken wird auch das Kiefergelenk von einer Gelenkkapsel umschlossen. Diese Kapsel wird durch Bänder unterstützt, die dem Gelenk passive Stabilität geben. Trotzdem gilt auch hier: Gute Gelenkfunktion entsteht nicht nur durch Knochen und Bänder, sondern vor allem durch eine ausgewogene muskuläre Führung.

BEWEGUNGSRICHTUNGEN IN KIEFER UND GESICHT

Der Unterkiefer kann sich in mehrere Richtungen bewegen. Das Kiefergelenk ist kein einfaches Scharniergelenk, sondern kombiniert Roll- und Gleitbewegungen. Bei der vollen Mundöffnung gleitet der Unterkiefer aus seiner Gelenkhöhle heraus

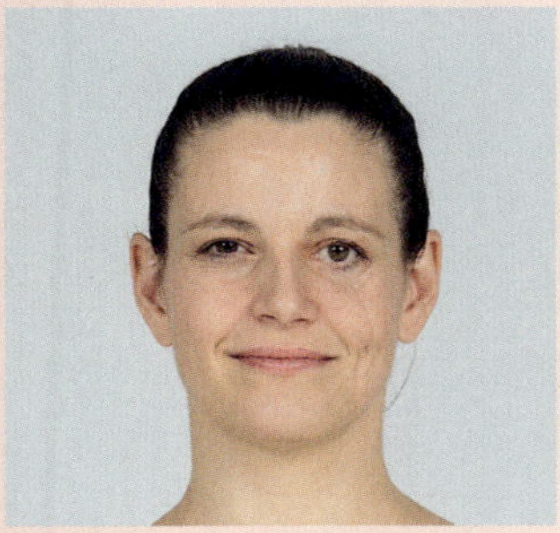
Elevation

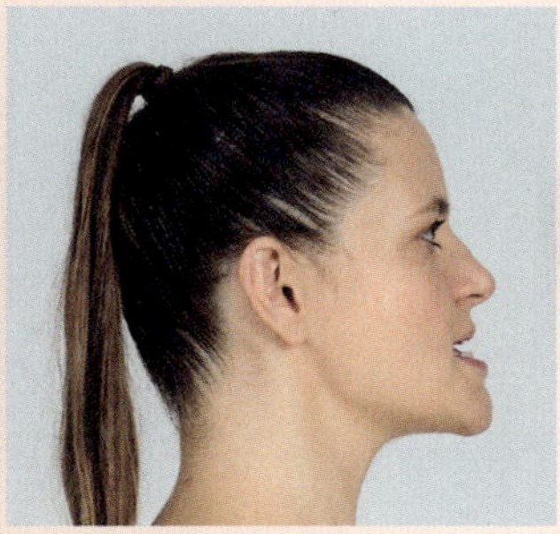
Protrusion

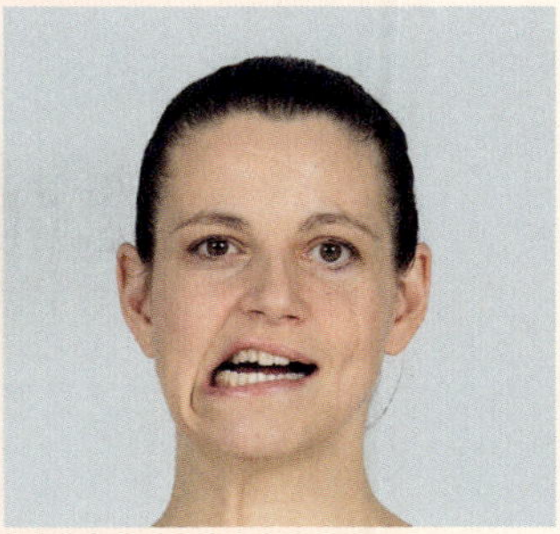
Laterotrusion rechts

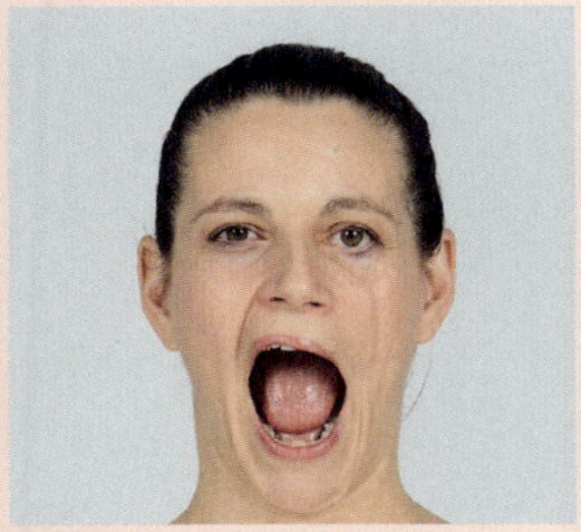
Depression

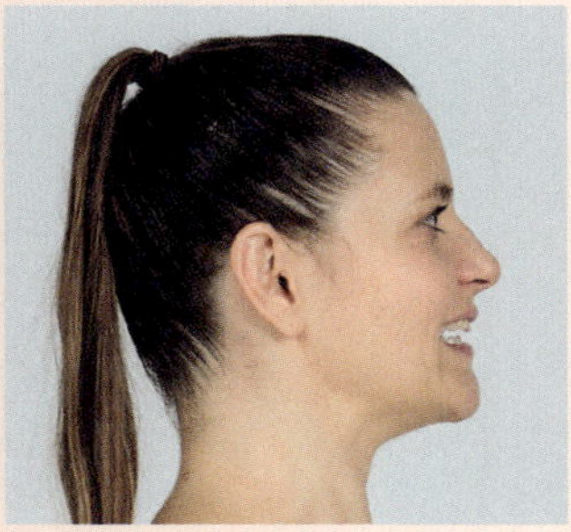
Retrusion

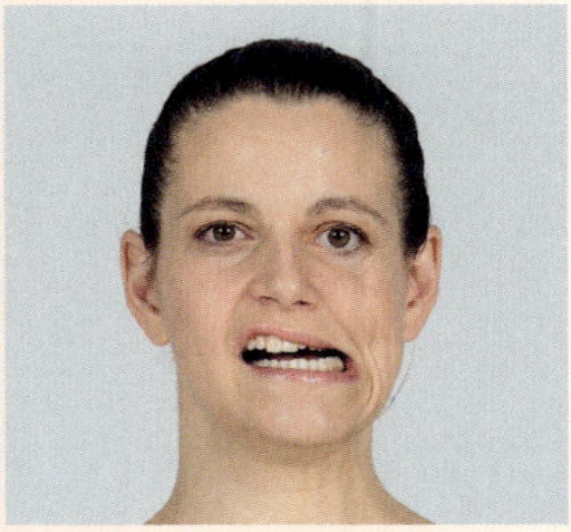
Laterotrusion links

und beim Schließen wieder zurück. Viele dieser Bewegungen nutzen wir unbewusst im Alltag, wie beim Sprechen, Kauen oder Gähnen. Das sind die Bewegungen, die dein Kiefer ausführen kann:

- Mund öffnen und schließen (Depression und Elevation)
- Vorschub und Rückschub (Protrusion und Retrusion)
- Mahlbewegungen beim Kauen (Laterotrusion rechts und links)

Im Gegensatz zu vielen anderen Bereichen des Körpers hat das Gesicht keine klassischen Gelenkbewegungen wie Flexion oder Rotation. Die mimische Muskulatur zieht direkt an der Haut und erzeugt so feine Ausdrucksbewegungen, unsere Mimik.

»BANDSCHEIBEN« IM GESICHT

Wir haben in unseren Kiefergelenken je eine Knorpelscheibe, vergleichbar mit einer Bandscheibe im Rücken: den *Discus articularis*. Er gleicht Unebenheiten aus und wirkt wie ein Puffer zwischen dem Gelenkkopf des Unterkiefers und der Pfanne des Schläfenbeins. Er hilft auch dabei, die Kräfte beim Kauen und Sprechen gleichmäßig zu verteilen. Außerdem sorgt er dafür, dass die Gleitbewegung bei der vollen Mundöffnung aus der Gelenkpfanne heraus geführt ist.

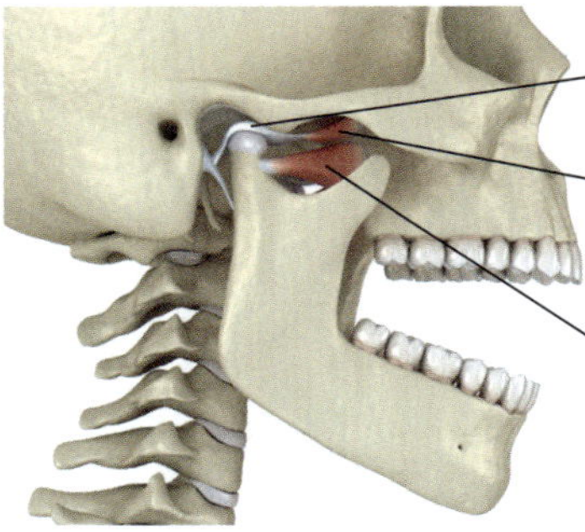

Bei der vollständigen Mundöffnung gleitet der Kopf vom Unterkiefer am Discus *entlang nach vorn.*

Wenn eine Blockade oder ein Knacken auftritt, ist häufig der *Discus* mitbeteiligt. Eine der Ursachen kann sein, dass der *Pterygoideus lateralis* ihn nach vorn aus dem Gelenk zieht. Knacken ist meistens harmlos, kann aber ein Hinweis sein, genauer hinzuspüren und die Belastung und den Stress zu reduzieren. Abklären solltest du es, wenn Schmerzen dazukommen, die Mundöffnung deutlich eingeschränkt ist oder das Knacken nach einem Unfall neu auftritt.

FUNKTIONELLE MUSKULATUR DES GESICHTS

Im Gesicht arbeiten zwei Muskel-Teams direkt nebeneinander: Kauen und Mimik. Die Kaumuskeln bewegen den Unterkiefer und erzeugen viel Kraft. Die mimischen Muskeln bewegen keine Knochen, sondern setzen direkt in Haut und Faszien an. Dadurch verschiebt sich Gewebe und genau so entsteht unser Gesichtsausdruck.

Kraft und Feinsteuerung im Kiefer durch die Kaumuskeln

Die wichtigsten Kaumuskeln sind *Masseter*, *Temporalis* und die beiden *Pterygoidei*. Sie geben dir Mundschluss, Kontrolle und die Mahlbewegungen beim Kauen.

- ***Masseter:*** Der *Masseter* liegt seitlich am Unterkiefer, er ist gut tastbar beim sanften Zubeißen. Er macht den Mundschluss kräftig und kann den Unterkiefer leicht nach vorn mitnehmen. Bei Stress wird er schnell zum »Dauerarbeiter«.
- ***Temporalis:*** Er fächert sich über der Schläfe auf, unterstützt den Mundschluss und zieht den Unterkiefer eher Richtung Rückschub. Wenn hier Spannung hängt, kennen viele das als Druck an den Schläfen oder ein müdes Gefühl »im Kopf«.
- ***Pterygoidei:*** Diese beiden Muskeln liegen tiefer und sind die Steuerungsprofis. Sie helfen bei der Roll- und Gleitmechanik im Kiefergelenk und beeinflussen auch, wie sauber der *Discus* mitgeführt wird. Wenn diese Feinsteuerung fehlt, fühlt sich der Kiefer manchmal hakelig an oder knackt schneller.

Masseter und *Temporalis* sind oft die Triggerpunkt-Klassiker. Sie können in Schläfe, Kopf, Zähne oder Ohrregion ausstrahlen. Das erklärt, warum Kieferthemen sich manchmal wie Kopfweh anfühlen, obwohl »nur« der Kiefer müde ist.

Mimische Muskulatur

Die mimischen Muskeln formen nicht nur Emotionen, sie haben auch ganz praktische Jobs: Augen schließen, Tränenflüssigkeit verteilen, Nasenflügel steuern, Lippen formen beim Sprechen oder Küssen. Und sie reagieren extrem schnell auf Fokus und Stress.

Zungenbeinregion

Ein unterschätztes Bindeglied ist die Muskulatur rund ums Zungenbein. Sie verbindet Unterkiefer, Zunge und Kehlkopf mit der Brustbeinregion und teilweise sogar mit dem Schulterblatt. Wenn hier Spannung hängt, bleibt der Hals oft fest, auch wenn der Kiefer schon lockerer wird.

In der Praxis merkst du das so: Du lässt den Kiefer los, aber Zunge, vorderer Hals oder Schlucken fühlen sich weiterhin »auf Zug« an. Darum arbeiten viele Face-Yoga-Impulse nicht nur am Kiefer, sondern auch mit Zunge, Atmung und einem weichen Hals.

NERVEN IM GESICHT

Zwei Nerven sind für das Gesicht besonders wichtig, sie sind beides Hirnnerven, die wie der Vagusnerv direkt aus dem Hirnstamm kommen und nicht aus dem Rückenmark.

- Der *Nervus trigeminus* ist der große Gefühlsnerv des Gesichts. Er leitet Berührung, Druck und Schmerz aus Stirn, Wange und Kiefer weiter und steuert zugleich die Kaumuskulatur motorisch. Deshalb spielt er auch bei Kieferspannung und manchen Formen von Kopfschmerz eine Rolle.
- Der *Nervus facialis* innerviert die meisten mimischen Muskeln und ist daher für unseren Ausdruck zuständig.

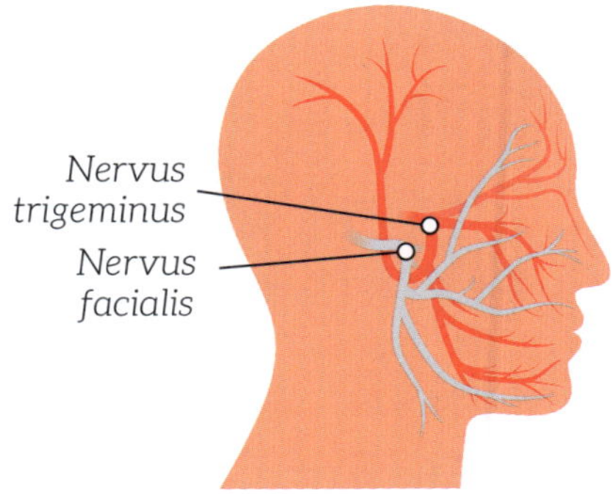

Der Nervus facialis *ist der siebte Hirnnerv (VII). Der* Nervus trigeminus *ist der fünfte Hirnnerv (V).*

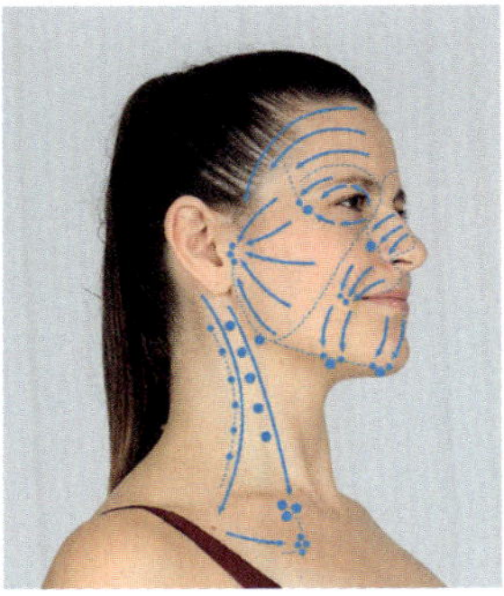

Lymphbahnen und Lymphknoten transportieren die Gewebsflüssigkeit zurück in den Blutkreislauf.

LYMPHBAHNEN IM GESICHT

Das Lymphsystem leitet auch im Gesicht via Lymphbahnen und Lymphknoten – die sich besonders unter dem Unterkiefer und entlang des Halses befinden – die Gewebsflüssigkeit zurück in den Blutkreislauf.

Wenn der Bereich Hals, Kiefer oder rund um die Schlüsselbeine sehr fest, geschwollen oder wenig beweglich ist, kann sich der Abfluss träger anfühlen und im Gesicht schneller »stauen«. Ein wichtiger Motor ist dabei auch die Atmung: Durch die Bewegung des Zwerchfells und die Druckwechsel im Brustkorb kann der Lymphfluss unterstützt werden.

Für die Praxis heißt das: Sanfte Bewegung, Aufrichtung, ruhige Atmung und kleine Lymphimpulse im Gesicht und am Hals können sich deshalb angenehm anfühlen und deinen natürlichen Abfluss unterstützen.

DRITTES AUGE (AJNA)

Dein Gesicht ist Wahrnehmung: Es kann sehen, fokussieren, interpretieren und reagieren, denn es ist ein Spiegel deines inneren Zustands; Mikrospannung in Augen, Stirn und Kiefer ist oft direkt mit Stress und Gedankenaktivität gekoppelt. Damit passt es zum Ajna-Chakra, dem Dritten Auge (oder Stirnchakra), das für Intuition, innere Klarheit, Vorstellungskraft und den Blick hinter die Oberfläche steht. Auch Augen, Nerven und die Zirbeldrüse werden diesem Zentrum zugeordnet.

Ein ausbalanciertes Ajna spürst du als »klaren Blick«: Du grübelst weniger und bist präsenter. Körperlich zeigt es sich oft ganz unspektakulär: durch eine weichere Stirn, entspanntere Augen und einen Kiefer, der nicht dauernd hält. In der Yoga-Praxis kannst du diese Qualität fördern, wenn du den Fokus bewusst lenkst, Pausen zulässt und Spannung nicht bekämpfst, sondern wahrnimmst und regulierst.

Und manchmal ist genau das die Medizin: Wenn der Kopf laut ist, wird das Gesicht oft hart. Wenn das Gesicht weich wird, ist der Kopf oft stiller.

Fokusthema: Spannungsverteilung und Mimik

Spannung im Gesicht entsteht oft, weil das vegetative Nervensystem gerade auf Fokus, Leistung oder Schutz schaltet. Unter Stress wird der Sympathikus aktiver und der Tonus steigt, in den mimischen Muskeln genauso wie im Kiefer. Der Kiefer ist zwar fürs Kauen gemacht, aber auch eine typische Stelle, an der wir unbewusst Spannung speichern: indem wir Zähne pressen, die Zunge festhalten oder den Unterkiefer minimal nach vorn oder hinten schieben. Diese Daueraktivität kann sich als Druck an den Schläfen oder als Spannungskopfschmerz bemerkbar machen.

In ruhigen Momenten und mit verlängerter Ausatmung wird eher der Parasympathikus unterstützt und das Gesicht kann weicher werden. Im Yoga nutzen wir diese Regulation schon lange über Atem, Aufmerksamkeit und bewusste Entspannung – und im Face Yoga setzen wir noch gezielter im Gesicht an.

Weil Kiefer, Hals und Kopf wie ein Netzwerk zusammenarbeiten, kann ein kleines Muster im Gesicht große Wirkung haben und umgekehrt: Wenn dem Nacken der Halt fehlt, reagiert bei vielen auch der Kiefer. Spannung entsteht also nicht nur durch Stress, sondern auch durch Organisation, zum Beispiel wie du deinen Kopf trägst, wie dein Brustkorb steht und wie stabil dein Nacken arbeitet.

SPANNUNGSVERTEILUNG IN NACKEN, KIEFER UND KOPF

Der Kopf sitzt auf der Halswirbelsäule wie auf einem kleinen Sockel. Darum beeinflussen Brustkorb, Schultergürtel und Halswirbelsäule ganz direkt, wie frei oder wie fest sich dein Kiefer anfühlt. Wenn der Kopf deutlich nach vorn geschoben ist (Protraktion) und der Brustkorb einsinkt, verändert sich die Aktivität rund um Hals, Zungenbein und Unterkiefer. Bei manchen steht der Unterkiefer in der Ruheposition dann etwas weiter hinten und der Zahnkontakt fühlt sich beim sanften Zubeißen ungewohnt an. Bei Stress kompensiert der Körper oft unbewusst durch mehr Pressen oder indem der Unterkiefer nach vorn geschoben wird.

WAHRNEHMUNGSÜBUNGEN FÜR DEN KIEFER

Ungünstige Haltung: Setze dich hin und lasse deinen Brustkorb einsinken. Deine Schultern und dein Kopf fallen nach vorn in eine übertriebene Protraktionsstellung. Lasse den Kiefer locker, deine Lippen sind sanft geschlossen.

- Schließe die Zähne ganz leicht ein paar Mal. Wie fühlt sich der Kontakt deiner Zähne an?
- Schiebe dann den Unterkiefer sanft nach vorn. Verändert sich dein Biss oder die Spannung im Kiefer, im Hals oder im Hinterkopf?

Optimale Haltung: Richte dich nun auf und hebe dein Brustbein leicht an, deine Schulterblätter liegen breit am *Thorax* und sind leicht nach hinten unten aktiv, deine Halswirbelsäule ist lang, der Hinterkopf zieht sanft nach hinten oben. Lasse den Kiefer entspannt und die Zunge locker am Gaumen.

- Schließe die Zähne wieder ganz leicht ein paar Mal. Wie fühlt sich der Kontakt jetzt an?
- Wie ist die Spannung im Kiefer, im Hals und im Gesicht im Vergleich zu vorher?

Spüre nach: Lasse nun die Zähne getrennt und die Lippen geschlossen, die Zunge liegt weich oben am Gaumen. Atme ganz bewusst und lange aus. Wie fühlt sich dein gesamter Kiefer, Nacken und Schultergürtel in dieser Position an? Merke dir diese Position, denn das ist die optimale Ausrichtung für deinen Kiefer.

Die Ausrichtung spielt also eine Rolle, aber auch die Stabilität der umliegenden Körperbereiche. Wenn die Stabilität in der Halswirbelsäule fehlt, besonders, wenn die tiefen Nackenbeuger (DNF, Seite 248) nicht genug mitarbeiten, dann kann sich der Kiefer auch als Kompensation anspannen. Denn durch Zubeißen und in Zusammenspiel mit den Zungenbeinmuskeln gleicht der Körper den fehlenden Halt im Nacken aus.

Umgekehrt beeinflusst aber auch die Spannung vom Kiefer andere Bereiche: Triggerpunkte in den Kaumuskeln können ausstrahlen und sich als Spannungskopfschmerzen oder Zahnschmerzen bemerkbar machen. Die Spannung im Kiefer kann sich auch über fasziale Verbindungen und über Muskelketten bis zum Beckenboden oder sogar bis zu den Füßen auswirken.

MIMIK UND SPANNUNG IM GESICHT

Bei den mimischen Muskeln ist etwas besonders: Sie setzen nicht wie viele andere Muskeln an je einem Knochen an und bewegen ein Gelenk, sondern sie enden direkt in der Haut und ihren Faszien. Wenn sie kontrahieren, verschiebt sich die Haut. Genau das ist unsere Mimik.

Mimik ist nicht nur Kommunikation nach außen, sie ist auch ein Spiegel nach innen. Wenn du gestresst bist, steigt der Tonus oft automatisch, deshalb wirken Stirn, Augen oder Mund manchmal aktiver, als du es eigentlich willst. Und umgekehrt: In entspannten Momenten wird das Gesicht oft von selbst weicher. Viele Muster laufen dabei wie Gewohnheiten ab, zum Beispiel ziehen sich die Augenbrauen bei Sonnenschein zur Mitte, die Stirn hebt sich beim Lesen oder die Lippen werden unbewusst bei Konzentration zusammengepresst. Das ist weder gut noch schlecht. Aber es beeinflusst, wie sich dein Gesicht anfühlt und welche Bereiche im Alltag besonders beansprucht werden.

Im Face-Yoga geht es nicht darum, eine Mimik wegzutrainieren. Es geht darum, Spannung dort zu lösen, wo sie nicht nötig ist. Das kann überraschend ganzheitlich sein, weil Mimik oft mit Atem, Emotionen, Kieferhaltung und Nacken-Organisation gekoppelt ist. Die folgende Beobachtungsübung ist eine kleine Entdeckungsreise. Du brauchst nichts zu korrigieren. Schaue nur hin und spüre nach. Und genau daraus entsteht oft schon Entlastung.

SPIEGELCHECK

1. Schaue dich liebevoll zehn Sekunden mit einem neutralen Gesichtsausdruck im Spiegel an. Welche Zone in deinem Gesicht ist aktiv? Stirn, Augen, Nase, Mund oder Kinn? Wo hältst du Spannung? Wo hast du Falten? Welche Emotionen kommen dabei vielleicht hoch?
2. Spanne einmal bewusst alles an: Stirn, Augen, Nase, Mund und Kinn. Halte die Spannung für fünf Sekunden.
3. Löse dann alles auf einmal. Dein Unterkiefer sinkt, deine Lippen werden weich, deine Augen ebenfalls. Beobachte dich wieder für zehn Sekunden. Hat sich etwas verändert?
4. Schaue dir dann bewusst in die Augen und schenke dir selbst zum Abschluss der Übung ein Lächeln oder einen Luftkuss.

Die mimische Muskulatur und entsprechende Faltenbereiche

Die Spannungen und Falten in deinem Gesicht können viel über deine innere Welt verraten. Wenn du an einer Stelle immer wieder verspannt bist, kommt das oft von einem wiederkehrenden Muster aus deinem Alltag. Genau deshalb hilft dir diese Übersicht als Orientierung.

Bereich	Typische Bewegungen	Faltenbereich	Beteiligte Muskeln
Stirn und Augenbrauen	Stirn heben und senken, zur Mitte zusammenziehen	Stirnfalten, Zornesfalte	*Frontalis, Corrugator supercilii, Procerus*
Augen	Augenlider öffnen und schließen	Krähenfüße, Augenfalten	*Orbicularis oculi, Levator palpebrae superioris, Frontalis*
Nase und Wangen	Nase rümpfen, Wangen heben	Bunnylines	*Nasalis, Levator labii superioris alaeque nasi, Zygomaticus minor*
Mundwinkel und Lippen	Mundwinkel heben und senken, Lippen spitzen und zusammenpressen	Nasolabialfalte	*Orbicularis oris, Buccinator, Zygomaticus major*
Kinn	Kinn heben oder runzeln	Marionettenfalte	*Mentalis, Depressor labii inferioris, Platysma*

Beschwerdebilder

Beschwerden im Gesicht wirken oft zuerst lokal, sind aber selten nur ein »Gesichtsproblem«, denn Kiefer, Mimik, Nacken und Nervensystem hängen eng miteinander zusammen. Die folgenden Themen helfen dir, typische Muster einzuordnen und deine Praxis sinnvoll zu steuern.

KIEFERVERSPANNUNG UND ZÄHNEKNIRSCHEN

Kieferspannung ist oft ein Hinweis: Dein System hält gerade irgendwo mehr, als es eigentlich müsste. Denn hier treffen die obere Halswirbelsäule, die Kaumuskulatur, die Zungenbeinmuskulatur, die Zunge selbst und auch die mimische Muskulatur aufeinander. Wenn das Zusammenspiel nicht harmonisch funktioniert und die Spannung sich nicht mehr gut verteilt, zeigt sich das häufig als Zähnepressen, Spannungskopfschmerz oder als müdes Gesicht.

Typische Auslöser sind selten nur ein einzelner Faktor. Meist ist es eine Mischung aus Belastung und Gewohnheit: unbewusstes Zusammenbeißen bei Stress oder Konzentration, Zähneknirschen in der Nacht, viel Kauen oder Sprechen, eine lange Öffnung des Mundes (zum Beispiel beim Zahnarzt). Veränderungen nach Einsetzen einer Krone oder durch das Tragen einer Schiene können ebenso eine Rolle spielen. Auch ein nach vorn geschobener Kopf und wenig Stabilität aus dem Nacken können das Muster verstärken.

Als Folge sind die Kaumuskeln oft daueraktiv, der Unterkiefer findet seine Ruhelage schlechter, der Zahnkontakt fühlt sich ungewohnt an und der Kiefer wird schneller müde. Gleichzeitig kann die Gelenkmechanik weniger sauber geführt sein und der *Discus* wird stärker belastet. Brennende oder blitzartige Schmerzen können darauf hinweisen, dass auch Nervenreizungen des *Trigeminus*nervs mitschwingen. Häufig reagiert auch der Nacken, der Atem wird flacher und der Gesamttonus im ganzen Körper steigt. So entsteht ein Kreislauf aus mehr Spannung und noch mehr Kiefereinsatz.

Viele Spannungsbilder kannst du mit Übungen und bewusster Laststeuerung sehr gut selbst beeinflussen. Bei anderen macht Unterstützung von außen Sinn, zum Beispiel durch eine Kieferphysiotherapie.

So fühlt sich eine muskuläre Verspannung oft an: Wenn du vor allem Druck oder ein Spannungsgefühl im Kiefer oder an den Schläfen spürst, wenn der Kiefer müde ist, oder wenn du Pressen am Tag oder Knirschen in der Nacht vermutest, kann das an Verspannungen der Muskulatur liegen – häufig verstärkt bei mehr Stress, intensiver Konzentration, Kauen, Sprechen, Gähnen oder in anstrengenden Haltungen. Typisch ist auch, dass Nacken und Schultergürtel mitreagieren. Triggerpunkte in den Kaumuskeln können auch in den Kopf, Richtung Zähne oder Ohren ausstrahlen.

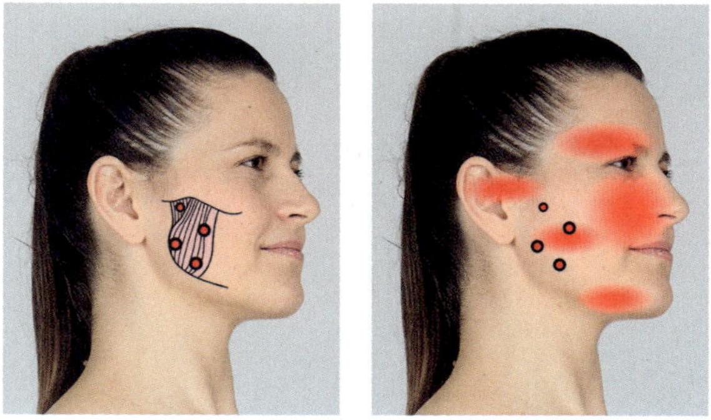

Triggerpunkte auf dem Masseter (Kaumuskel) können in andere Gesichtsbereiche ausstrahlen.

Hier kannst du dir mit Yoga und Übungen meistens gut helfen: Ausatmung verlängern, Gesicht und Kiefer entspannen und Kraft und Stabilität von Rumpf und Nacken aufbauen.

Hinweise auf eine Beteiligung der Gelenke sind häufiges Knacken zusammen mit Reiben, ein hakeliges Gefühl, eine Abweichung beim Öffnen des Mundes oder das Gefühl, dass der Kiefer nicht sauber »läuft«. In solchen Phasen können Übungen eine gute Ergänzung sein, sie ersetzen aber keine gezielte Behandlung.

Yoga bei Kieferverspannungen

Im Yoga geht es beim Kiefer fast nie um mehr Dehnung, sondern um weniger unbewusste Kraft im Kiefer selbst. Kiefer und Zunge sind bei Anstrengung oft die ersten Regionen, die mitarbeiten und auch fehlende Stabilität mit anderen Körperbereichen kompensieren.

WAS DU BEI KIEFERPROBLEMEN TUN KANNST

Dos	Don'ts
• Halte die Lippen geschlossen, die Zähne getrennt, die Zunge weich oben am Gaumen. • Verlängere deine Ausatmung, gern mit Summen, löse Triggerpunkte an Masseter und Schläfen. • Mache kleine Kieferbewegungen, langsam und kontrolliert. • Halte den Nacken lang, den Kopf in Retraktion.	• Zähne zusammenbeißen in Kraftasanas • langes Zusammenpressen der Zähne • provokatives extremes Öffnen oder Dehnen des Kiefers • bei Sperre oder stechendem Gelenkschmerz eine Übung durchziehen • unachtsam eigene Muster ignorieren

Bitte lasse physiotherapeutisch oder (zahn-)ärztlich abklären, wenn dein Kiefer blockiert, der Mund deutlich schlechter aufgeht oder wenn brennende, blitzartige Schmerzen, Schwindel, Taubheit oder andere Gefühlsstörungen dazukommen.

Beobachte immer wieder deine Haltung und Spannung im Alltag und in deiner Yoga-Praxis. Die Zungenspitze sollte sanft hinter den oberen Schneidezähnen liegen, der Rest der Zunge ist breit und weich. Vermeide Pressen. Dein Kiefer muss nichts halten. Achte allgemein auf kleine und kontrollierte Bewegungen, statt extrem den Mund zu öffnen oder zu dehnen.

FAZIALISPARESE – WENN DIE MIMIK PLÖTZLICH WEG IST

Bei einer Fazialisparese ist die Funktion des Mimiknervs, des *Nervus facialis*, eingeschränkt. Dadurch wird die Mimik auf einer Gesichtshälfte schwächer oder fällt ganz aus. Für viele Betroffene ist der Blick in den Spiegel ganz fremd und nur noch mit Tränen möglich. Ein Mundwinkel hängt, ein Auge schließt schlechter – und plötzlich wird klar, wie viel einem das eigene Lächeln wert ist.

So ging es zumindest mir. Denn ich greife dieses Thema aus persönlichen Gründen auf: Nach einem Unfall wurde mein Gesicht schwer verletzt. Dabei wurden unter anderem auch Teile meines *Nervus facialis* durchtrennt und ich habe somit eine traumatische Fazialisparese erlitten. Ich musste meinen Gesichtsausdruck Schritt für Schritt wiederfinden und habe dabei gelernt, wie viel Akzeptanz, Selbstliebe und Geduld in diesem Prozess steckt.

Die häufigste Form der Gesichtslähmung ist jedoch die idiopathische Fazialisparese, auch Bell's Palsy genannt, also ohne klaren Auslöser. Vermutet werden unter anderem Viren. Häufig spielen auch hormonelle Veränderungen in der Schwangerschaft oder Stress eine Rolle. Beim akuten Beginn gilt: Früh abklären lassen, weil eine Kortison-Therapie vor allem in einem frühen Zeitfenster sinnvoll sein kann. Die meisten Fazialisparesen heilen wieder vollständig aus, bei einigen Betroffenen bleiben hingegen dauerhafte Einschränkungen der Mimik bestehen. Symptome einer Bell's Palsy:

- Meist am Morgen tritt eine plötzliche, einseitige Schwäche bis hin zur Lähmung einer gesamten Gesichtshälfte auf (im Gegensatz dazu ist bei einem Schlaganfall nur die untere Gesichtshälfte betroffen, hinzu kommen meist noch Arm- oder Beinsymptome).
- Der Gesichtsausdruck ist völlig verändert:
  - Stirn- und Augenbrauenheben ist eingeschränkt.
  - Ein Auge schließt schlechter, die Augenlider können hängen.
  - Dadurch tränt das Auge oder Augentrockenheit kann auftreten.
  - Ein Mundwinkel hängt, Lippenspitzen oder Pfeifen ist erschwert.
- Auch Sprechen oder Essen können beeinträchtigt sein.

DAS KRONENCHAKRA (SAHASRARA)

Sahasrara steht für Weite, Vertrauen und die Verbindung zu etwas, das größer ist als unser Alltag. Es erinnert dich daran: Du bist nicht nur dein Körper und nicht nur das, was du leistest. Da ist auch etwas in dir, das wahrnimmt, fühlt und ständig präsent ist. Manche nennen es Bewusstsein, manche Seele.

Und gleichzeitig ist dieser Körper dein Zuhause für dieses Leben. Er ist begrenzt und vergänglich und genau das macht ihn so kostbar. Ewige Jugend gibt es leider nicht. Auch wenn Longevity gerade in aller Munde ist: Wir dürfen gut für uns sorgen, wir dürfen stark und beweglich bleiben wollen – und trotzdem bleibt die Wahrheit, dass wir alle einmal gehen.

Vielleicht ist das die Einladung von Sahasrara: nicht in Angst fest zu werden, sondern in Dankbarkeit weich. Danke für dieses Leben. Danke diesem Körper, der dich hier trägt.

Yoga bei Fazialisparese

Im Yoga geht es in der Akutphase um eine sanfte Verbindung zu dir selbst und um ganz viel Akzeptanz. Denn unser Gesicht ist auch sehr an unsere Identität geknüpft. Du kannst mit Atmung, Summen und weichen Massagen im Gesicht arbeiten. Wichtig ist auch der Augenschutz, falls der Lidschluss nicht vollständig ist, dazu kannst du sogenannte Uhrglasverbände verwenden.

Im Verlauf kannst du mit sanften Gesichtsübungen vor dem Spiegel starten und die Bewegungen mit der Hand begleiten. Achte bitte darauf, dass du die fehlenden Bewegungen nicht mit anderen Gesichtsanspannungen zu kompensieren versuchst, denn das kann eine Synkinese fördern. Synkinesen sind unwillkürliche Mitbewegungen der Gesichtsmuskulatur, weil sich Nervenfasern falsch vernetzen. Anstatt zu einer isolierten Bewegung (zum Beispiel Lächeln) kommt es zu unerwünschten Begleitbewegungen wie dem Schließen eines Auges oder Zuckungen im Mund.

Für den Nutzen von Übungen gibt es bisher keine klaren Belege aus Studien, sie können aber der Seele guttun und dir helfen, wieder eine liebevolle Verbindung zu deinem Gesicht zu finden. Auch der Nutzen von Akupunktur ist nicht belegbar.

WAS DU BEI EINER FAZIALISPARESE TUN KANNST

Dos	Don'ts
• medizinisch abklären und behandeln lassen, besonders bei akutem Beginn • Fokus auf Entspannung im Gesicht legen (durch ruhige Atmung, sanfte Massage oder Lymphgriffe) • sanft üben (Wahrnehmung, kurze Sequenzen, viel Pause) • in Bewegung bleiben (Yoga-Praxis und Sport sind erlaubt) • Augenschutz tragen und das Auge mit Cremes befeuchten, solange der Lidschluss nicht vollständig ist	• aggressives Massieren • starkes Grimassieren als Krafttraining • Kompensation durch andere Muskeln (damit sich kein ungünstiges Muster festigt) • das Auge vergessen, wenn es nicht gut schließt • an deiner früheren Mimik festhalten • Emotionen dürfen aus dem Herzen kommen und dein Lächeln darf sich verändern.

Besonders dann, wenn die Lähmung bleibt, gilt es, den Ausdruck der Seele auf neue Weise zu erlernen. Die Mimik macht zwar viel aus, aber unsere Emotionen kommen aus dem Herzen und dürfen auch anders übertragen werden als rein über die Gesichtsmuskeln.

FALTEN UND SCHWELLUNG

Falten sind keine Beschwerden, sondern ein natürlicher Teil des Älterwerdens. Haut und Bindegewebe verändern sich mit der Zeit und werden geprägt von Sonne, Schlaf, Stress, Flüssigkeitshaushalt und auch von Mimikmustern. In den Wechseljahren kommt oft ein zusätzlicher Faktor dazu: Mit sinkendem Östrogenspiegel kann die Haut trockener, dünner und weniger elastisch werden. Außerdem verliert sie an Kollagen. Schwellung ist hingegen mehr ein Abfluss-Thema. Gerade rund um die Augen kennen das viele am Morgen.

Face-Yoga

Face-Yoga integriert das Gesicht bewusst in die Yoga-Praxis durch gezielte Techniken und Übungen. Alles, was deinen Gesamttonus senkt und dem Lymphsystem Raum gibt, wirkt sich positiv auf dein Gesicht aus: ruhige Atmung, Aufrichtung, ein entspannter Kiefer, sanfte Lymph-Impulse und ein Gesicht, das nicht ständig »mitarbeitet«. Gleichzeitig aktivierst du gezielt einzelne Bereiche, um Spannung und Ausdruck auszubalancieren.

Und ja: Auf einer subtilen Ebene geht es auch um Beziehung, Selbstmitgefühl und darum, dich in deinem Gesicht wieder mehr zu Hause zu fühlen. Häufig zeigt sich das ganz nebenbei auch im Ausdruck: Deine Gesichtszüge werden straffer, dein Ausdruck wirkt strahlender und du magst auch dein eigenes Gesicht mehr.

WAS DU KONKRET TUN KANNST

Dos	Don'ts
• auf die allgemeine Körperhaltung achten (stabiler Rumpf und Nacken, Ausrichtung der Wirbelsäule) • die Kiefer- und mimische Muskulatur entspannen • auf ein reguliertes Nervensystem achten • den Lymphfluss aktivieren • Alltagsmuster beobachten und bewusst verändern • Basics nicht vergessen: genügend Wasser trinken, Supplemente einnehmen, Sonnenschutz verwenden und ausreichend schlafen	• Face-Yoga als Quick-fix sehen und Regelmäßigkeit vernachlässigen • das Gesicht unbewusst anspannen (bei Sonnenblendung, Bildschirmfokus oder starken Emotionen) • in kräftigen Asanas unbewusst die Zähne zusammenpressen und die Zunge fest machen • zu stark reiben oder »ziehen«, besonders rund um die Augen, wenn du zu Schwellungen neigst • viel Salz oder Alkohol konsumieren und wenig schlafen (als Dauer-Kombi)

Regelmäßig und kurz üben hilft gerade bei Face-Yoga am besten: lieber drei Minuten pro Tag als 30 Minuten einmal pro Woche. Und denk dran: Du musst dein Gesicht nicht optimieren, du darfst es einfach wieder mehr bewohnen. Denn auch dein Gesicht darf ein Zuhause sein für das, was in dir lebt.

Asanas und Übungen für das Gesicht

Die folgenden Übungen sind kleine Reset-Momente für zwischendurch: Sie holen den Kiefer aus dem Dauerjob, machen den Nacken länger, beruhigen die Mimik und geben deinem Abflusssystem rund um Hals und Gesicht wieder mehr Raum. Du arbeitest dabei nicht über Druck oder »mehr machen«, sondern über Organisation: Aufrichtung, ruhige Atmung, eine weiche Zunge und einen Kiefer, der nicht dauernd mitarbeitet, und genau dadurch kann sich oft auch dein Ausdruck verändern.

Masseter-Massage

Massiere deinen Kiefer, wenn du merkst, dass du tagsüber die Zähne zusammenpresst, der Kiefer müde wird oder Druck an Schläfen, Zähnen oder Richtung Ohr mitspielt. Der *Masseter* ist bei Stress oft verspannt. Wenn er nachgibt, wird das Kiefergelenk und manchmal auch der Kopf direkt entspannter.

1. Setze dich aufrecht hin und mache den Nacken lang, als würde der Hinterkopf sanft nach oben ziehen. Die Lippen sind geschlossen, die Zähne getrennt. Ertaste den *Masseter*: Lege Zeige- und Mittelfinger auf die Wange knapp vor dem Ohr und beiße einmal ganz leicht zu. Da springt der Muskel an. Löse den Biss wieder. Massiere langsam mit kleinen Kreisen oder streiche sanft von oben (vom Jochbein) nach unten (zur Unterkieferkante). Findest du einen Triggerpunkt, der deutlich spürbar ist, bleibe dort 20 bis 40 Sekunden mit ruhigem Druck, bis der Tonus nachlässt. Atme dabei länger aus als ein.
2. Lege den Daumen (mit gewaschenen Händen) innen an die Wange, die anderen Finger außen. Streiche den Muskel zwischen den Fingern ganz sanft aus – weniger ist hier mehr.

Hinweis: Drücke nicht zu stark gegen die Wange und kämpfe nicht gegen die Spannung an.

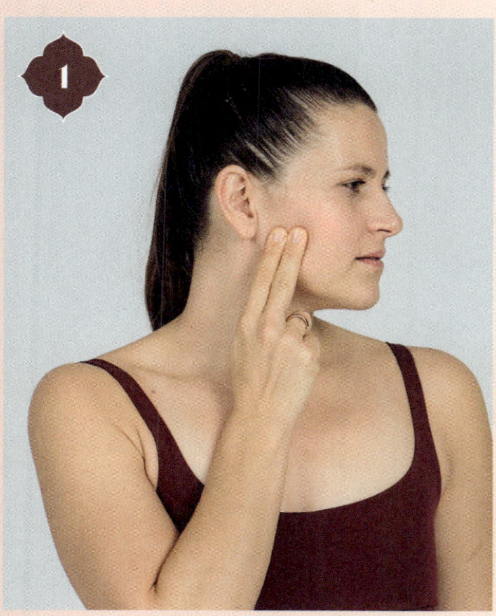

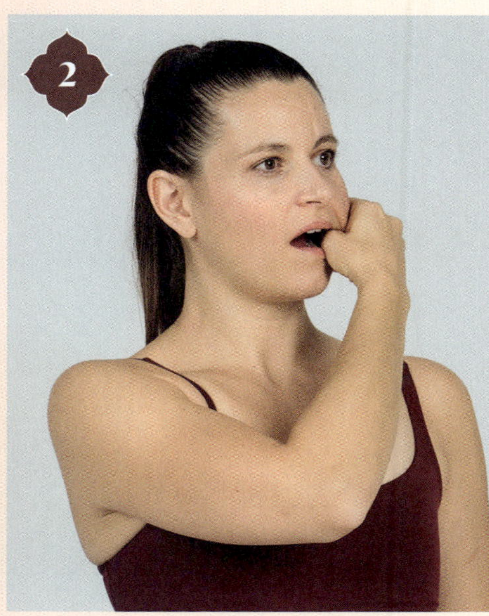

Katze-Kuh als Übergang

1. Nimm die Position der Katze (Seite 183) ein.
2. Gehe weich und fließend über in die Kuh-Haltung und wechsle die beiden Positionen ab, um den Rücken aufzuwärmen und die Atmung zu vertiefen. Die Bewegung ist weich und fließend, damit Brustkorb und Hals in den folgenden Übungen nicht aus einer kalten Spannung heraus arbeiten müssen.

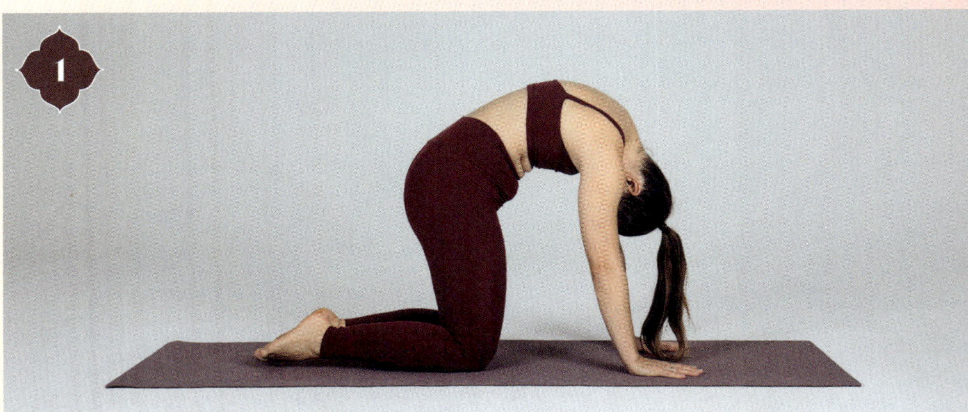

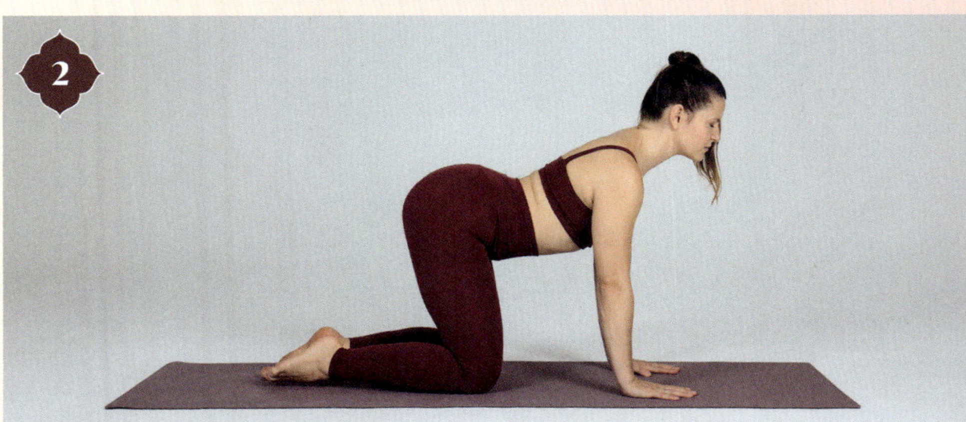

Pflug (Halasana)

Der Pflug ist beruhigend fürs Nervensystem und gibt Druck auf den vorderen Halsraum, dort wo sich viele Lymphbahnen befinden. Nach der Übung öffnet sich dieser Bereich. Viele spüren, dass Gesicht und Kiefer entspannter sind.

1. Lege dich in die Rückenlage. Bringe die Beine kontrolliert über den Kopf.
2. Bringe die Knie oder Schienbeine Richtung Stirn. Die Hände liegen am Rücken oder am Boden – was stabiler ist.
3. Strecke dann ein Bein aus. Das Gewicht bleibt auf den Schultern, nicht im Nacken. Wenn du kannst, strecke beide Beine aus. Nimm drei bis fünf Atemzüge, dann rolle Wirbel für Wirbel langsam wieder ab.

Hinweis: Platziere eine Decke unter den Schultern, damit der Hals mehr Raum hat.

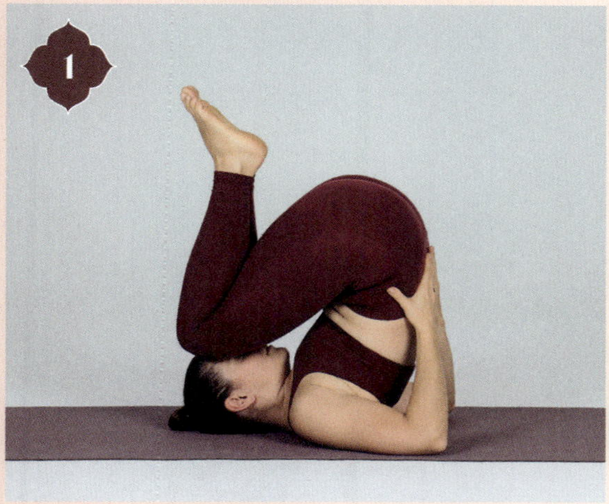

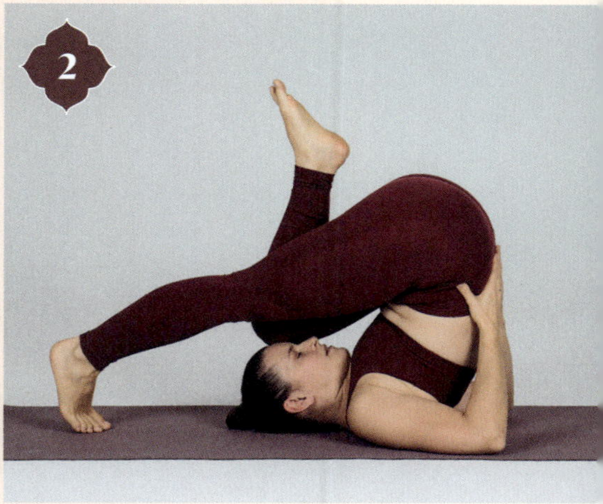

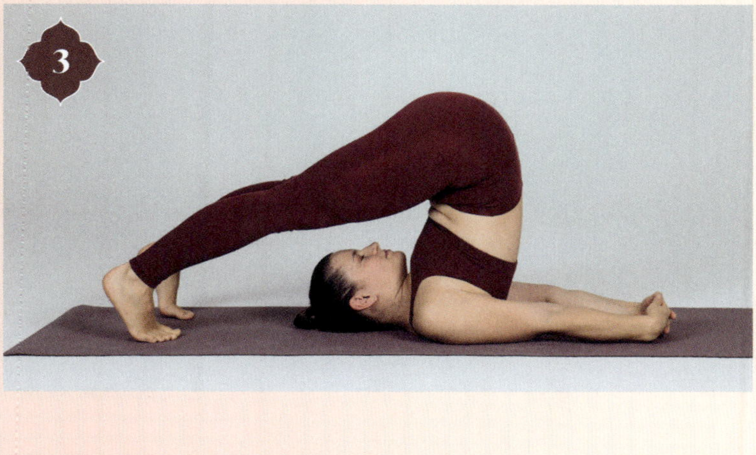

Kamel (Ustrasana)

In dieser Haltung gibst du Brustkorb und Hals mehr Raum, ebenso deinen Lymphbahnen. Das kann die Zungenbeinregion weicher werden lassen, die Atmung freier machen und so indirekt auch Kiefer und Gesicht entlasten. Wichtig ist: Der Kiefer bleibt weich und die Halswirbelsäule im Bogen stabil.

1. Knie dich auf den Boden. Lege die Hände an die Beckenkämme oder an den unteren Rücken. Richte das Becken auf und das Schambein sanft nach vorn oben.
2. Beim Einatmen hebe das Brustbein, die Schlüsselbeine werden weit. Lasse die Schulterblätter leicht nach hinten unten sinken. Halte die Halswirbelsäule lang und lasse dann den Blick weit nach oben wandern, ohne den Kopf nach hinten fallen zu lassen.
3. Lasse dann eine Hand am Kreuz oder lege eine Hand auf einer Ferse ab und hebe die andere ab.
4. Lege dann wenn möglich beide Hände auf deine Fersen ab. Öffne besonders deine Brustwirbelsäule und halte einen stabilen Bogen.

Hinweise:

- Bitte vermeide, den Kiefer anzuspannen oder die Halswirbelsäule zu knicken. Bei akuten Halsproblemen lasse die Übung lieber aus.
- Hebe nur das Brustbein und den Blick weit nach oben, ohne zurückzugreifen, wenn dir die Übung zu Beginn schwerfällt.

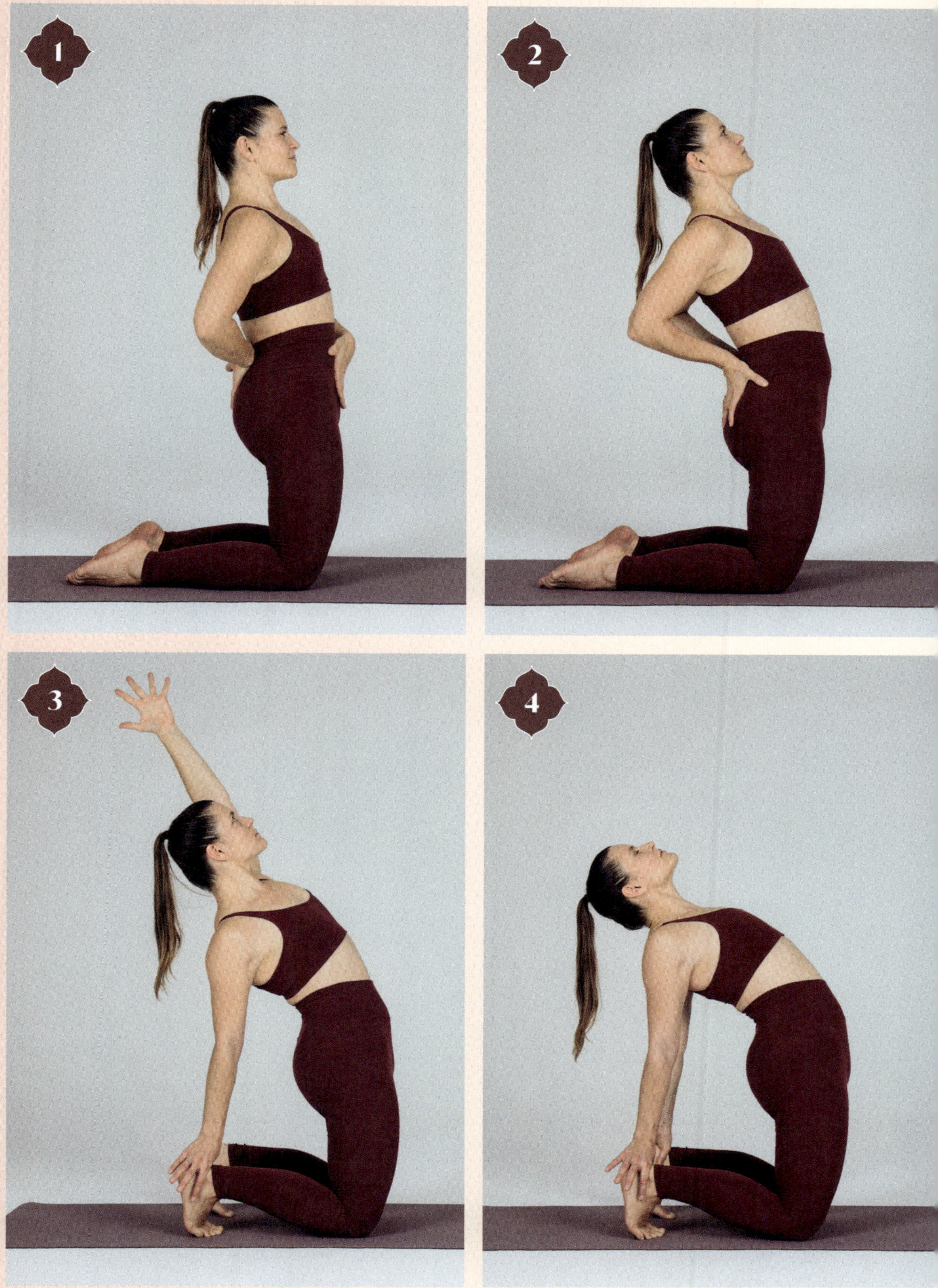
1
2
3
4

Lymphdrainage

Wenn sich dein Gesicht morgens geschwollen anfühlt, nach wenig Schlaf, oder wenn sich Hals und Schlüsselbeinregion eng anfühlen, schafft diese Lymphdrainage Abhilfe. Lymphe braucht Platz, Bewegung und Druckwechsel. Deine Atmung ist dabei ein zentrales Pumpsystem, weil sie den Druck im Brustkorb verändert und den Abfluss unterstützt.

1. Setze dich in einen aufrechten, entspannten Sitz. Nimm fünf ruhige Atemzüge durch die Nase. Atme jeweils etwas länger aus. Mache fünf ganz langsame Schulterkreise nach hinten, nur so groß wie angenehm. Das schafft Raum rund um Schlüsselbeine und Hals.
2. Lege beide Hände flach an den Hals. Mache acht bis zehn kleine Kreise nach unten Richtung Schlüsselbein. Bleibe im Atemrhythmus. Bewege die Haut wie in Zeitlupe, bis du einen leichten Widerstand spürst. Es ist eher ein sanftes Schieben und Drücken als ein Reiben.
3. Setze die Fingerkanten an den Unterkieferrand. Mache acht bis zehn kleine Kreise Richtung Ohr, dann streiche die Haut weich nach unten zum Hals aus.
4. Lege deine Zeigefinger hinter deine Ohren und die restlichen Finger auf die Wange ab.
5. Lege die Hände an die Wangen. Arbeite von innen nach außen, dann wieder nach unten zum Hals. Zum Schluss streiche den Hals nochmals sanft Richtung Schlüsselbein aus.

Hinweise:

- Du kannst dich auch während der Lymphdrainage hinlegen, erhöhe dabei deinen Oberkörper leicht mit einem Kissen.
- Vermeide Rubbeln oder Ziehen an der Haut. Arbeite nicht auf gereizter oder entzündeter Haut. Bei Fieber oder akutem Infekt pausiere.

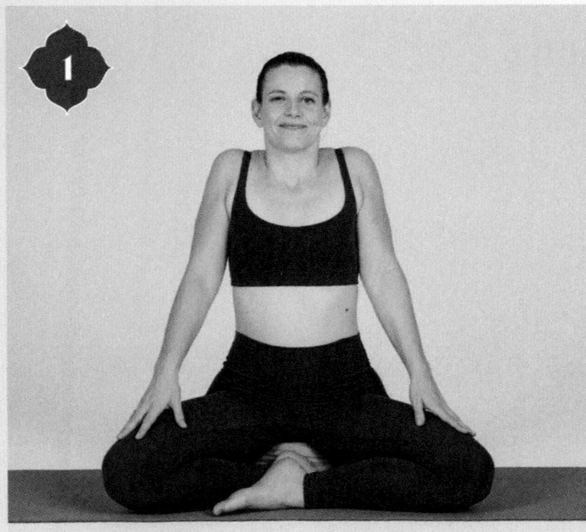
1

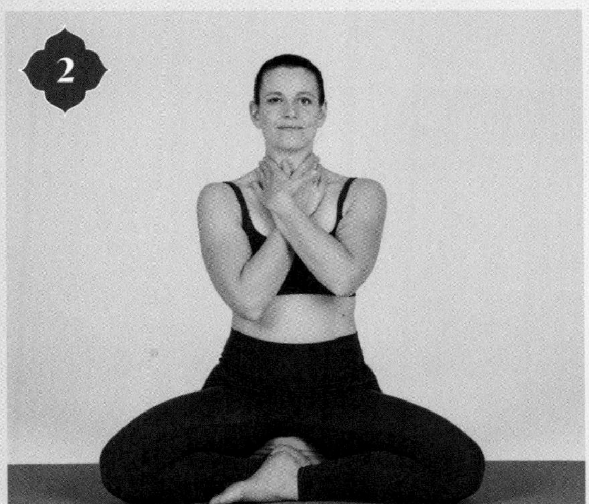
2

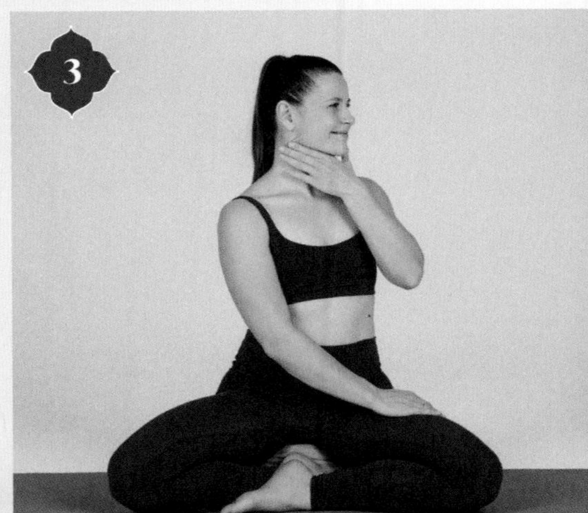
3

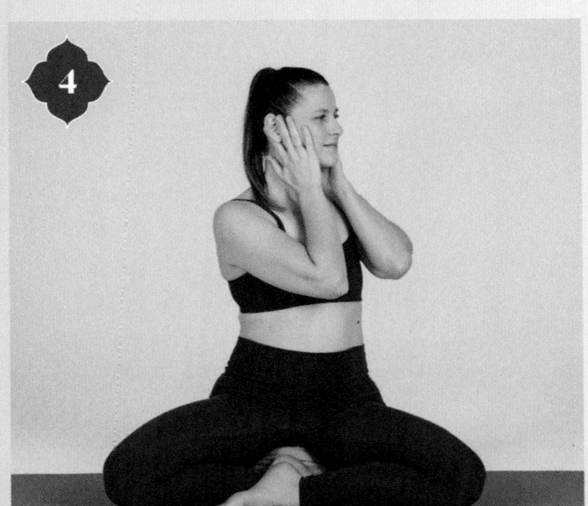
4

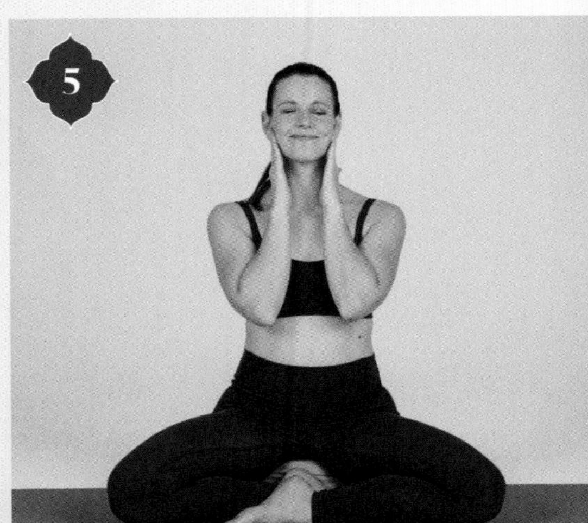
5

WOW-Übung

Diese Übung aktiviert dein ganzes Gesicht und fördert die Durchblutung und Koordination der mimischen Muskulatur. Wenn du sie zusätzlich mit Lauten übst, hast du gleichzeitig ein Warm-up für deine Stimme.

1. Setze oder stelle dich aufrecht hin. Der Kiefer ist weich, die Zunge entspannt. Forme langsam ein weiches U mit deinen Lippen.
2. Dann forme ein weites A mit offenem Mund. Öffne auch die Augen weit. Wechsle sechs- bis zehnmal, ruhig und bewusst. Danach atme einmal lang aus. Lasse Stirn, Augen und Mund weich werden.

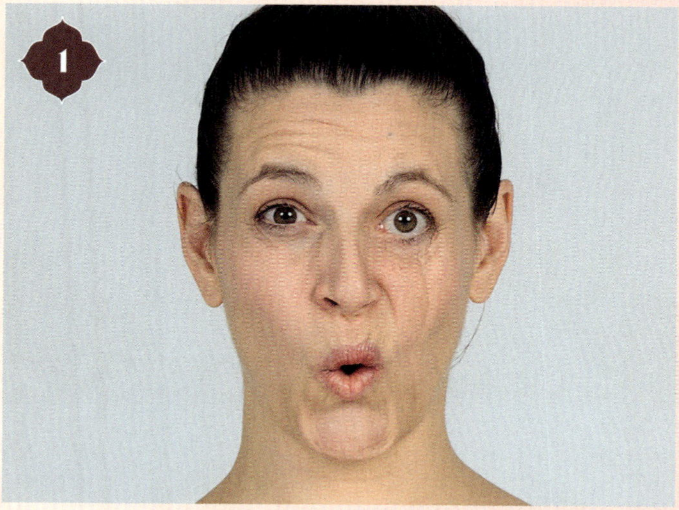

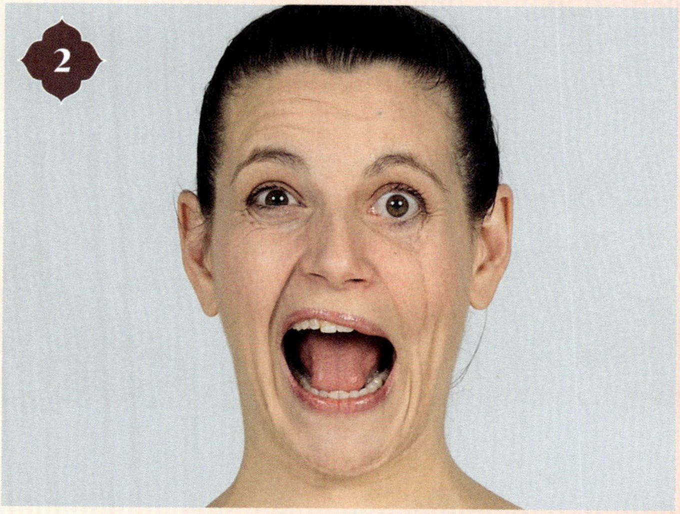

Augenbrauenheber

Der Augenbrauenheber bringt mehr Bewusstsein und Balance in den Stirn- und Augenbrauenbereich. Du kräftigst den *Frontalis* kontrolliert und lernst gleichzeitig, nicht dauernd über Stirnspannung zu kompensieren, zum Beispiel bei Bildschirmarbeit.

1. Setze die Finger oberhalb der Augenbrauen an und stabilisiere die Haut ganz sanft nach unten.
2. Hebe die Augenbrauen langsam gegen den Widerstand, ohne die Stirn zu zerknittern. Streiche dann mit deiner Hand flächig nach oben, um deine Stirn zu glätten. Wiederhole die Übung fünfmal.

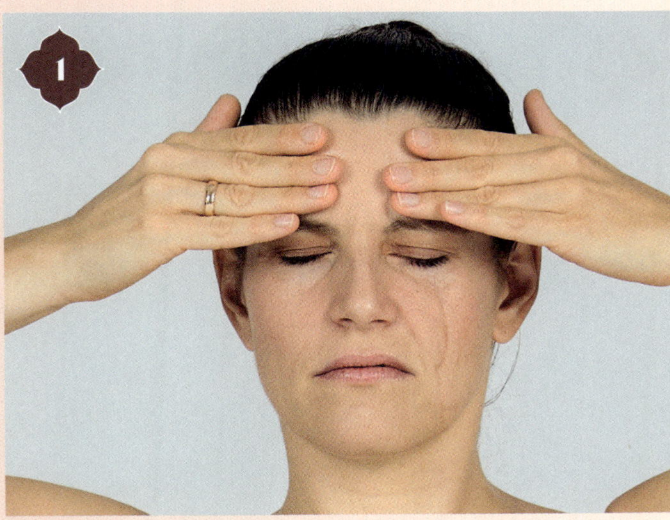

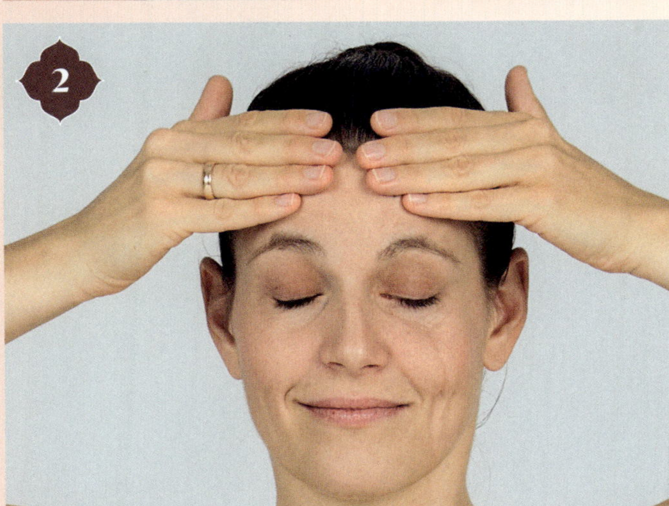

Wangenheber

Aktiviere die mittlere Gesichtspartie und bringe Tonus und Balance rund um Mund und Wangen. Hauptakteure sind *Zygomaticus major* und *minor*, unterstützt von Muskeln, die Oberlippe und Mundwinkel heben.

1. Stülpe die Lippen sanft nach innen über die Zähne, wie ein weiches O. Lege die Fingerspitzen auf die Wangen und gib einen leichten Widerstand nach unten.
2. Hebe die Wangen nach oben, als würdest du lächeln wollen. Mache fünf bis acht Wiederholungen.

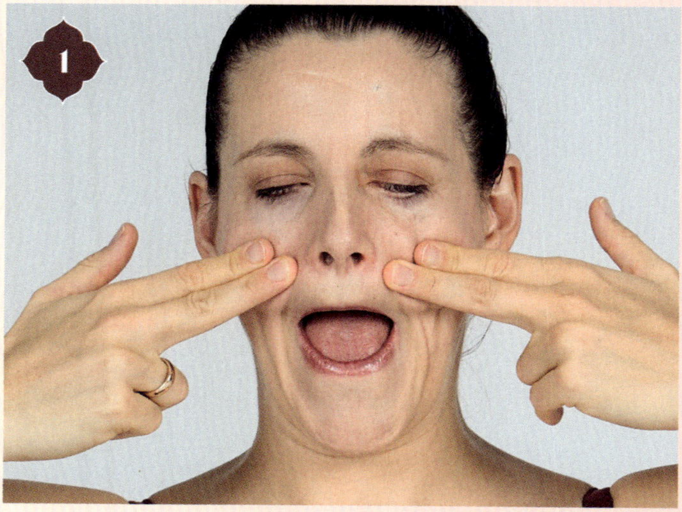

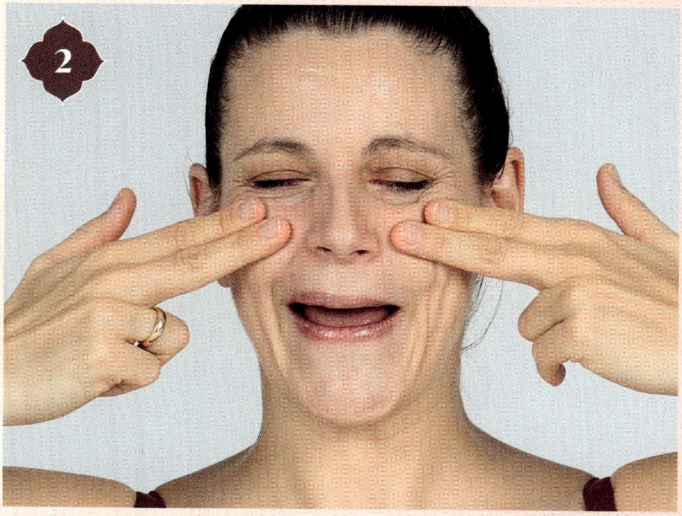

Bienenatmung (Brahmari)

Die Bienenatmung beruhigt das Nervensystem. Das Summen verlängert die Ausatmung und bringt eine feine Vibration in Gesicht und Hals. Viele spüren danach weichere Augen, einen weicheren Kiefer und einen ruhigeren Kopf.

Setze dich aufrecht hin. Der Kiefer ist weich, die Zunge entspannt. Atme durch die Nase ein. Atme aus und summe dabei wie eine Biene, tief und gleichmäßig. Übe fünf bis acht Runden, dann spüre nach.

Wenn du die Hände nutzen willst: Schließe die Ohren sanft mit den Daumen und lege die restlichen Finger locker am Gesicht ab. Übe keinen Druck auf die Augen aus.

Hinweis: Wenn Summen dich stresst, im Kopf drückt oder zu laut wird, summe leiser oder beschränke dich aufs Atmen.

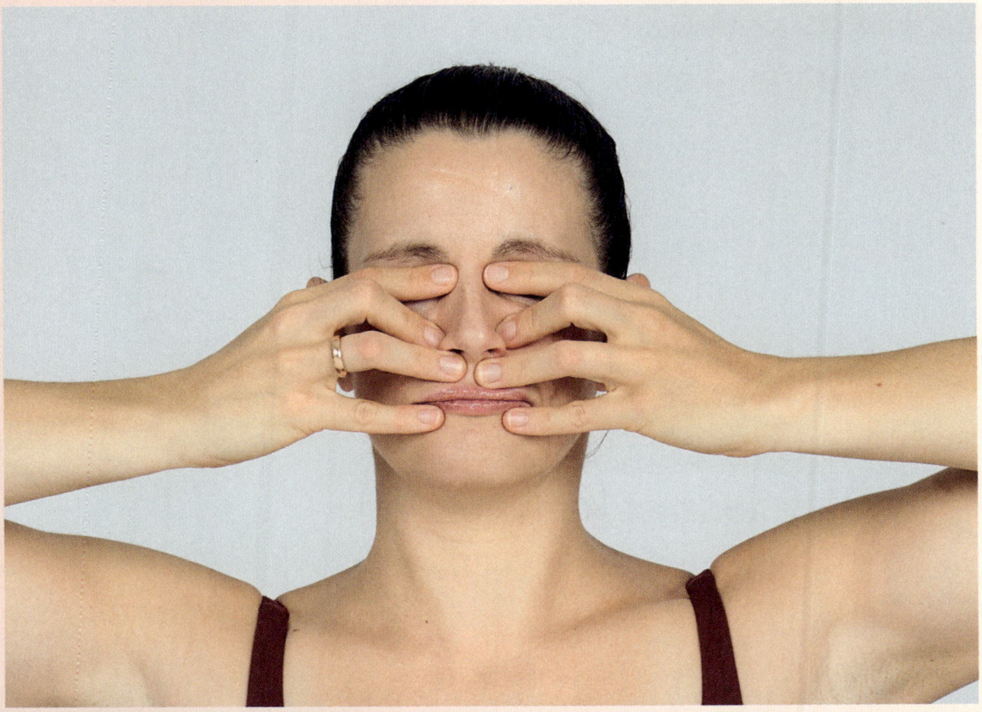

Anatomie-Yoga-Flow für das Gesicht

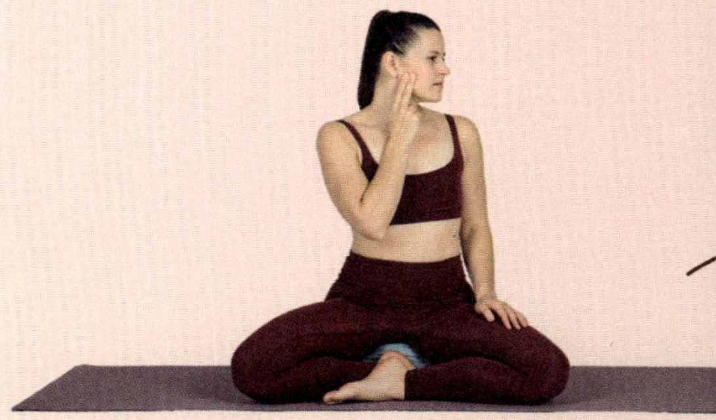

1. *MASSETER*-MASSAGE

(Seite 283)

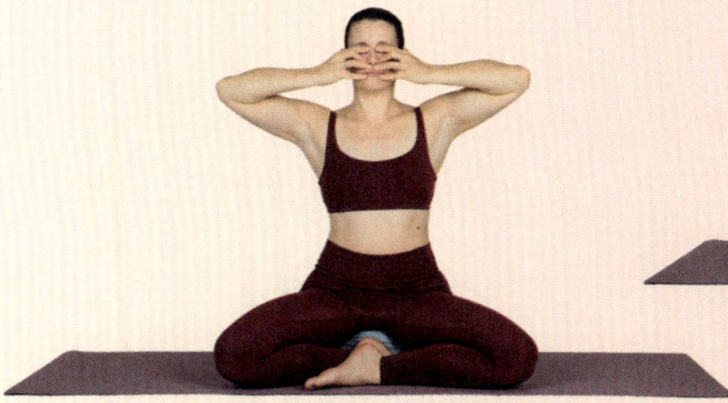

9. BIENENATMUNG

(Seite 293)

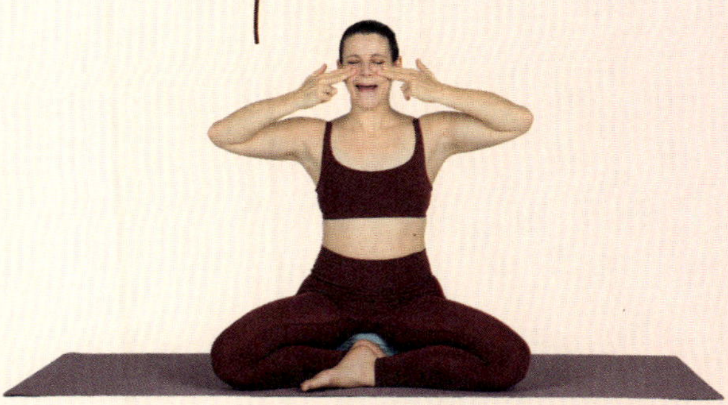

8. WANGENHEBER

(Seite 292)

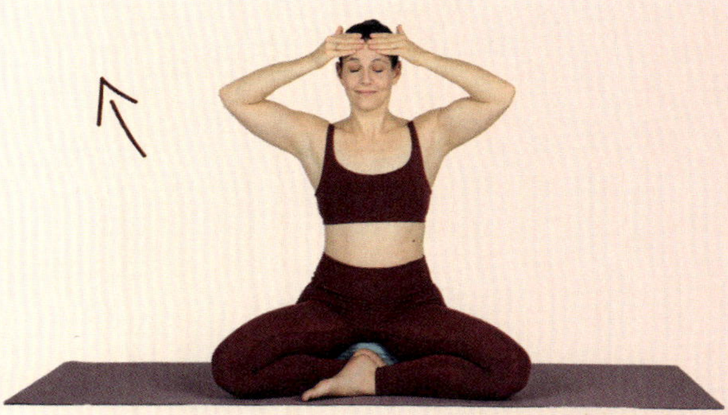

7. AUGENBRAUENHEBER

(Seite 291)

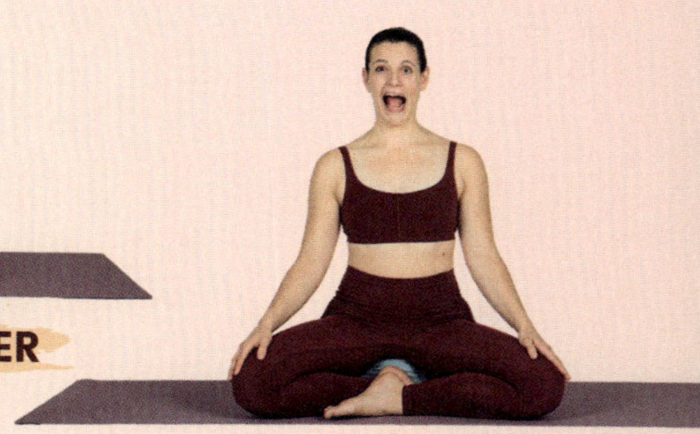

6. WOW-ÜBUNG

(Seite 290)

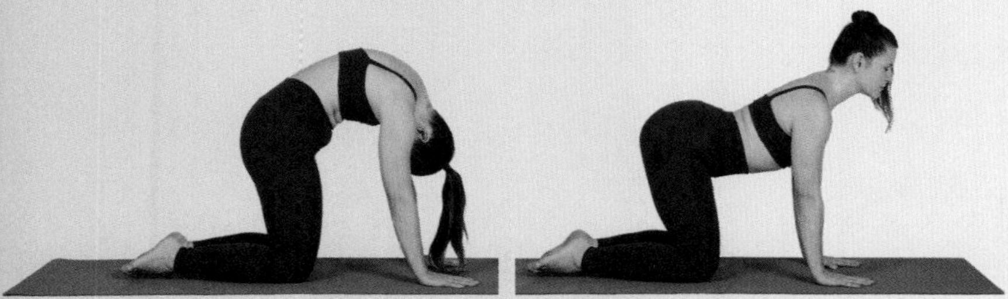

2. KATZE-KUH ALS ÜBERGANG
(Seite 284)

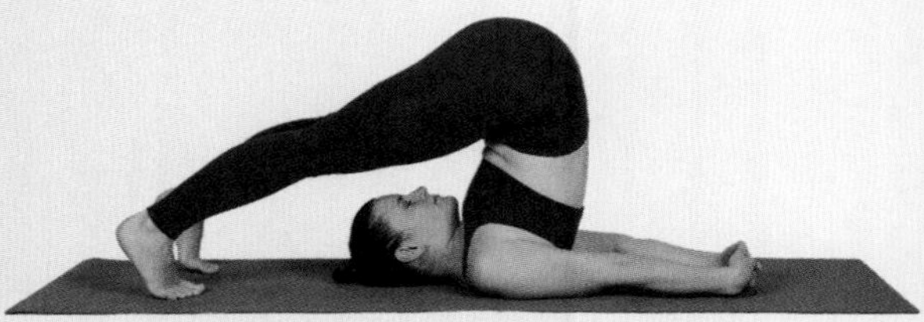

3. PFLUG
(Seite 285)

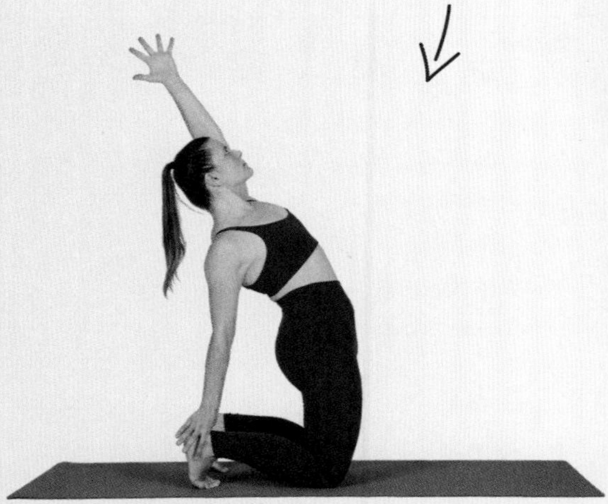

4. KAMEL
(Seite 286)

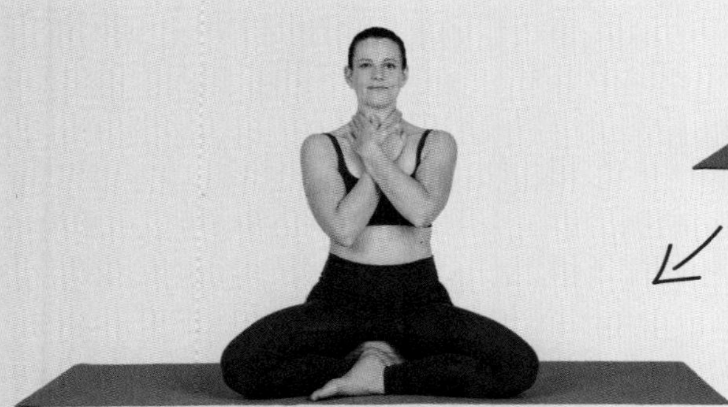

5. LYMPHDRAINAGE
(Seite 288)

Anhang

WEITERFÜHRENDE LITERATUR

Badwal, Wanda (2021): *Chakra Yoga.* Knaur, München

Butler, David; Moseley, Lorimer (2016): *Schmerzen verstehen.* Springer, Heidelberg

Ebelt-Paprotny, Gisela; Taxhet, Gudrun; Wappelhorst, Ursula (2017): *Leitfaden Physiotherapie.* Urban & Fischer, München

Enders, Giulia (2025): *Organisch.* Ullstein, Berlin

Gautschi, Roland (2022): *Triggerpunkte & Faszien.* Trias, Stuttgart

Hochschild, Jutta (2019): *Strukturen und Funktionen begreifen Band 1 + 2.* Thieme, Stuttgart

Kaminoff, Leslie; Matthews, Amy (2022): *Yoga Anatomie.* Riva, München

Keil, David (2023): *Functional Anatomy of Yoga: A Guide for Practitioners and Teachers.* Lotus Publishing, Jalandhar

Larsen, Christian; van Lessen, Theda; Hager-Forstenlechner, Eva (2015): *Medical Yoga professional: Spiraldynamik trifft Hatha-Yoga.* Thieme, Stuttgart

Platzer, Werner (2018): *Taschenatlas Anatomie: Bewegungsapparat.* Thieme, Stuttgart

Rittiner, Remo (2016): *Heilmethode Nadi-Muskeltherapie.* Via Nova, Petersberg

Rittiner, Remo; Kraft, Christoph (2023): *Das große Yoga Therapiebuch.* Via Nova, Petersberg

Saraswati, Swami Satyananda (2023): *Asana Pranayama Mudra Bandha.* Ananda, Tettnang

Schnücke, Michael et al. (2022): *Prometheus Lernatlas der Anatomie.* Thieme, Stuttgart

Stephens, Mark (2018): *Yogatherapie.* Riva, München

Swanson, Ann (2024): *Yoga verstehen.* Dorling Kindersley, München

Westerhuis, Pieter; Wiesner, Renate et al. (2014): *Klinische Muster in der Manuellen Therapie.* Thieme, Stuttgart

ÜBUNGSVERZEICHNIS

DANK

Danke meiner Familie und meinen Freundinnen, besonders meinem Mann: Dieses Buch war ein intensiver Prozess, auch emotional. Du hast mich so sehr getragen.

Danke meinen Mentor*innen, Wegbegleiter*innen und Kolleg*innen für den Austausch, fürs An-mich-Glauben und für das Vertrauen, mich unterrichten zu lassen. Einen großen Dank an Nora Kersten, bei dir durfte ich das erste Mal 2023 in deiner Yogalehrerausbildung die Anatomie unterrichten. Ich habe seit damals so viel dazugelernt. Und danke an all meine Schüler*innen: Eine Lehrerin existiert nicht ohne Schüler*innen. Danke für euer Interesse, eure Geduld und euren Wissensdurst, mehr über die Anatomie und euren Körper erfahren zu wollen. Und danke an alle Menschen, die mir ihr Vertrauen schenken und mir erlauben, sie ein Stück auf ihrem Weg zu begleiten.

Danke an Yoga-boutique.ch für Outfit, Props und alles, was die Praxis so schön macht. Und danke an das ganze Team vom Riva Verlag, vom Projektmanagement übers Fotoshooting bis zum Lektorat und zur Gestaltung: Danke, dass ihr dieses Buch möglich macht und mit so viel Sorgfalt begleitet.

Danke an all meine Lehrer*innen auf meinem Weg durch Physiotherapie, Yoga und Yogatherapie. Auf meinem Physioweg danke ich dem ganzen Lehrerteam der ZHAW in Winterthur und all meinen Praktika-Leiter*innen für eure Geduld mit mir. Ich war nicht immer die beste Schülerin oder die fleißigste Praktikantin. Ein ganz besonderer Dank geht an Elly Hengeveld: In einer Physiotherapie-Weiterbildung hast du mir endlich das Gefühl gegeben, dass ich eine gute Physiotherapeutin und gut genug bin. Mein Skelett ist nach dir getauft. Dann kam Yoga in mein Leben und damit eine neue Tiefe: Danke, Julie Giacomini, du hast mir im YTT nicht nur die Praxis, sondern auch die Seele dahinter gezeigt und mich prägend begleitet, mich selbst wieder als ganzen Menschen zu lieben. Und in der Yogatherapie durfte ich erleben, wie Anatomie wirklich auf der Matte lebendig wird. Remo Rittiner, danke, dass du vor über drei Jahrzehnten mutig losgegangen bist Richtung gesundes, anatomisch angepasstes Yoga und dass ich in der Yogatherapie-Ausbildung so viel von dir und deinem Team lernen durfte. Christoph Kraft, du hast mich inspiriert, den Bogen von der Anatomie-Theorie zur echten Praxis zu schließen. Und

Eva Hager Forstenlechner: Danke, dass du meine Faszination für Spiraldynamik im Yoga geweckt hast.

Und ein Danke auch an dich – denn du hältst dieses Buch gerade in den Händen. Denn eine Autorin kann nicht ohne Leser*in sein. Danke, dass du dir und deinem Körper Sorge trägst.

ÜBER DIE AUTORIN

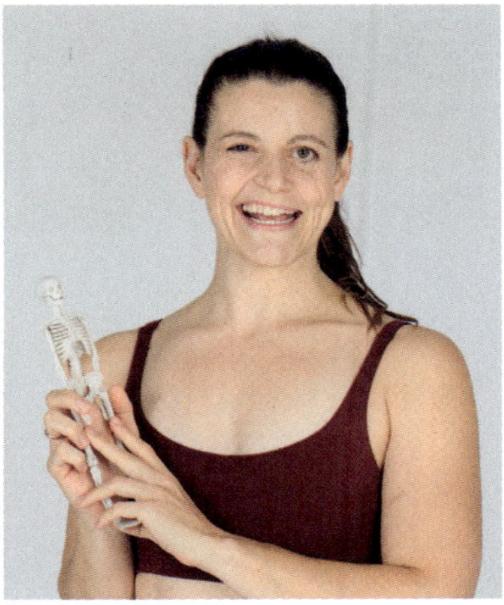

Lisa Delikaris-Monn ist ausgebildete Physiotherapeutin, zertifizierte Yogalehrerin und Yogatherapeutin. Ihren Weg zu Yoga fand sie über die Physiotherapie sowie einen Unfall, der ihr die Wichtigkeit von ganzheitlicher Körperarbeit vor Augen führte. Seitdem hat sie es sich zur Aufgabe gemacht, Anatomie leicht verständlich und mit Humor zu vermitteln. Mit ihrem Mann und ihrer Tochter lebt sie in Zürich und gibt ihr Wissen in Workshops, Kursen sowie als Gastdozentin in Yogalehrerausbildungen weiter.

Mehr über Lisa erfährst du auf Instagram (@lisamonn.yoga) und auf ihrer Website (www.lisamonn.com).

BONUSVIDEOS ZUM BUCH

Als Dankeschön, dass du mein Buch in den Händen hältst, habe ich Bonus-Videos für dich aufgenommen. Scanne den QR-Code und erhalte kostenlos Zugang zu ausgewählten Übungen, hilfreichen Erklärungen und kurzen Mini-Flows passend zu den Inhalten dieses Buches.

Denn dieses Buch soll dich nicht nur zum Verstehen, sondern auch zum Spüren und Bewegen bringen. Viel Freude beim Üben und Entdecken!

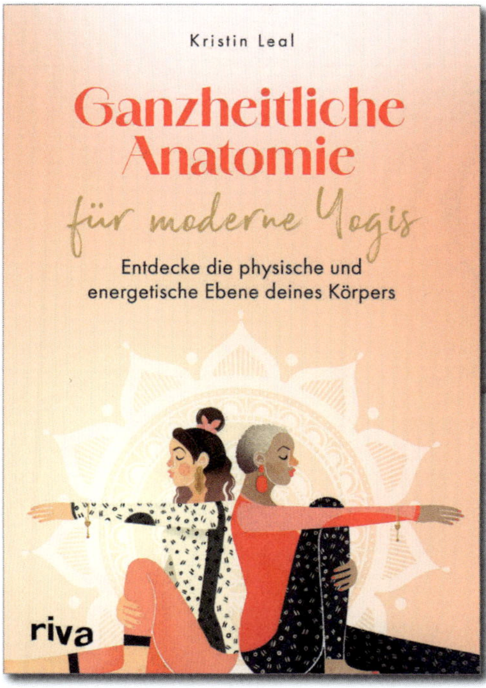

Auch als **E-Book** erhältlich

272 Seiten
26,00 € (D) | 26,80 € (A)
ISBN 978-3-7423-2683-6

Kristin Leal

Ganzheitliche Anatomie für moderne Yogis

Entdecke die physische und energetische Ebene deines Körpers

Aufbau und Funktionsweise des Körpers spielen eine wichtige Rolle im Yoga und das Interesse von Yogapraktizierenden an Anatomiebüchern ist groß. Doch Yoga ist so viel mehr als eine reine Bewegungslehre, und Anatomie ist viel mehr als bloße Physiologie. Neben der körperlichen sind auch die emotionale und energetische Ebene von großer Bedeutung für eine gesunde Yogapraxis. Diese Vielschichtigkeit beleuchtet die Yogaexpertin Kristin Leal. Anders als in konventionellen Anatomiebüchern betrachtet sie den Menschen als Ganzes. Mit einer Kombination aus Wissenschaft, Philosophie und Praxis vermittelt sie die Zusammenhänge zwischen Bewegungsapparat, Nerven- und Organsystem und dem Energiekörper. Untermalt durch moderne Illustrationen wird Komplexes einfach dargestellt – für ein breiteres Bewusstsein und eine tiefere Beziehung zum eigenen Körper.

riva

Bibliografische Information der Deutschen Nationalbibliothek
Die Deutsche Nationalbibliothek verzeichnet diese Publikation in der Deutschen Nationalbibliografie. Detaillierte bibliografische Daten sind im Internet über https://dnb.de abrufbar.

Für Fragen und Anregungen
info@m-vg.de

Wichtige Hinweise
Dieses Buch ist für Lernzwecke gedacht. Es stellt keinen Ersatz für eine individuelle medizinische Beratung dar und sollte auch nicht als solcher benutzt werden. Wenn du medizinischen Rat einholen willst, konsultiere bitte einen qualifizierten Arzt. Der Verlag und die Autorin haften für keine nachteiligen Auswirkungen, die in einem direkten oder indirekten Zusammenhang mit den Informationen stehen, die in diesem Buch enthalten sind.

Ausschließlich zum Zweck der besseren Lesbarkeit wurde auf eine genderspezifische Schreibweise sowie eine Mehrfachbezeichnung verzichtet. Alle personenbezogenen Bezeichnungen sind somit geschlechtsneutral zu verstehen.

Originalausgabe
1. Auflage 2026

Türkenstraße 89
80799 München
Tel.: 089 651285-0

Redaktion: Ulrike Reinen
Umschlaggestaltung: Sabrina Pronold
Umschlagabbildung: Bettina Theisinger, Katharina Borgs
Abbildungen Innenteil: Alle Bilder von Bettina Theisinger mit Ausnahme von:
120, 256: riva Verlag; 30, 54, 82, 112, 136, 169, 194, 222, 244, 266 : Katharina Borgs;
Shutterstock: 10 u. 3dMediSphere; 13: zombiu26; 14: Arisa_J; 17, 34, 86, 97, 123, 143, 144, 200, 201, 226, 247, 248, 249 o.: VectorMine; 38, 56 o., 87, 114, 145, 174, 202, 229, 249 u., 272, 280: hatsak; 41, 228: Alexander_P; 43, 246 u.: stihii; 58, 142: medicalstocks; 63, 67: Designua; 94: Madua; 98: Pepermpron; 116: narin phapnam; 236: Pikovit; 249 m.: inspiring.team; 270: Alex Mit; 271: Masakra; 277: Brad Hargreaves;
AdobeStock: 20: Terka; 32, 56 u., 84, 115, 137, 138, 139, 196, 223, 224, 246 o., 268: Matthieu; 39: Henrie; 65, 179: Axel Kock; 117: 川本まる; 171: Martin; 173, 175: VectorMine
Layout und Satz: feschart print- und webdesign, Michaela Röhler, Leopoldshöhe
Druck: Florjancic Tisk d.o.o., Slowenien
Printed in the EU

ISBN 978-3-7423-0383-7

Weitere Informationen zum Verlag finden Sie unter
www.rivaverlag.de
Beachten Sie auch unsere weiteren Verlage unter www.m-vg.de